# SCORPIO

Ruediger Dahlke

# ANGST FRISST SEELE

Wie wir uns von (ir)realen und geschürten Ängsten befreien

SCORPIO

WICHTIGER HINWEIS: Die Informationen und Ratschläge in diesem Buch wurden mit größter Sorgfalt von Autor und Verlag erarbeitet und geprüft. Alle Leserinnen und Leser sind jedoch aufgefordert, selbst zu entscheiden, ob und inwieweit sie die Anregungen in diesem Buch umsetzen wollen. Eine Haftung des Autors bzw. des Verlags für Personen-, Sach- oder Vermögensschaden ist ausgeschlossen.

MIX
Papier aus verantwortungsvollen Quellen
FSC® C014496
www.fsc.org


Diese Ausgabe basiert zum Teil auf dem Buch *Angstfrei leben* von Ruediger Dahlke, das 2014 bei Arkana erschien, und wurde vom Autor komplett überarbeitet und erweitert.
Umschlaggestaltung: Hauptmann & Kompanie Werbeagentur, Zürich
Lektorat: Silwen Randebrock, Berlin
Layout und Satz: Margarita Maiseyeva
Druck und Bindung: GGP Media GmbH, Pößneck
ISBN 978-3-95803-533-1

www.scorpio-verlag.de

*– aus dunkler Enge in lichte Freiheit*

# INHALT

## VII. SPEZIELLE ANGSTSZENARIEN UND IHRE DEUTUNG ....... 115

# VORWORT

Angst ist ein Grundthema im menschlichen Leben – wahrscheinlich von Anfang an. Schon für unsere Vorfahren muss die Natur mit ihren wilden Tieren und verheerenden Katastrophen beängstigend gewesen sein. In Höhlen und Gruppen eng zusammenlebend, waren aber wenigstens andere Menschen wohl noch keine Gefahr. Für so wenige war Platz kein Problem, ohne Waffen, Werkzeuge und die Beherrschung des Feuers aßen sie notgedrungen pflanzlich-vollwertig, also *Peace Food*[1]. Ohne künstliches Licht menstruierten und lebten alle Frauen im gleichen Rhythmus, und das aus dieser großen Resonanz folgende Matriarchat scheint überaus friedlich gewesen zu sein. Jedenfalls finden sich bei den Funden aus dieser Frühzeit keine Hinweise auf Verletzungen durch Gewalt, Mord und Totschlag oder gar Kriege. Warum auch, um was und für wen?

Heute sind wir viele und haben – im Patriarchat – Mutter Erde erobert und fast vollständig eingenommen. Wir haben sie dabei aber auch in eine so schwierige Lage gebracht, dass uns hausgemachte und weit schlimmere Katastrophen als früher wie beispielsweise Atomkriege und durch Klimaveränderungen heraufbeschworene Sintfluten drohen. Diese neue Situation ängstigt heute viele.

Vor allem aber kommt hinzu, dass sich Menschen untereinander immer mehr Angst einjagen. Das reicht von Stalking bis zu Amokläufen, Terrorismus und anderen Gewalt- und Verzweiflungstaten, von übler Nachrede und Mobbing bis zur Angst davor, nicht beziehungsfähig zu sein, weil die zahlreichen Dating-Portale immer kürzere Partnerschaften ermöglichen. In jüngster Zeit kommen wieder Angstarten wie Inflations- oder Verarmungs-Angst sowie die Angst, im Winter frieren oder gar hungern zu müssen, hinzu. Und natürlich die allseits gegenwärtige Angst vor Krankheiten. Außerdem gibt es auch noch alte Mitbringsel aus unserer Entwicklungsgeschichte wie Spinnen- und Schlangenangst, die mit ihrer Symbolik ängstigen. Dementsprechend vielfältig sind die Angstsymptome von der Angina in Hals und Brust bis zu Stottern und Zittern.

Eigentlich als Helfer angetretene Mediziner nutzen heute Angst, um PatientInnen zu ihrer Art von Vorsorge zu nötigen. Wohl gerade weil diese mit wirklicher Vorbeugung, Prävention und Prophylaxe gar nichts zu tun hat, vermeiden sehr viele Menschen diese Form von beängstigender und zumeist unangenehmer Früherkennung. Auch um Menschen zu Impfungen zu bewegen, wurde vielen Angst eingejagt und nicht wenigen geradezu mit dem Tod gedroht.

In den Pandemie-Jahren stieg die Angst in unserer und den meisten Gesellschaften ins Unermessliche durch beispielloses Angstschüren mit äußerst unwahrscheinlichen und auch niemals eingetretenen Horrorszenarien, die von den Mainstream-Medien willig aufgegriffen flächendeckend verbreitet wurden. So entstand ein nie da gewesenes Angstfeld, das noch nicht einmal offen angesprochen werden durfte, was die Angst noch weiter vertiefte. Wer seinem Herzen nicht Luft machen kann, bei dem staut sich alles – auch Angst.

In einer in Mitteleuropa schon lange nicht mehr da gewesenen Weise breitet sich das Gefühl immer mehr aus und frisst sich bis in den Alltag und die Seelen der Einzelnen. Die gesellschaftlichen Gräben zwischen denen, die diese Angst-Politik akzeptieren, und denjenigen, die sich dagegen verwahren und wehren, spalten Firmenbelegschaften und reichen bis in Familien, sogar Partnerschaften. Tiefe Spaltung und entsprechendes Misstrauen untereinander verstärkt die Angst weiter.

In dieser Zeit, wo nichts so wächst wie Angst, fühlte ich mich geradezu be- und aufgerufen, ihr ein grundsätzliches Buch zu widmen, das die vielen kleinen, mittleren und großen Ängste und ihre Symptome in der von *Krankheit als Symbol*[2] bewährten Art deutet und auf die eine tiefste Grundangst und das zugrunde liegende Lebensprinzip zurückführt.

Denn nur so eröffnet sich die Chance, Auswege aus der Angst aufzuzeigen und Therapien und Rituale zu entwickeln, um sie zu lösen und uns davon zu erlösen. Das Ziel ist, zu einer offenen weiten, weitgehend angstfreien Gesellschaft zurückzukehren, die die tiefen Spalten und Gräben wieder schließen und Lebensfreude und Entwicklungsbereitschaft nähren und verbreiten kann. Wir waren schon auf gutem Weg und könnten ihn weiter gehen und entwickeln. Wenn wir aus der Enge der Angst in die Weite höheren Bewusstseins wachsen, ist noch viel mehr möglich an Chancen für jede(n) Einzelne(n), unsere Gemeinschaft und sogar die ganze Menschenfamilie. Erst wenn es uns gelingt, in Frieden wieder zu einer menschlichen Gemeinschaft zusammenzuwachsen, eröffnet sich aus dieser der Weg für viele zur Selbstverwirklichung.

Ihr Ruediger Dahlke
Juli 2022

# I. BESTANDSAUFNAHME

## Die Weite der Seele und die Enge der Angst

Unsere Seele ist weit und unbegrenzt. Wer sie je – etwa in einem luziden Traum – erfuhr, erlebte sich frei von den Beschränkungen von Raum und Zeit, frei zu reisen, wohin auch immer – in Gedankenschnelle. Auch in jeder Richtung auf der Zeitachse nach vorn und hinten, weil die Grenzen der Täuscherin Zeit nicht gelten. Diese Wirklichkeit ist das Eigentliche, Wesentliche, und die Angst ist plötzlich irrelevant und fern. Wann immer wir ins Reich der Seele gelangen, tauchen wir in diese unbegrenzte Freiheit ein, ob in Gipfelerlebnissen auf den Höhen von Bergspitzen oder in den Tiefe der Meditation, ob nach dem Tod im strahlenden Licht am Ende des Tunnels oder im Glück dieser Erde, ob im körperwarmen Thermalwasser, wenn sich die Grenzen zwischen drinnen und draußen auflösen und unsere Wahrnehmung grenzenlos wird – oder in der Überschwemmung mit Lebensenergie Prana beim »verbundenen Atem«, auf dessen Schwingen wir rascher und bequemer in die Nähe der Einheit entschweben oder sogar in sie eintauchen können.

Trotz dieser überwältigenden Erfahrungen des Seins in den unendlichen Weiten der Seelenwelt jenseits der Zeit richten sich die meisten die meiste Zeit in der Welt der Illusionen, der Enge und der Angst, in den Begrenzungen von Raum und Zeit häuslich ein. Selbst jene wenigen, die die Wirklichkeit grenzenloser Weite aus eigenen

Erfahrungen kennen, tappen immer wieder in die Fallen dieser Täuscher.

Angst ist Enge (lateinisch *angustus* = eng) und ein beherrschender Faktor des Unbehagens an der modernen (Leistungs-)Gesellschaft. Im deutschsprachigen Raum, wo ich am meisten Menschen kenne und wir heutzutage relativ angstfrei leben könnten, tun wir es dennoch nicht. In Österreich etwa sollen schon vor Corona-Zeiten zehn Prozent der Bevölkerung wegen Angststörungen in Behandlung gewesen sein und fast 50 Prozent darunter gelitten haben, und jede(r) Österreicher(in) gab an, Angst aus eigener Erfahrung zu kennen. Wie muss das erst in Ländern sein, in denen die Menschen vergleichsweise wenig oder gar nicht abgesichert sind und in berechtigter Existenzangst leben?

In den großen Städten der Industrieländer, den Ballungszentren, ist die Enge des Normallebens längst spürbar – jedenfalls außerhalb der Seelenwelt in der Welt der Illusionen und Grenzen, in der wir es uns so unbequem eingerichtet haben. Die Weite des Landlebens scheinen die Menschen immer mehr zu meiden. Weltweit drängen sie sich stattdessen in Metropolen, wo sich in der Enge mit den Menschen auch die Probleme ballen. Dort gedeiht Angst am besten, und trotzdem wählt die Mehrheit der Menschen diesen Lebensraum – fast, als seien sie süchtig danach.

Das Leben auf dem Land bildet einen konkreten Gegenpol dazu, aber der eigentliche Gegenpol findet sich in der Seelenwelt mit ihren unbegrenzten Weiten. In den Träumen der Nacht könnten wir sie erleben, aber immer mehr moderne Menschen erleben nicht mal mehr ihre Träume bewusst. Jedenfalls erinnern sie sie nicht, wenn sie am Morgen aus den Traumreichen der eigentlichen seelischen Wirklichkeit zurückkehren in die Enge ihrer modernen Arbeitswelt. Warum tun wir uns das an, ließe sich fragen, zumal bei jeder Bedrohung deutlich wird, wie viel leichter es sich auf dem Land überleben ließe? In den Weltkriegen hungerten die Menschen auf dem Land entschieden weniger als in den Städten. Während der Corona-Lockdowns blieb das Leben auf dem Land vergleichsweise normal und frei. Warum suchen wir die Enge, wenn die Weite unserer Seele so viel besser entspricht? Dieser Frage wollen wir nachgehen.

Interessanterweise verhalten sich Tiere ganz ähnlich, und zwar nicht nur unsere nahen Verwandten, die Menschenaffen. Setzt man etwa Ratten in einem riesigen Terrarium aus, das alles enthält, was Ratten sich so wünschen können, entwickelt sich ein ganz ähnlicher Trend zum Ballungsraum in der Mitte. Selbst wenn die Nahrung dort schon knapp wird und die Männchen bereits ihre eigenen Kinder fressen, hält der Zug zur Mitte an. In der Peripherie mag das Leben noch so rattengerecht und beschaulich sein, sie lockt die Tiere nicht.

Tatsächlich beginnt die Evolutionsgeschichte von uns Menschen in der Höhlengemeinschaft unserer Vorfahren. Die Griechen der Antike erkannten in uns das Zoon politikon, das Gemeinschaftswesen. Heute können wir feststellen: Wir suchen die Gemeinschaft selbst dann, wenn sie uns schon längst nicht mehr guttut. In der modernen Gesellschaft, in der es sowohl konkret als auch im übertragenen Sinn immer enger wird, muss Angst naturgemäß zunehmen. In ihr steigt die Zahl der Menschen, die unter Panikattacken leiden – dieser besonderen modernen Form konzentrierter Angst – seit Jahren kontinuierlich.

Im ähnlichen Ausmaß, wie die Städte dichter bebaut werden und in den Himmel wachsen, verlieren ihre Bewohner zunehmend den Kontakt zu Himmel und Erde und damit zu sich selbst. Weder sind sie noch mit Mutter Erde in Kontakt, noch wagen sie es, sich zum Vater im Himmel zu orientieren. Kaum mehr barfuß auf der Erde unterwegs, haben sie zugleich den Kontakt zum himmlischen Ziel des Lebens verloren.

Wer in Symbolen denkt, könnte meinen, der biblische Turmbau von Babel ist zum (un-)menschlichen Alltag geworden. Die Menschheit baut immer höher, die Türme türmen sich ganz buchstäblich in den Himmel. Zugleich verstellen sie die Aussicht auf diesen und lassen ihn auch im übertragenen Sinn aus dem Blick verschwinden. Was richten wir da an und auf?

Wer die Augen der Seele oder die des Herzens benutzt, die nicht nur sehen, sondern auch noch schauen können, sieht die Ergebnisse allenthalben. Die Strafe für die Anmaßung des Turmbaus zu Babel, dem Symbol der Selbstüberhebung der Menschen über Gott, folgte im Alten Testament auf dem Fuß. Heute erfolgt sie subtiler, wird aber in den Praxen der Mediziner und ihren Krankenhäusern überdeutlich.

Kinder sind besonders von dieser beängstigenden und Stress verursachenden Verdichtung und Beengung der Lebensräume betroffen und wurden längst zu Stiefkindern städtebaulicher (Fehl-)Entwicklungen. Wie wenig unsere Gesellschaft sich für sie interessiert, offenbarten unsere Politiker weltweit während der Pandemie. Sie fanden aber schon lange davor kaum noch Platz zum Toben und Spielen. Doch auch vielen Erwachsenen wird die Enge des Lebens in den Städten zur Qual. Das Eingeschlossen-Sein während der Lockdowns in der Pandemie war da nur ein vorläufiger Höhepunkt.

Das Leben gestaltet sich überall, aber besonders in diesen Ballungszentren, immer schneller, lauter und dichter – zu eng für die Menschen. Sie reagieren mit Angst. Mit immer weniger Zeit, diese dafür aber immer öfter im Stau verbracht, wird die (Lebens-)Zeit knapper und das Leben subjektiv immer noch enger.

Go with the flow, das Motto der Jungen, ist längst zur Karikatur geworden. Der Flow in den Städten, ihren Straßen und Verkehrsadern, ist wie in den Gefäßen ihrer BewohnerInnen längst zum Stau geworden. Die Worte des Vorsokratikers Heraklit *panta rhei* – alles fließt – klingen wie Hohn und ein Abgesang aufs moderne Leben. Die sich daraus ergebenden medizinischen Symptome sind inzwischen Legion. Aber je mehr Symptome, desto mehr Pharmaka, der Rubel rollt nicht nur, er rast.

Angst ist Enge, als Angina schnürt sie die Hälse zu, als Angina Pectoris auch immer öfter die Brust und darin die Atemwege, aber schon längst auch den Lebenszusammenhang.

Im Sinne der Krankheitsbilder-Deutung meiner Bücher *Krankheit als Weg*[3] bzw. *als Symbol*[2] bietet Angst die Chance, die eigene Enge zu erkennen und (sich) wieder zu weiten, um sich in neue, bisher verschlossene Bereiche hinein zu entwickeln. Panik ist schrecklich, aber auch eine Chance, der eigenen unbewussten Natur in Gestalt des alten Naturgottes Pan wieder zu begegnen und aus diesem großen Schatten den noch größeren Schatz zu heben. Wird die Konfrontation mit der Angst jedoch weiter gemieden statt gesucht, wächst nicht der Mensch an der Angst, sondern die Angst im Menschen. Die moderne Glücksforschung erkannte – Jahrtausende nach Heraklit – durch Mihaly Csikszentmihalyi den *Flow* als Ausdruck von Glück. Ein Leben im Fluss ist glücklicher als im Stau. Doch dieses vitale Fließen verschwindet klammheimlich aus der modernen Welt.

Wo Wasser, die Basis von Blut, stockt und steht, wird es brackig und verliert seine Lebendigkeit. Sobald Blut in den Gefäßen nicht mehr fließt, sondern sich – bezeichnenderweise in Geldrollenform – staut, wird es lebensgefährlich. Die moderne Medizin muss also den Fluss des Blutes mit Blutverdünnungsmitteln in Gang halten, um Komplikationen wie Thrombosen, Embolien und Schlaganfälle zu vermeiden.

Die Enge der Angst begünstigt Staus, und Staus fördern Angst. Charakteristisch für Stoß- und Stauzeiten ist, dass sie Menschen im Konkreten wie im Übertragenen unter Druck setzen. In modernen Großstädten wie deren Prototyp New York, dem Big Apple, ist fast immer Stoßzeit. 24/7/365 lautet der Rhythmus im modernen Babylon. Immer ist aber gar kein Rhythmus, sondern dessen und unser absehbares Ende.

Wo Enge und Druck zunehmen, kommt Angst automatisch als Dritte im Bunde hinzu. Warum nur tun wir uns das alles an? Denn wir tun das selbst, auch wenn wir lieber so tun, als würde es uns angetan.

Unsere Seele ist ungebundene Weite ohne Beschränkungen durch Raum und Zeit. Die Enge der Angst ist ihr Gegenteil und raubt uns die Erfahrung der Grenzenlosigkeit. Wird die Angst extrem, stellen sich Tiere tot, und auch Menschen kennen, wenn Kampf und Flucht keinen Ausweg mehr versprechen, diesen Totstellreflex. Kriecht die

Beengtheit allmählich und kaum merklich ins Leben, verschwindet mit der Weite auch die Energie, und die Enge der Angst frisst im buchstäblichen Sinn die Seele. Im Tod hat die Enge endgültig gewonnen. Fühlen sich jedoch nicht viele Menschen schon zu Lebzeiten gleichsam leblos oder stellen sich im Extremfall tot?

Jede(r) kann und muss für sich entscheiden: Wollen wir die Weite der Seelenwelt genießen oder die Enge der Angstwelt erleiden. Wollen wir wirklich allen Ernstes der Angst erlauben, unsere Seele zu fressen?

## Ausflug ins Mythen-Forum

Forschen wir weiter und gehen zurück zum Anfang, zu den Mythen der Völker und ihrem Bezug zur Angst. Nach dem *dritten der Schicksalsgesetze* liegt alles schon im Anfang, oder wie Hesse sagte: »Jedem Anfang wohnt ein Zauber inne.« Tatsächlich kann uns die Mythologie einiges zu Angststörungen (Phobien) offenbaren. Aphrodite-Venus, die kunstsinnige Göttin der Liebe und des Friedens, und der rüpelhafte Kriegsgott Ares-Mars finden – nach dem *Polaritätsgesetz*, dem wichtigsten der *Schicksalsgesetze* – nicht zufällig Gefallen aneinander, wie ja im Mythos nichts zufällig geschieht. Sie fallen also übereinander her und bekommen vier illegitime Kinder, zwei des Lichts und zwei des Schattens. Eros, dem Liebesgott, und Harmonia, der Göttin der Balance, stehen die beiden dunklen Sprösslinge des Schattens gegenüber: Phobos, der Namensgeber der Phobien, und Deimos, dessen Name die Dämonen – und die Besessenheit durch diese in der Schizophrenie – anklingen lässt.

Erfahrungen der *Schattentherapie* zeigen, wie wir uns vor Phobos und Deimos, den Ängsten und den Dämonen, schützen und sichern können. Je mehr wir uns mit den beiden lichten Kindern des ungleichen Paares und ihren heilsamen Tugenden Liebeskunst und harmonischer Ausgleich der Kräfte einlassen, desto eher verschonen uns die dunklen und lassen uns buchstäblich in Ruhe. Meine kurze berufliche Zeit in der Psychiatrie war doch lang genug, um zu erkennen, dass die PatientInnen, die sich mit Ängsten und Dämonen herumschlugen, es nie zu einer Kultur der Liebe und Harmonie im Leben geschafft hatten. In den anschließenden Jahrzehnten meiner Zeit als Psychotherapeut und ärztlicher Berater war es andererseits nicht zu übersehen, wie sehr Offenheit und Weite der Liebe der Verschlossenheit und Enge der Angst den Garaus machen.

Die beiden lichten Götter Eros und Harmonia bieten Weite, Offenheit und Balance und stehen für Erlösung. Deimos und Phobos, ihre dunklen Gegenpole, repräsentieren Enge, Angst und Bedrohung und schaffen den notwendigen Ausgleich zu den lichten Kräften. Wir haben die Wahl. Tatsächlich haben Menschen, die in ihrem Leben eine richtiggehende Liebeskultur entwickeln und ihr Leben mit der Offenheit und Weite ihrer Liebe in Harmonie bringen, nichts von der Angst zu befürchten. Die Enge der Angst hat in der Weite keine Chance – genauso wenig wie die Dunkelheit gegen Licht – und wird sich einfach auflösen.

Liebende können das mit ihrem eindrucksvollen Mut zu neuen Ufern und Lösungen bestätigen. Von Mars nehmen sie Mut statt Gewalt, von Venus Offenheit statt Eitelkeit. Wer sich die Weite der Liebe gönnt und dem Bedürfnis nach Ausgleich und Balance entspricht, wird sich auch seine dunklen Seiten erschließen und sich ihnen im Sinne einer *Schattenarbeit* bewusst zuwenden und stellen. Diese bietet die wundervolle Möglichkeit, den eigenen Schatz aus dem Schatten zu befreien und zu erlösen. Sich dem Schattenreich mit der Weite und Offenheit der Liebe und dem Bedürfnis nach Ausgleich der Gegensätze zu widmen, ist ein wundervoller Weg der Erlösung. Das *Schattenprinzip* hilft so, Licht ins Dunkel und blockierte Energien ins Fließen zu bringen. Nicht selten führt uns solche *Schattenarbeit* sogar zu unseren Gaben, die in unseren Begabungen schlummern und darauf warten, der Welt geschenkt zu werden. Wo das mit Hin*gabe* geschieht, ist alles möglich. Das mag schon verdeutlichen, wie sinn- und hoffnungsvoll es ist, uns unseren Ängsten und Phobien später konkret zu widmen, um ihnen – indem wir sie deuten – ihre Schätze zu entlocken. Ängste und Engstellen harren der Erweiterung und Erlösung. Damit erlösen wir uns aus der Enge und öffnen uns für die Weiten der Seelen-Wirklichkeit. Die Engpässe des Lebens sind die Orte unseres Wachstums auf dem Weg zu uns selbst.

Dabei ist es notwendig, zu unserem persönlich Anfang zurückzukehren, um herauszufinden, warum wir uns diese moderne Angstwelt aus freien Stücken antun und damit gleichsam bereitwillig, wenn auch unbewusst, auf die freie grenzenlose Seelenwelt verzichten. Insofern werden uns auch Empfängnis und Geburt – ganz zu Beginn – zu beschäftigen haben.

## *Im Reich der Phobien*

So viele Namen von Phobien wie Agora-, Klaustro-, Herz-, Krebs-, Schlangen-, Spinnen-, Nykto-, Erythro-, Xeno-, Nekrophobie und weitere zeigen die fortbestehende Macht dieser alten Gottheit beziehungsweise dieses Prinzips. Was immer wir konkret oder symbolisch aus unserem Leben verbannen, bekommt die Chance, sich zur Phobie zu entwickeln. Das gilt auf allen möglichen Ebenen. Potentaten schickten gerne unliebsame Kritiker in die Verbannung, aber von dort wurden sie dann meist erst recht gefährlich. 1976 hat etwa die alte DDR Wolf Biermann, den Barden und Visionär eines menschlicheren Sozialismus, zwangsausgewiesen, also verbannt. Aber als singender Insider konnte er von draußen aus der freien Hansestadt Hamburg eher noch mehr bewirken und der entgleisten DDR-Sozialismus-Karikatur noch wirksamer den Spiegel vorhalten. »Was verboten ist, das macht uns gerade heiß.« Mit diesem berühmten Ausspruch lieferte er gleich selbst die Erklärung: Diskriminieren und Zensieren, Verbannen und Verbrennen hat, analog zu den Mechanismen der Verdrängung im persönlichen Bereich, genau den gegenteiligen Effekt. Wenig hat der weltweiten Verbreitung der Psychoanalyse so genützt wie das Verbrennen von Freuds Schriften auf den Scheiterhaufen der Nazis.

Scheiterhaufen sind überhaupt ein Symbol des Scheiterns ihrer Anzünder. Was immer verbrannt wurde, erstarkte anschließend.

Den Aufdruck »Made in Germany«, im Ersten Weltkrieg von der englischen Regierung zur Diskriminierung deutscher Waren erzwungen, entwickelten deutsche Ingenieure und Handwerker zu einem weltweiten Markenzeichen für Qualität. Der Schuss ging voll nach hinten los, statt englisches Zeug wollten die meisten lieber deutsche Qualität, nun erst recht »Made in Germany«.

Auch die Verbannung Andersdenkender aus den Mainstream-Medien und deutschen Talkshows zu Pandemiezeiten hat den alternativen Medien enormen Zuspruch gebracht. Die Verbannung von früher anerkannten und geehrte Fachleuten, wie Dr. Wodarg oder Prof. Bhakdi, hat ihnen zu enorm erfolgreichen Bestseller-Büchern und einer Art zweiter Karriere verholfen, und Prof. John Ioannidis von der Stanford University gelangte so erst recht zu Weltruhm. Das Zensierte hatte Hochkonjunktur, die Zensur erreichte das Gegenteil des Beabsichtigten. Sie hat auch mich angestachelt, innerhalb von drei Wochen mein Buch *Schutz vor Infektionen*[4] zu schreiben, das schon weitere zwei Wochen später herauskam und vielen geholfen hat, ihre Abwehrkräfte auszubauen und sich zu schützen. Auch *Corona als Weckruf*[5], ein Aufruf aus dem Verständnis des Vorgefallenen, das Leben wieder mit Mut, (Selbst-)Vertrauen und Hoffnung anzugehen, hat das wohl bei vielen bewirkt. Ob *Mind Food*[6], das ich noch wichtiger als *Peace Food*[1] finde, auch solche Kreise zieht, ist noch offen. Aber ich glaube, wenn wir nicht verstehen, mit welchen Psychotricks und Angsttechniken wir hinters Licht geführt wurden, sinken unsere Chancen, ins Licht zu finden.

Diese drei Bücher gäbe es nicht, wenn ich mich nicht mit allen mir zur Verfügung stehenden und für mich vertretbaren Mitteln gegen den von oben verordneten Maulkorb gewehrt hätte. Ich durfte dadurch die mutigsten Verleger kennen- und schätzen lernen, die organisatorische Wunder vollbrachten, um diese Bücher in Rekordzeit zu realisieren – vorher unvorstellbare Leistungen im Bereich von

Buchveröffentlichungen, und auch die etablierten, ebenfalls zensierenden sozialen Medien haben sich durch ihre Zensur eine Konkurrenz geschaffen, die sonst wohl chancenlos geblieben wäre.

So wie Zensur auf gesellschaftlicher Ebene nicht zum Ziel führt, sondern das Gegenteil bewirkt, gilt das auch im persönlichen Bereich. Was immer ich ignoriere, verdränge, leugne, unter den Teppich kehre oder aus meinem Umfeld verbanne, wird mir von dort erst so richtig zur Aufgabe – allerdings mittels einer wenig erfreulichen Zwangsbelehrung. Wer sein eigenes Fallen stellendes Spinnenwesen leugnet, erntet die entsprechende Phobie. Wer seinen verführerischen Schlangenanteil ignoriert, wird Schlangenangst beziehungsweise -phobie ernten usw. Für unter Klaustrophobie Leidende wird das Schicksal, das »geschickte Heil« (lateinisch *salus* = Heil), extra Staus in Tunnels organisieren, den Lift auf halber Strecke blockieren usw. Der an Agoraphobie Leidende wird sich zwangsweise mit der großen Weite (der Welt) konfrontiert sehen und gar fürchterlich davor fürchten.

Die Inhalte der Phobien mögen aus ganz anderen Zeiten stammen, von ihnen ausgelöstes und für die Mitwelt absurd erscheinendes Verhalten belastet aber die Gegenwart der Phobiker. Ich bezeichne ein Verhalten, das zu einer bestimmten Zeit seine Bedeutung hatte und nun bei ganz anderen Gelegenheiten völlig sinnlos wiederholt wird, als »Zeitverzerrung«. Wir werden in diesem Buch noch öfter darauf zurückkommen. Neurotische Zeitverzerrungen oder chronische Angstzustände, deren irreale Basis Betroffenen oft durchaus bewusst ist, können diese nur durchschauen, indem sie die zugrunde liegende symbolische Komponente in den Griff bekommen.

Eine Hundephobie beispielsweise verwechselt die Angst vor dem Hund mit der vor dem inneren (Seelen-)Wolf und damit vor der eigenen unbewussten Aggression. In der deutschen Sprache gibt es nicht umsonst den Ausdruck, dass jemand vor Wut die Zähne fletscht oder eine Antwort knurrt.

Eine Rattenphobie symbolisiert die Angst vor Unrat und Schmutz, den Ratten mögen, und verweist damit vage auf eine womöglich gefährliche innere Vermüllung. Mäuse symbolisieren neben ihrem kindlich süßen Micky-Maus-Aspekt das Blitzschnelle, das Unkontrollierbare, das überall Eindringende und damit auch das erotisch Kuschelige. Daneben aber auch das diebisch-schmarotzende Leben von fremden Tischen und Vorräten. Wer sich mit dieser Mischung bei sich selbst noch nicht anfreunden konnte, mag das Thema in einer Mäusephobie leben.

Nekrophobie ist die Angst vor Totem und natürlich dem (eigenen) Tod, an den alles Tote erinnert. Der Versuch, Totes zu meiden, um so dem eigenen Tod zu entgehen, ist leicht durchschaubar und wirkt ebenso hilf- wie aussichtslos. Die sich in diesen wenigen Beispielen andeutende Aussöhnung mit unserem urmenschlichen Schatten, die Auseinandersetzung mit der Endlichkeit oder Goethes »Stirb und werde« können helfen, uns aus diesen Phobien zu befreien.

Bei diesen und allen anderen später noch ausführlich gedeuteten Phobien geht es darum, das im Außen Gefürchtete im eigenen Unbewussten aufzuspüren und schlussendlich anzunehmen. Zeitverzerrungen lassen sich durch eine zeitliche Einordnung der entsprechenden Erfahrung korrigieren. Wer sich klarmacht, in welche vergangene Zeit diese Angst gehört, kann sich bewusst und relativ leicht in der Gegenwart von ihr lösen. Die Aussöhnung mit dem in der Angst bekämpften Seelenanteil setzt die darin gebundene Energie frei und stellt sie für andere Bereiche zur Verfügung.

## Der Rahmen des Lebens: Geburts- und Todesangst

Bedrückende Enge ist die Grundsituation der Angst, und bei der Geburt machen wir unsere erste existenzielle Bekanntschaft damit. Dementsprechend ist Angst für uns alle eines der großen existenziellen Themen. Sie ist die erste Erfahrung in der Welt der Polarität. Für das Ungeborene wandelt sich die bergende Höhle des Mutterleibes, die zu Beginn Empfindungen von grenzenloser Weite und Einheit ermöglichte, mit dem Näherrücken der Geburt in eine geradezu höllische Enge. Wo zu Anfang freies Schweben ohne Grenzen die Grundlage des späteren Urvertrauens legt, der Körper noch transparent und die Wahrnehmung transzendent ist, kommt allmählich der Gegenpol ins Spiel: ein sich über zehn Monde nähernder neuer Lebensabschnitt in der Polarität. Und niemand ist schuld an der immer enger werdenden Situation, vielmehr entspricht sie der natürlichen Entwicklung von Schwangerschaft und Geburt. Im Idealfall wandert der kindliche Kopf – von Senkwehen vorangetrieben – in das Becken der Mutter hinab. In dessen Tiefe im sogenannten kleinen Becken wie in einen Schraubstock eingezwängt bei noch verschlossenem Muttermund, wird das Ungeborene mit seinem Kopf von Presswehen gleichsam wie an die Wand gepresst. In dieser am stärksten mit Angst belasteten Phase der Geburt steigert sich der Druck ins Dramatische – jedenfalls solange der Gebärmuttermund verschlossen ist und sich kein Ausweg öffnet. Das Köpfchen des Kindes wird geradezu zum Rammbock, der den Muttermund unter enormer Belastung aufzwängt – *natür*lich verbunden mit Empfindungen größter Bedrängnis und Angst. So wird die Geburtsangst zu Beginn des Lebens schon zur wichtigsten Ausdrucksform der Todesangst – in der Enge des Geburtskanals zu Tode gequetscht und erdrückt zu werden. Die Gefahr dieser Enge zu durchleben bedeutet einen wichtigen Entwicklungsschritt, wie die Vorteile der auf natürlichem Weg geborenen Kinder gegenüber den per Kaiserschnitt geborenen zeigen.

Nach dem Muster des individuellen Geburtserlebens entwickelt sich unser späterer Umgang mit Situationen von Enge. Schwierige, stockende Geburten mit entsprechenden Komplikationen nähren im Laufe des weiteren Lebens verschiedenste Arten von Angst. Wird es später im Leben wieder einmal eng, entwickeln besonders diejenigen Angst, die schon zu Beginn die Enge im Geburtskanal kaum ertragen oder gar nicht bewältigen konnten und aus der Angst der Enge in Ohnmacht flohen.

Aus diesem Grund meiden AngstpatientInnen oft geradezu panisch alle für sie mit Enge assoziierten Situationen. Dabei spielt es eine untergeordnete Rolle, ob es in einer Menschenmenge eng wird, im Aufzug, beim Stau in einem Tunnel, in der überfüllten U-Bahn oder gar bei deren Stopp in enger Röhre zwischen zwei Stationen. Genauso mag die Enge einer Partnerbeziehung zum Problem werden – oder die einer beruflichen Situation. Wird 50 Mitarbeitern von der Firmenleitung mitgeteilt, im Laufe des Jahres müssten 20 »freigestellt« werden, reagieren zuerst jene panisch, die nie gelernt haben, Enge-Situationen zu bewältigen. Dies geschieht ganz unabhängig von fachlicher Qualifikation und menschlicher Eignung.

So bestimmen ungelöste Geburtstraumata große und wichtige Momente des Lebens – jedenfalls bis zu ihrer Lösung. Die Angst kann sich mit der Zeit auch auf andere Bereiche ausweiten, die urprinzipiell dafür infrage kommen. Wer etwa unter sogenannter Tunnelangst leidet, nimmt in seiner Not im Zusammenhang mit dem unverarbeiteten Geburtstrauma viel Ungemach auf sich. Betroffene fliehen etwa über gefährliche Passstraßen, um ihre Tunnelangst zu umfahren. U-Bahnfahren mag dann ebenso tabu sein wie die Nutzung des Fahrstuhls selbst in Wolkenkratzern. Anstrengende Vermeidungsstrategien sind der nervenaufreibende Versuch, sich der anstehenden Lernaufgabe zu entziehen, ja zu verweigern. Hier mag wieder der Gedanke auftauchen, was für ein fabelhafter Wegweiser Angst auf dem Entwicklungsweg ist. Statt die Angstsituationen zu fliehen, wäre es so viel besser und entwicklungsträchtiger, seine Angst aufzusuchen und zu lösen. Diese frühe Quelle der Angstenergie versiegt erst mit der Bewältigung des Geburtstraumas, ein Prozess von entscheidender Bedeutung für ein von neurotischen Ängsten freies Leben.

Bewältigt ist eine problematische Geburt, wird sie nochmals, jetzt aber bei Bewusstsein, durchlebt. Wurde das Geburtsgeschehen mit seiner Enge zu unerträglich, floh womöglich die an unendliche Weite gewöhnte Seele aus dem in Not geratenen Körper – eine Situation, die wir später im Leben Bewusstlosigkeit nennen. Kinder und selbst noch Erwachsene, die ihre Ankunft im Leben nicht bewusst miterlebten, wirken oft wie »nicht wirklich angekommen« in dieser Welt der Polarität auf dieser Erde. Sie scheinen wie zwischen den Welten hängen geblieben und entwickeln später häufig die Tendenz, zwischen alle Stühle zu geraten. Das ist die destruktiv-unerlöste Variante des christlichen Nicht-von-dieser-Welt-Seins.

Therapeutisch bewusstes Wiedererleben der Geburt führt zum Akzeptieren der Wirklichkeit und löst so den darum entstandenen Angstkomplex. Wird die mit der Urangst verbundene blockierende Energie im Rahmen einer mit der Geburt versöhnenden Therapiesitzung wieder frei, bringt das nicht nur seelische Erleichterung, sondern obendrein einen Zustrom von Lebensenergie, die sich aus der Blockade löst und anschließend zur freien Verfügung steht. Wir reparieren auf diesem Weg gleichsam den Beginn des Lebens und damit unsere Vergangenheit. Hier hat der etwas übertrieben wirkende Satz »Es ist nie zu spät, eine glückliche Kindheit gehabt zu haben« seine Wurzeln.

Erstaunlicherweise wiederholt sich die Angst vor dem Eintritt in die Welt am Ende des Lebens, wenn es ums Sterben, um die Lösung aus der polaren Welt der Gegensätze geht. Logisch betrachtet müsste das eigentlich als Er-Lösung erkannt werden. Es braucht schon eine verblüffende Affinität zur Angst, um sich vor beidem, sowohl dem Leben als auch dem Sterben, dem Ein- wie auch dem Austritt aus der polaren Welt, so zu ängstigen.

Geburt und Tod, Anfang und Ende des Lebens, sind die Schlüssel und Schwellen – davor und danach sind wir in der Seelenwelt ohne die Enge der Ängste, ohne die Beschränkungen von Raum und Zeit. Logisch wäre es also, Angst vor dem Leben und Angst im Leben zu haben, aber nicht vor seinem Ende. Aber Logik ist ein Thema der linken archetypisch männlichen Gehirnhälfte, wir haben jedoch noch eine rechte weibliche und außerdem Herz und Bauch. Sie alle spielen im Zusammenhang mit Angst entscheidende Rollen.

## Das Drama der Geburt

Die Art, wie wir die Geburt – gemessen an Geburten anderer Säugetiere – komplizieren, verrät, wie sehr wir das Enge- und Angstthema durch unser Zutun noch mutwillig verschärfen. Menschenaffen – das Erbgut von Bonobos und Schimpansen stimmt bis auf zwei Prozent mit unserem überein – erleben vergleichsweise leichte Geburten, und auch alle anderen Arten könnten sich derart lebensgefährliche Verkomplizierungen des Gebärvorganges gar nicht leisten.

Eine Schwangerschaft und die an- und abschließende Entbindung als eine Art gefährliche, auf die Techniken moderner Medizin angewiesene Krankheit zu betrachten, hat selbst schon wieder etwas Beängstigendes. Was die Geburtshilfe Frauen im vergangenen Jahrhundert zugemutet hat, ist rückwirkend kaum fassbar und noch immer nicht ganz vorbei. Weiterhin steigt die Zahl der Kaiserschnitte, obwohl dabei die Sterblichkeit bei Müttern höher ist als bei Geburten auf natürlichem Weg.

Die von Frédéric Leboyer und Michel Odent initiierte sanfte Geburtshilfe ist im Wesentlichen eine Rückkehr zu Mutter Natur. Die Geburt im warmen Wasser wurde von Odent derjenigen der Delfine nachempfunden. Eine ähnliche Rückbesinnung der Medizin auf Mutter Natur könnte auf vielen Ebenen Wunder wirken und kommenden Generationen eine angstfreiere Lebensbasis schaffen. Dem stehen vor allem die Interessen der Pharmakonzerne im Wege – aber nur genau so lange, wie wir uns das gefallen lassen. Und auch hier gibt es natürlich den Gegenpol: Als Notfall-Alternative ist die moderne Geburtshilfe ein Segen, und ich plädiere ausdrücklich nicht für eine Geburt im Meer und schon gar nicht in der Nordsee.

# II. DIE ANGST DER MODERNE

In den Pandemiejahren mit ihrem breit angelegten und weltweit verbreiteten Angstfeld waren fast alle vom Thema Angst betroffen. Als jemand, der sich ein Arzt-Leben lang mit Psychosomatik, der Verbindung von Seele und Körper, beschäftigte, war mir die Be-Deutung und Macht der Seele vertraut. Doch staunte auch ich noch, welch ungeheures Leid sich mit Angst in unserer sich für aufgeklärt haltenden Zeit entfalten ließ.

Wie alle Krankheitsbilder hat auch Angst eine Botschaft und Funktion. Auch wenn die meisten sie nur loswerden wollen, wären wir tatsächlich schlecht ohne sie dran, warnt sie uns doch vor Bedrohungen und Gefahren und kann uns, wie schon angedeutet, den Weg der Entwicklung und Selbstverwirklichung *weise*n.

Es gibt allerdings einen großen Unterschied zwischen realer Bedrohung und daraus folgender Angst und geschürter Angst, die erst die Vorstellungen von Bedrohungen auslöst. Da müssen wir uns fragen und schließlich entscheiden, sind diese Engpässe real oder aus bestimmter Absicht kreiert, inszeniert, erfunden?

## Pandemie der Ängste

Anfang 2022 – wo die Angst vor der Infektion, dem inneren Krieg zwischen Erregern und Abwehrsystemen, durch die vor äußerem Krieg zwischen Nationen ersetzt wird – ist festzustellen: Angst war und ist weiterhin das entscheidende Thema. Auf den ersten Blick sind auch gleich die Schuldigen gefunden: das Virus, das die Welt, und der Potentat, der ein anderes Volk überfallen hat. Auf den zweiten Blick sind in beiden Fällen der Tod und die Angst vor ihm mit im Spiel – und letztlich sogar spielbestimmend. Die Angst, an den Folgen der Seuche zu sterben, ob als Opfer des Virus, einer Gesundheitsdiktatur, an sogenannten Impfungen oder durch wirtschaftlichen Zusammenbruch, hat Menschen weltweit aufgebracht und umgetrieben, so wie anschließend die Angst vor einem Atomkrieg, an dem die Welt zugrunde gehen könnte. Der Ausgang ist ungewiss, aber das Thema in der Tiefe, wir ahnen es, ist dasselbe.

Das einzig Sichere ist doch generell:

1. Wir müssen alle sterben.
2. Wir wollen (das) nicht und wir haben
3. ungeheure Angst davor.

Rückblickend könnten wir aus der Pandemie gelernt haben: Das Damoklesschwert des Todes und die Angst davor drohen weiter und werden das so lange tun, bis wir uns einer Lösung stellen.

Die Angst vor dem Virus hat größere Schäden angerichtet, als wir jetzt noch wahrhaben wollen. In meinen Augen und nach meinen Quellen sogar weit größere als das Virus selbst. Das nämlich wird den Weg aller Viren nehmen und seine Bedrohlichkeit wohl weitgehend einbüßen. Auch Viren wollen leben, und das gelingt ihnen nicht, wenn sie ihre Opfer töten, sondern wenn es langfristig zu einer Kooperation kommt, wie das bei anderen Viren in der Vergangenheit zu beobachten war. Immerhin sind 50 Prozent unseres Erbgutes von Viren übernommen.

Trotzdem herrscht die Angst weiter. Die aufgerissenen Gräben zerreißen weiterhin Gesellschaften, Familien und nicht selten auch Herzen. Was können wir über die Angst lernen? Wie ist wer durch diese schweren Zeiten gekommen?

### *Beispiele der Hoffnung und Angstfreiheit*

Ein Beispiel, wie eine ganze Bevölkerungsgruppe schadlos und in bester Verfassung durch die Angstjahre kam, ist die Glaubensgemeinschaft der Amischen in den USA. Auf dem Boden ihrer Religion verweigerten sie sich allen Social-distancing-Maßnahmen und lebten weiter ihren alten, streng religiös geprägten Lebensstil. Die Kraft dazu schöpften sie aus ihrem starken Gruppenzusammenhalt und der Tradition ihrer Religion. Zu ihren Gottesdiensten gehört es, dass sich alle Gläubigen in der Kirche inbrünstig umarmen. Die Amischen haben damit offenbar – weitgehend angstfrei – von Anfang an eine vollständige Durchseuchung mit Covid-19 provoziert und erlebt. Von der in den übrigen USA besonders schlimm wütenden Seuche haben sie keinen wesentlichen Schaden davongetragen. Ihr sehr verbundenes Gemeinschaftsleben lief einfach und in vollem Umfang weiter. Ihre Ernährung ist überwiegend gesund, ihr Lebensstil einfach und von tiefem christlichem Glauben geprägt und wurde durch die Pandemie nicht im Mindesten erschüttert.

Das wirft – für mich jedenfalls – die Frage auf, ob die verheerenden Auswirkungen der Pandemie in den übrigen USA nicht dem dort herrschenden Angstfeld und Lebensstil geschuldet waren. Das Virus war dasselbe, der große Unterschied zwischen den Amischen und dem Rest der Bevölkerung lag in der Angstfreiheit Ersterer und der überwältigenden Angst der Übrigen, deren Religionsgemeinschaften sich der verordneten Angstpandemie ergaben. Sie ließen ihre Gläubigen, selbst die Uralten und Sterbenskranken, in der Not schmählich im Stich. Für die großen über lange Zeiten einbezahlten Vertrauensvorschüsse bekamen sie buchstäblich nichts außer Angst zurück. Und so kam von ganz oben, von jenem Gott, über dessen Gnade die Berufschristen vorher ohne Ende schwadroniert hatten, zu den meisten Kirchenchristen nichts mehr durch. Seine Sprachrohre hatten sich in der Angstorgie verkrochen.

Drängt sich da nicht die Frage auf, wozu solche Religionen eigentlich gut und was sie wert sind, wenn sie im Ernstfall in Angst versinken, statt Gottvertrauen auszustrahlen? Was ist eine Versicherung wert, die im Ernstfall nicht zahlt?

Die Amischen gingen den Weg ohne Angst, gestützt auf ihr persönliches Gottvertrauen, eine intakte Gemeinschaft und ihr Wissen, nicht tiefer als in Gottes Hand fallen zu können. Sie waren sich sicher, am Ende würde alles gut herauskommen, und lebten weiter wie zuvor. Die übrigen in »Gods own Country« sahen schwarz und versanken wie der Großteil der restlichen Welt in der Dunkelheit verordneter Angst.

Prädestiniert das die Amischen nicht zum leuchtenden Beispiel für all die übrigen Verängstigten und insbesondere auch für die, die die Ängste schürten? Um deren Seelen müssten wir uns besonders sorgen. Sie verdienen unser ganzes Mitgefühl, denn was kann man seiner Seele Schlimmeres zumuten, als sie so zu verbiegen – für was auch immer? Sie müssen eine Höllenangst haben – aber vielleicht kommt die auch erst am Ende, auf den letzten Metern in den letzten Stunden auf dem letzten Bett.

Natürlich gab es zwischen denen auch Unterschiede. Die Schweden verhielten sich, wie wir es im Medizinstudium von den Professoren der Schulmedizin für den Fall von Epidemien gelernt hatten. Ich bin kein großer Anhänger dieser schulmedizinischen Strategie, muss aber doch feststellen, der auf diese Schulmedizin setzende Chef-Virologe Schwedens ersparte seinen Landsleuten viel Angst und Leid. Aber auch er verkannte die Bedeutung der Sonne und des Hormons beziehungsweise Vitamins D. Von den vielen Toten zu Beginn der Pandemie in Stockholm stammte fast die Hälfte (49 Prozent) aus Somalia. Mit schwarzer Haut im nördlichen Schweden lebend litten wahrscheinlich fast alle von ihnen unter Vitamin-D-Mangel, und nicht nur 87 Prozent, wie in Deutschland. Ansonsten kamen die Schweden – rein auf konventionelle Schulmedizin setzend – ungleich besser durch die Pandemie und waren ein Jahr früher damit fertig. Und nochmals – als Arzt, der die Schulmedizin immer durch die Komplementärmedizin ergänzt sehen wollte, muss ich feststellen: Die Schweden haben nicht nur bezüglich Vitamin D Fehler gemacht, sondern auch, indem sie die ganze andere Hälfte der Medizin mit ihren abwehrstärkenden Möglichkeiten ebenso außer Acht ließen wie fast der ganze Rest der Welt.

Gut 100 Jahre zurück liegt das Beispiel Dänemarks von mindestens solcher Leuchtkraft, betraf es doch das ganze Land und seine gesamte Bevölkerung. Der landesweit anerkannte Arzt Dr. Mikkel Hindhede bewahrte die Dänen 1917 im Ersten Weltkrieg mit einer weitgehenden Umstellung auf pflanzliche, damals noch selbstverständlich vollwertige Kost, vor einer kriegsbedingten Hungersnot durch eine Blockade. Ein Jahr später, zur Hochzeit der Spanischen Grippe, lebte die Bevölkerung noch weitgehend von dieser einfachen Kost. Tierprotein war nicht verboten, aber durch Steuern deutlich verteuert. Als Ergebnis blieb Dänemark als einziges Land Europas und wahrscheinlich der Welt eine erhöhte Sterblichkeit durch die Spanische Grippe erspart. *The Lancet,* schon damals die renommierteste Medizin-Fachzeitschrift, dokumentierte und würdigte Dr. Hindhedes Verdienst damals gebührend.

Ein drittes Beispiel aus unseren Breiten liefert der Schweizer Arzt und Meister der Ernährungs- und Komplementär-Medizin, Dr. Maximilian Bircher-Benner. Er verlor – nach Aussagen seines Enkels Andres Bircher – 1918 in seiner großen Zürcher Klinik nicht einen Patienten an die Spanische Grippe, obwohl sein Hospital voller junger infizierter Soldaten war.

Es gab und gibt also auch in extrem bedrohlichen Zeiten Mittel und Wege, angstfrei und gestützt auf ein gutes Immunsystem, solcher Bedrohung zu entgehen. Wir können die Angst beherrschen, anstatt uns von ihr beherrschen zu lassen. Wir bräuchten nur unser ganzes Wissen anzuwenden, und nicht nur die eine, obendrein schwächere Hälfte der Schulmedizin. Von den Amischen dürfen wir zusätzlich lernen, welch enorme Hilfe wirkliches Gottvertrauen und eine zusammenhaltende innerlich verbundene Gemeinschaft und ihr gesundes Bewusstseinsfeld bieten.

### *Die Macht der Angstmache(r)*

Wie enorm Macht und Wirkung der Angst sind, wenn wir sie ihr einräumen, konnte und musste ich gute 40 Arztjahre an vielen Beispielen miterleben. Aber wichtiger als diese persönlichen Erfahrungen sind wissenschaftliche Studien, die die Herrschaft der Angst eindrucksvoll belegen.

Die Nocebo-Forschungen von Prof. Hartmut Schroeder, vormals Universität Frankfurt/Oder, zeigten das an einer Studie, deren Thematik wir aus alltäglichen Beispielen aus der Arztpraxis kennen. Verordnet man sehr populäre sogenannte Betablocker, ist es juristische Pflicht, Männer über die seltene Nebenwirkung der erektilen Dysfunktion aufzuklären. Dazu gehört, den wissenschaftlichen Terminus in den geläufigeren und verständlicheren Ausdruck Impotenz zu übersetzen. Im Anschluss an diese gesetzlich vorgeschriebene »Aufklärung« erleben 30 von 100 Männern Impotenz-Erscheinungen. Die Anführungszeichen sind der Tatsache geschuldet, dass eine solche Aufklärung im Schatten als Angstmache wirkt. Bleibt sie unerwähnt, erleben nur zwei von 100 Männern Potenzprobleme. Die Angst vor der Nebenwirkung ist also 15-mal stärker als die stofflich-pharmakologische Wirkung. Das mag die vergleichsweise ungeheure Wirkung der Angst veranschaulichen.

Die mit dieser Studie wissenschaftlich bestätigte Macht der Angst ist dabei altbekannt, wie folgende Geschichte aus dem Mittelalter enthüllt:

Der Bürgermeister einer mittelalterlichen Kleinstadt trifft vor deren Toren Gevatter Tod. Er warnt ihn, er müsse sich leider 100 seiner Bürger holen. Der zu Tode erschrockene Bürgermeister weiß nichts Besseres, als in die Stadt zu rennen und alle Bewohner vor dem nahenden Tod zu warnen. Daraufhin verbarrikadieren sie sich in ihren Häusern und verrammeln Tür und Tor in einer Art frühem freiwilligen Shutdown. Als bald darauf schon weit über 1000 Tote zu beklagen sind, beschwert sich der Bürgermeister entsetzt und wütend beim Tod. Der aber entgegnet seelenruhig: »Ich habe mir lediglich 100 sehr

Alte, sehr Kranke und Gebrechliche geholt. Die anderen gehen allein auf dein Konto.«

Könnte es bei der Pandemie ähnlich gewesen sein? Hat das Virus nicht anfangs – vor der Impfkampagne – im Wesentlichen Uralte und stark Vorerkrankte schwer heimgesucht? Erst seit den Impfungen trifft es vermehrt auch Junge, wie die Auswertungen zuerst in Israel und später auch in vielen anderen Ländern wie Portugal zeigten, besonders schwer vor allem mehrfach Geimpfte. Das geht übrigens bereits aus den Zulassungsunterlagen von Pfizer hervor, wie eine Gruppe von 500 kanadischen Ärzten herausfand und publizierte.

Bei der Pandemie ging es aber nicht nur um eine kleine angstmachende Randbemerkung zu einer Nebenwirkung. Da handelte es sich um systematische Angst- und Panikverbreitung von oben herab, unter Einbeziehung fast der gesamten öffentlich-rechtlichen und Mainstream-Medien. Hinzu kamen Facebook und Instagram, die geballte Medienmacht der US-IT-Konzerne, die ebenfalls im Sinne von Angstverbreitung agierten, indem sie zensierten oder sogar löschten, was nicht angst- und impfkonform war. Selbst ein von mir weitergepostetes Statement des staatlichen deutschen Paul-Ehrlich-Institutes auf meinem Account wurde beanstandet.

In Rekordzeit gelang diesem obendrein von Multimilliardär und Impfmogul Gates nach Kräften geförderten und von vielen erstaunlichen Ebenen unterstütztem Interessenverbund der Aufbau eines gewaltigen, weltweiten, unvorstellbar mächtigen Angstfeldes. Es ist also davon auszugehen, dass die Angstwirkung noch ungleich stärker war als bei Prof. Schroeders vergleichsweise harmlosem Versuch. Der zeigte »nur« eine 15-fache Steigerung des pharmakologischen Effektes durch die Angstma(s)che. Wie viel gewaltiger die Auswirkung der weltweit geschürten Angstkampagne gewesen ist, lässt sich gar nicht genau sagen. Gute 40 Arztjahre haben mich jedenfalls gelehrt, die Macht der Angst nie mehr zu unterschätzen.

Stellen wir uns vor, die Wirkung einer »normalen« Grippe-Epidemie würde »nur« verfünfzehnfacht? Nehmen wir die Zahlen der

Grippewelle von 2018, die überhaupt keine Publicity bekam. Daran starben laut Robert-Koch-Institut (RKI) über 25000 Menschen allein in Deutschland. Mit 15 multipliziert wären das schon 375000 Tote gewesen, mehr als bei der Pandemie. Die Hongkong-Grippe von 1968 forderte – laut Robert-Koch-Institut – mindestens 40000 Tote. Ohne Medienrummel merkten wir als Hippies damals gar nichts davon, obwohl wir ziemlich engagiert auf den Gegenpol von Social Distancing setzten. Mit 15 multipliziert, wären das 600000 Tote. Stellen wir uns bei der Pandemie den realistischeren Faktor von 50 oder gar 100 vor, so hätten wir 2018 schon 1250000 oder 2,5 Millionen beziehungsweise im Fall der Hongkong-Grippe zwei oder vier Millionen Tote allein in Deutschland gehabt.

Mein Verdacht ist: Mit solch extremer Angstverbreitung über alle einflussreichen Kanäle, mit Bildern und entsprechend alarmistischen Texten übersteigt der Effekt der geschürten Angst den der Viren bei Weitem. Angst kann fast jeden Erreger zu einer unvorstellbaren Gefahr aufbauschen. Kann das aber jemand mit gesundem Menschenverstand wollen? Warum geschieht es? Antworten nicht nur auf das Warum, sondern vor allem auch auf das Wie finden sich in meinem Buch *Mind Food*[6].

Die seelischen Auswirkungen von Angst sind verheerend. Der österreichische Psychiater Reinhard Haller geht davon aus, Angst hemme bei sehr vielen die Selbstwert-Regulierungskräfte. Wer aber sein Selbstwertgefühl einbüßt, versucht – nach Haller – durch intensivste Bemühung und Überanpassung ein notdürftiges inneres Gleichgewicht zu erhalten beziehungsweise seinem Gehirn wenigstens eine notdürftige Kohärenz zu bewahren.

Ist es nicht das, was wir in weltweitem Ausmaß erlebten? Suchte nicht die Mehrheit Zuflucht bei autoritären Führer-Gestalten? Der deutsche Neuropsychiater Herwig Scholz geht davon aus, der Verlust an Selbstwertschätzung führe über Stress zu Depressionen und psychosomatischen Störungen wie Erschöpfung. Hat nicht während der Pandemie beides in bisher unbekanntem Umfang zugenommen?

So wurde die Pandemie geradezu zur massenhaften Bestätigung solcher Theorien über Angstwirkungen. Sich diese ebenso deutlichen wie erschreckenden Zusammenhänge vor Augen zu führen, kann allein schon wieder Angst bewirken. Ist die Corona-Pandemie ein unbewusstes, nie da gewesenes Nocebo-Experiment? Jedenfalls hat sie sich, was immer dahintersteckt, zu einem solchen entwickelt. Und es wird Zeit, es auszuwerten, um uns – als Kollektiv – in Zukunft vor solchen Angstpandemien zu schützen oder uns doch wenigstens individuell heraushalten zu können. Was Techniken der Angstmache und des Hinters-Licht-Führens bewirken, beschreibe ich aus Erfahrungen in Jahrzehnten von *Schattentherapie* in *Mind Food*[6]. Geistige Nahrung ist nach meinen Erfahrungen noch ungleich wichtiger als physische. Was sich aber manipulativ missbrauchen lässt, um Menschen hinters Licht zu führen, kann auch in verantwortungsvoller Psychotherapie genutzt werden, um sie ins Licht (der Bewusstheit) zu führen.

Die obigen Zahlenspiele und Überlegungen mögen verdeutlichen, welche Macht von Angst und ihrer Verbreitung ausgeht. Und eines jedenfalls kann uns die Pandemie lehren: Angstfelder sind auslös- und inszenier-, aber mit entsprechendem Wissen und Willen auch wieder auflösbar. Und sie lassen sich für verschiedenste Zwecke nutzen oder missbrauchen.

Ein schrecklich deutliches Beispiel aus der Vergangenheit ist die Instrumentalisierung der Pest durch die katholische Kirche zur Durchsetzung der Mordorgie der Inquisition. Anschaulich dargestellt ist das in dem brillanten Film *Gefährliche Schönheit – die Kurtisane von Venedig* (alle genannten Filme siehe Anhang Seite 237).

## *Varianten der Angstfreiheit*

Wirkliche Angstfreiheit ist so viel mehr als ein Mangel an Fantasie. Was aber steckt dahinter? Wer an einer als Impfung verkauften gentherapeutischen Intervention, die nicht ausreichend erprobt war und deshalb nur eine Notfallzulassung erhielt, ohne Angst teilnahm, hatte möglicherweise vollkommenes Vertrauen in Obrigkeiten und

Schulmediziner, die ihm das nahelegten. Oder er hatte totales Gottvertrauen, verkennt dann aber, dass letztlich alle großen Religionen uns nahelegen, erst das Kamel anzubinden und dann auf Gott zu vertrauen. Oder er hat sich einfach nicht ausreichend informiert über die möglichen Konsequenzen, die wir nach Prof. Ludwig, dem Chef der deutschen Arzneimittel-Kommission, erst Jahre nach Einführung der Maßnahme abschätzen können. Möglicherweise weiß so jemand auch gar nicht, wie viele Menschen bis heute an den schweren Nebenwirkungen der Schweinegrippe-Impfung leiden. Oder es fehlt ihm einfach die Fantasie, sich auszumalen, was bei so einer Aktion alles schiefgehen kann.

Was könnte denn aber zu weniger oder ganz unproblematischer Angstfreiheit führen? Wer wie ich seit einem halben Jahrhundert nicht an Grippewellen teilgenommen hat, weil er sein Immunsystem konsequent mit pflanzlicher Vollwertkost stärkt, regelmäßig fastet, sich gern bewegt, auf tägliche Entspannung mittels Meditation setzt und sich bemüht, seine Konflikte zu lösen, braucht vor Grippeerregern keine Angst zu haben. Ich habe weder Ungeimpfte noch frisch Geimpfte gemieden und Infizierte auch beraten mit dem Ergebnis, dass ich bei der Delta-Variante zwei Tage einen positiven Antigen-Test ohne Symptome hatte und bei der Omikron-Variante am achten Fastentag Halskratzen bekam. Das bewog mich zu einem Test, der negativ ausfiel, am neunten Fastentag hatte ich dann leichten Schnupfen bei weiter negativem Test und riet trotzdem meinen Seminar-TeilnehmerInnen, gebührenden Abstand von mir zu halten. Am nächsten Tag war ich dann schon wieder symptomfrei, hatte aber einen positiven Test. Mein Gefühl hatte mich also nicht getäuscht, denn in 50 Jahren war ich noch nie während des Fastens erkrankt. Nach weiteren zwei Tagen mit negativen Tests verhielt ich mich wieder normal nah. So weit meine persönlichen Erfahrungen mit Corona.

Warum sollte ich mich also – obendrein als Arzt – der verordneten Angstorgie anschließen? Wer über lange Zeit Frieden im Sinne von *Peace Food* zwischen sich und seinem Immunsystem gestiftet hat und sich mit einem Lebensstil wie dem erwähnten gut in Form hält, braucht die verbreitete Ansteckungsangst nicht zu teilen.

Wir haben ein unglaublich fähiges Gehirn, es ist nie verkehrt, es ausgiebig zu benutzen und entsprechende Konsequenzen bezüglich eigener Lebensstil-Veränderungen zu ziehen. Das kann uns Angstfreiheit auf vernünftiger Basis ermöglichen und damit ein entspanntes und entspannendes Leben.

Im vergangenen halben Jahrhundert habe ich meine Krankenversicherung lediglich für überschaubare Zahnthemen in Anspruch genommen. Als Arzt hatte ich natürlich viel Kontakt mit Kranken, mit Respekt vor Ansteckung, aber ohne Angst davor. Ich bin froh um die Krankenversicherung und finde sie und das Solidarprinzip eine sehr gute Idee. Genauso froh bin ich aber, sie bisher nicht wirklich gebraucht zu haben.

Ich habe allerdings eine gewisse Angst in Pandemiezeiten entwickelt, weil ich die Gefahr sehe, in meinen Augen bedauernswerte Mitmenschen könnten anfangen, nach den Ungeimpften auch Raucher und Übergewichtige, Extremsportler, Fleischesser und Berufsautofahrer aus der Solidarität auszuschließen und obendrein noch auf sie zu projizieren. Ich rauche nicht und esse kein Fleisch, habe aber eine gewisse menschliche und berufliche Angst um die Menschen, die beides entgegen allen wissenschaftlich fundierten Empfehlungen tun.

Selbstverständlich werden beide Gruppen in TamanGa nicht diskriminiert, genauso wenig wie Gäste, die Eiweiß im Urin haben oder zu viel Zucker im Blut. Ihnen biete ich meinen Rat dabei an, aus diesem Elend auszusteigen. Da viele das nicht auf Anhieb schaffen oder wollen, bekommen Raucher einen der schönsten Plätze in TamanGa reserviert. Ich rate ihnen dort wenigstens zu bewussten Rauch-Ritualen. Fleischesser dürfen ins nahe Dorf »ausfliegen«, und zu viel Eiweiß im Urin oder Zucker im Blut bessert sich bereits durch den in TamanGa eingeführten Lebensstil.

Als Arzt werde ich die Angst um meine PatientInnen und unsere Gesellschaft nicht ganz loswerden, aber ich lebe bewusst mit ihr, bearbeite und minimiere sie ständig durch Vermittlung von Informationen und Erfahrungen. Das tue ich immer noch gern und insofern bin ich meiner Angst auch dankbar. Sie hilft mir und anderen weiter.

### *Von der Corona-Angst lernen*

Was bedeutet es für das Verhältnis unserer Kinder und Jugendlichen zu ihren Großeltern, Ersteren einzureden, sie seien eine Gefahr für Letztere und könnten gar ihren Tod verschulden? Was geschieht da in Kinderseelen? Wie wollen wir das je wieder heilen? Der humorvolle bayerische Film *Wer früher stirbt, ist länger tot* zeigt, wie sich solch eine Schuldzuweisung auf eine Kinderseele auswirkt.

Was geschieht, wenn Mediziner die drei erwachsenen Kinder einer sterbenden Mutter vor die Wahl stellen zu entscheiden, wer von ihnen zur Mutter gehen dürfe? Alle drei könnten sie wegen der Corona-Beschränkungen nicht zulassen. Was maßen sich solche »Medizyniker« an? Welche Macht und welche Angst verbreiten sie und wie werden die Seelen der Schikanierten, aber auch die ihr Berufsethos verfehlenden Mediziner damit fertig? Was wurde dieser Mutter angetan? Und was erst denen, die ganz alleingelassen wurden beim Sterben? Was für eine entsetzliche Angst wurde in Familien und letztlich ganzen Gesellschaften gesät und anschließend noch geschürt? Und wie geht es den Seelen von Staatsführern und Politikern, die das zu verantworten haben? Was heißt es für Gläubige, ohne den Beistand ihrer Seelsorger zu sterben? Was für die Seelen der wegen Angst und Autoritätshörigkeit versagenden Berufschristen, sich zu solch unchristlichem Fehlverhalten verdammen zu lassen?

Zwei US-Kollegen berichteten schon bei der ersten Welle von so vielen Selbstmorden in einem Monat wie sonst in einem Jahr. Ich finde diese Fragen bedeutungsvoll, auch wenn sie über zwei Jahre nicht gestellt und gedeutet werden durften und von versagenden Journalisten unter Verrat ihres Berufsethos auch ignoriert wurden.

Hat jemand »da oben« jemals die seelischen Konsequenzen der Angst bedacht? Wissen sie überhaupt darum? Es gibt deutliche und unübersehbare Indizien dafür, dass diese weltweite Angstwelle sehr gut organisiert und entsprechend vorbereitet wurde. Was bedeutet das für die Drahtzieher und ihre Seelen und unser aller angstgeplagte Seelen?

Fast nebenbei wurde durch diese Angstmache eine Generation von Kindern um die spielerische Leichtigkeit dieser für ihre Entwicklung so entscheidenden Zeit gebracht. Jugendlichen wurde die Pubertät ruiniert. Kommende Generationen wurden in bisher nie da gewesener Weise belastet, indem die Auswirkungen der gesellschaftlich verordneten Angst ignoriert oder grob unterschätzt wurden.

Als Arzt fragte ich mich und alle, die sich noch trauten zuzuhören: Warum haben wir uns und insbesondere unsere vorerkrankten Alten nicht wenigstens flächendeckend mit ausreichend ausgesprochen günstigem Vitamin D geschützt? Das hätte ihnen – rückwirkend auch wissenschaftlich belegt – das Schlimmste erspart. Dass diese billige Lösung sogar von oben bekämpft wurde, bewirkte wiederum bei mir und vielen Kollegen eine gewisse Angst und warf die Frage auf, in welche Angsthölle das noch führen würde?

Was geht in Ver*antwort*lichen vor, die keine adäquaten Antworten finden und günstige Lösungen engagiert verhindern, zum Denunzieren und damit Projizieren animieren, und nach der erfolglosen Methode »Immer mehr vom selben« alles ständig weiter in gefährlicher Richtung eskalieren? Wie geht es deren Seelen?

Haben sie nicht vor allem unser Mitgefühl nötig statt unsere Projektionen von Wut, Zorn und Hass als Ergebnis von eigener unbewusster Angst? Denn auch die werden wieder nur Angst auslösen bei den Obrigkeiten und führen zu einer Schwächung des Immunsystems der Wütenden.

Wollen wir uns wirklich weiter das Leben immer mehr erschweren und uns gegenseitig die Freude daran verderben? Oder nicht doch lieber durchschauen, was da abgelaufen ist und weiter läuft, um daraus zu lernen – einer besseren Zukunft zuliebe?

Obrigkeiten, die ihre eigene Inkompetenz und Ratlosigkeit auf

Ungeimpfte projizieren, werden bei den so in die Enge Getriebenen und zu Sündenböcken Degradierten neben Hoffnungslosigkeit und Verzweiflung wiederum vor allem Angst auslösen. Aber auch die Projizierer und Denunzianten werden in den Tiefen ihrer Seele ahnen, dafür irgendwann geradestehen und büßen zu müssen. Das wird auch sie in Angst versetzen. Wie geht es all jenen Kritikern der teils maßlosen Maßnahmen, die sich nicht zurückhalten konnten, auf letzten unzensierten Internetplattformen Hasstiraden gegen die Obrigkeiten loszutreten und zu Rache aufzustacheln? Sie haben nicht nur ihr eigenes Immunsystem geschwächt, sondern auch ihren Seelen geschadet.

Als Fazit ist klar: Wir haben uns in verschiedenste Angstspiralen und Teufelskreise der Angst manövrieren lassen. Aber wir haben das zugelassen und nun die Wahl, ob wir weiter leiden und Leiden verbreiten oder doch lieber aufwachen und das Wesen der Angst und ihre Macht durchschauen wollen. Und ist nicht Erwachen das große letzte Ziel aller Religionen und spirituellen Traditionen?

## *Angstpolitik für die ganze Welt?*

Die weltweit geschürte und voll ausgebrochene Angstpandemie sorgt für fürchterliche Enge, wohin wir blicken. Was erlebten wir da weltweit? Die Grenzen so geschlossen wie die Restaurants, Gesichter verhüllt und die Münder verboten und verbunden, Zensur in den entscheidenden meinungsbildenden und sozialen Medien, die Parlamente weitgehend aus-, die Presse wie gleichgeschaltet und mit wenigen Ausnahmen auf Einseitigkeit gepolt. Das ist der Stoff, aus dem Diktaturen sind, deren Tendenz und Geschäft es weltweit ist, Angst zu schüren, denn ausschließlich darauf ist ihre Macht gegründet. Nur Angst wird Untertanen hindern, sich gegen diktatorische Obrigkeiten aufzulehnen.

Auch wenn es noch so lästig erscheint und alle die Nase voll von den zurückliegenden Jahren haben, sehe ich im Durchschauen der tieferen Zusammenhänge unsere einzige Chance, daraus zu lernen und weitere Neuauflagen solcher Desaster zu verhindern.

Cui bono? Wem nützt so etwas? Das ist eine uralte, aber immer noch entscheidende Frage. Sowohl die – medizinisch weitgehend harmlose – Schweinegrippe als auch die deutlich bedrohlichere Corona-Pandemie entwickelten sich zu einem Riesengeschäft für die Pharmaindustrie, das größte, das sie je hatte. In *Profiteure der Angst,* so der Titel des mittlerweile aus der Arte-Mediathek gelöschten, aber im Netz weiter auffindbaren Films, wird das deutlich dargestellt. Warum sollten die Drahtzieher nicht einen dritten Streich wagen, zumal er nicht mal ein Wagnis für sie wäre? Nach dem Scheitern des geradezu lächerlichen Versuchsballons mit den Affenpocken, bietet sich doch ein neuer Name für eine neue, der durch die Impfungen so zahlreich heraufbeschworenen Corona-Mutationen geradezu an.

Durchschauen ist auch der erste Schritt der Salutogenese, der Lehre vom Heilwerden, die der Pathogenese, der Lehre vom Erkranken, die von der Schulmedizin gekonnt und gut verwaltet wird, gegenübersteht. Um die Lehre vom Gesunden und Heilwerden müssen und können wir uns selbst kümmern. Der erste Schritt dazu ist das Durchschauen des Problems als Voraussetzung für den zweiten Schritt, die Wandlung.

Sobald wir in der Tiefe der an der Oberfläche so verschiedenen Ängste deren gemeinsamen Ursprung erkennen, ließe sich noch am ehesten die Enge der Angst und das Gegeneinander der Menschen in Weite und Solidarität wandeln. Wachen wir auf und erkunden und erkennen, dass wir alle im selben Boot sitzen. Buckminster Fuller, der amerikanische Universal-Gelehrte, sprach vom Raumschiff Erde. Wir müssen heute feststellen, es brennt an Bord und stellenweise schon lichterloh. Sind wir nicht alle in diesem selben Boot und folglich auf Gedeih und Verderb aufeinander angewiesen?

### *Wem bringt Angst was?*

Unpopuläre Maßnahmen lassen sich entweder durch Verständnis oder – viel beliebter – durch Angstschüren durchdrücken. Bekannt ist das Szenario aus der (Schul-)Medizin, wo sich Angstmache weitgehend durchgesetzt hat. Wer hat schon Lust, sich ein Rohr von oben in den Magen und von unten in den Darm schieben zu lassen? Das ist so unbeliebt wie unangenehm und obendrein schmerzhaft. Aber natürlich ist andererseits Früh- besser als Späterkennung. Viel besser aber ist echte Vorbeugung, die Krankheitsbilder von vornherein verhindert, wie wir es am Schluss mit den verschiedenen Erscheinungsformen der Angst tun werden. Leider bevorzugen heute viele Mediziner Angstverbreitung im Sinne von »Wenn Sie nicht zur Krebsvorsorge kommen, dann ...!« Das ist so unethisch wie unvertretbar und verbreitet sehr wirksam Angst. Und das soll es wohl auch.

Eigentlich ist es ärztliche Aufgabe, Angst zu nehmen oder wenigstens zu mindern, ist Angst doch ein Krankheitsbild mit schwersten Konsequenzen bis hin zu Selbstmord. Robin Williams soll sich, ebenso wie Gunther Sachs und viele andere weniger Prominente, aus Angst vor Alzheimer das Leben genommen haben. Dabei gäbe es so Hoffnungsvolles dazu vonseiten der Wissenschaft zu berichten. Warum wird das unterdrückt von sogenannten öffentlich-rechtlichen Medien wie etwa dem österreichischen ORF, der eine ganze Sendung zu Alzheimer zu verantworten hat, die mangelhaft recherchiert nur Angst verbreitete und entscheidende Hoffnung rechtfertigende Studien unterschlug? Was hat solch ein Sender beziehungsweise sein Entscheidungsgremium von solch angstmachender Unterschlagung der ermutigenden wissenschaftlichen Wahrheit?

Natürlich wirkt es, weil Angst wirkt, aber so untergräbt man auf Dauer die Glaubwürdigkeit der Sender und sogar der Schulmedizin und fördert Teufelskreise. Die sollten wir nun wirklich nicht auf die ganze Gesellschaft übertragen. Wachsende Angst bezüglich solcher »Vorsorge« führt zur Erhöhung des Angstdrucks, der wiederum die Skepsis wacherer PatientInnen steigert und schließlich in offene Drohungen von Schulmedizinern mündet. Das schadet allen, denn Schulmedizin ist, wenn auch seltener, als ihre Anhänger glauben, oft (überlebens-)notwendig.

Angstmindernd ist Aufklärung über wirkliche Vorsorge wie etwa

Psychosomatik und Ernährungslehre der Integralen Medizin. Kostumstellung auf pflanzlich-vollwertig wie *Peace Food* verringert – nach Prof. Claus Leitzmann – das Risiko für den zweittödlichsten, den Dickdarmkrebs, um 90 Prozent und das auf Brust- wie Prostatakrebs um 50 Prozent bei ausnahmslos positiven Nebenwirkungen.

Ähnliches gilt bezüglich von Impfungen. Die Impfmüdigkeit war – besonders in der gebildeten Bevölkerung – bis zur Pandemie kontinuierlich gewachsen. Nicht-Anerkennung von Impfschäden und Leugnung zum Teil schwerer Nebenwirkungen zugunsten von Pharma-Interessen waren wirksam, aber nicht hilfreich für den Ruf der Impfungen. Wachsendem Widerstand begegneten Mainstream-Journalisten und Schulmediziner mit dem Schüren von Angst. Die Pandemie hat aufgrund der oben beschriebenen Maßnahmen die Impfbereitschaft wieder erhöht, aber um welchen Preis? Angst schüren und verbreiten ist die unärztlichste aller vorstellbaren Maßnahmen! Mediziner, die sich dafür hergeben, verdienen Mitgefühl, einmal – ganz egoistisch – weil Wut und Widerstand gegen sie nur die Abwehrkraft des Immunsystems schwächen, und zweitens, weil Mitgefühl wirklich verdient, wer seinen Beruf verrät und sich dafür hergibt, ein so schweres Krankheitsbild wie Angst aktiv zu entfachen und zu verbreiten.

Hinter all diesen Fehlleistungen steck(t)en immer finanzielle Interessen der Pharmakonzerne.

## *Vielfältige Ängste aus derselben Quelle*

Der Schweizer Historiker Daniele Ganser regte als Erster an, die Gemeinsamkeiten der Pandemieängste zu betrachten. Angst ist nicht durch Kampf zu überwinden, aber wie Dunkelheit dem Licht weicht die Enge der Angst der Weite des Bewusstseins. Machen wir uns also auf den Weg!

### Seuchen-Ängste

Angst ist gefährlich, die Angst vor fürchterlicher Krankheit besonders. Hinter der Angst vor »dem« Virus – tatsächlich waren es bald viele

Mutanten – stecken tiefe Ängste aus der Vergangenheit. Spanische Grippe, Cholera-Epidemien und der Schwarze Tod der Pest kosteten Millionen Menschenleben. Jedes Jahr sterben Tausende besonders alte, mit Krankheit vorbelastete Menschen an Influenza, die für sie durchaus lebensbedrohlich ist. Insofern gab es viele Todesangst auslösende Szenarien in der Vergangenheit, auf die die weltweit ausgerufene Pandemie in den Tiefen der Seele aufbauen konnte.

Die Todesangst vor Covid-19 ist allerdings für die überwältigende Mehrheit der Menschen unrealistisch, das spielt aber bezüglich der geschürten Angst fast keine Rolle. Die Vorstellung der Angst greift viel tiefer und hat sich längst mit der Grundangst vor dem Tod verbunden. Die Parolen der Alarmisten weckten sie rasch und effektiv. Wer den übertriebenen Aussagen mit realistischen nackten Fakten widersprach, tat sich schwer, zu Tode Erschreckte zu beruhigen. Die angstmachenden, ständig wiederholten Berichte und die Schreckensbilder von aufgetürmten Särgen berühren das limbische System unseres Gehirns. Zahlen und Fakten gelangen nur auf die linke Hälfte des Großhirns und bewirken mangels Tiefe weniger Eindruck.

ÄrztInnen und TherapeutInnen kennen das. Einer Spinnen- oder Schlangenphobie lässt sich mit (zoo-)logischen Fakten nicht beikommen. Dass es in den deutschsprachigen Ländern gar keine gefährlichen Spinnen gibt, versteht der Spinnen-Phobiker zwar, aber es beruhigt seine viel tiefer von Symbolbildern gespeiste Angst kaum.

Die Geister, die Politiker in den Pandemiejahren heraufbeschworen, sind leicht zu rufen, aber schwer wieder loszuwerden. Das Gehirn lässt Bilder tief eindringen, während Zahlen an der Oberfläche ohne nachhaltigen *Eindruck* hängen bleiben. Das liegt wohl daran, dass Schreckensnachrichten als Warnung vor Bedrohungen in der Entwicklungsgeschichte so sehr wichtig waren. Die Warnung »Säbelzahntiger von hinten« war ungleich (überlebens-)wichtiger als der Hinweis auf den fantastischen Sonnenuntergang voraus.

### Angst vor Freiheitsverlust

Das Phänomen, dass sich die von Virenangst geplagte Hälfte der Bevölkerung widerstandslos starken Führungspersonen unterordnete und vor Angst fast schon bereitwillig auf Grundrechte und bürgerliche Freiheiten verzichtete, befeuerte noch die Angst der anderen Hälfte, sich bald in einer (Gesundheits-)Diktatur dieser Verängstigten wiederzufinden. Auch diese Angst verbindet sich, einmal geweckt, in der Tiefe der Seele mit Bildern realen Schreckens: In der nicht einmal 80 Jahre zurückliegenden Nazi-Diktatur sind in Deutschland und Österreich viele Menschen elend umgekommen. Wenn Regierungen beider Länder nun schon wieder mehr oder weniger offen zum Denunzieren animieren, verstärken sie – über Erinnerungen an Gestapo und Stasi – die Angst dieser Gruppe zusätzlich. Die Blockwart-Mentalität ist zurück – ein schreckliches Phänomen, das auch die Seelen der Denunzianten, von diesen unbemerkt, so schwer belastet!

Auch bei dieser großen Gruppe Verängstigter ist es also Todesangst, unterfüttert mit schrecklichen Bildern der Vergangenheit, die sie umtreibt. Einschränkungen der Grundrechte und Verfassungsverstöße, wie in Österreich vom Verfassungsgericht vielfach festgestellt, wecken tiefe Ängste und das Bedürfnis, den Anfängen zu wehren. Wer eine Diktatur fürchtet und abwehren will, dem erscheinen auch sinnvolle Maßnahmen wie Händewaschen und Vermeiden von Anhusten oder -niesen unwichtig. Das aber beängstigt wieder die, die sich mehr vor Erkrankung als vor einem möglichen Grundrechteverlust fürchten. Also versucht diese große Fraktion, ihre Angst durch noch strengeres Regelbefolgen zu reduzieren. Der Wettbewerb Macht- und Ego-besessener Politiker bezüglich maßloser Maßnahmen in Konkurrenz um die Stimmen der ersten und größten Angstfraktion vertieft die Gräben zwischen beiden Gruppen weiter. Dass Politiker nun diese offensichtlichen Gräben auch noch negieren, stärkt die Angst enorm. Dabei eint beide Gruppen in der Tiefe der Seele dieselbe Todesangst.

Medizinisch absurde und sogar kontraproduktive Zwangsmaßnahmen wie Maskenpflicht in freier Natur provozieren dann vor allem

Widerstand wie verbotene Partys, die wiederum zur Denunziation animieren. Masken verkommen zu Maulkörben, zu Bereicherungsmöglichkeiten für charakterlose Politiker einer schon lange als Lobbyisten-Kaderschmiede berüchtigten, sich wie zum Hohn christlich und demokratisch nennenden (Volks-)Partei. Solchermaßen schikanierte, verängstigte Menschen entwickeln statt Mitgefühl meist Wut und sogar Hass. Beides aber schwächt ebenso wie Angst das Immunsystem, während Mitgefühl es eher stärkt.

**Angst vor Impfungen**

Die mehr oder weniger direkte Androhung einer Corona-Impfpflicht bis zu Zwangsimpfungen oder jedenfalls die offen ausgesprochene Erpressung, nur noch mit Impfung am gesellschaftlichen und beruflichen Leben teilnehmen zu dürfen, hat in einer weiteren Gruppe tiefe Ängste mobilisiert. Die – medizinisch gesehen und mit Studien belegt – für mich als Arzt unverantwortliche, weil kontraproduktive deutsche Masern-Impfpflicht, die ebenso auf eine Zwangsimpfung hinausläuft, fördert diese Angst noch.

Anfang 2022 beklagt der Chef einer sehr großen Lebensversicherung in den USA einen Anstieg der Todesrate der 18- bis 60-Jährigen im vergangenen (Impf-)Jahr um über 40 Prozent. So etwas war in den rund 150 Jahren des Bestehens dieser Gesellschaft in diesem Ausmaß noch nie zu beobachten, nicht einmal während der Weltkriege. Das betrifft nicht nur Tausende nachweislich im Zusammenhang mit der Covid-19-Impfung Gestorbene. Schon die über 700 Opfer von Narkolepsie, die in Skandinavien nach der letzten, von den Regierungen so dringend empfohlenen Schweinegrippe-Impfung erkrankten, alle, die im Zusammenhang mit dieser Impfung in den USA schwere Lähmungen des Guillain-Barré-Syndroms erlitten, ganze Klinikbelegschaften, die sich in Deutschland dieser gefährlichen Impfung widersetzten, sind nicht gerade Impf-Empfehlungen. Immer mehr Menschen kennen Studien, die schwere Nachteile von Impfungen belegen, fast alle homöopathischen Ärzte sind impfkritisch und bei der auf Gentechnik basierenden Corona-»Impfung« sind es auch gar nicht so wenige Schulmediziner.

»Im Anfang liegt alles« besagt das drittwichtigste der *Schicksalsgesetze*. Die Angst vor Impffolgen ist also letztlich eine durchaus nachvollziehbare und insofern berechtigte Angst. Und auch hier handelt es sich wieder um Todesangst.

### Existenzängste durch Zwangsmaßnahmen

Für viele Firmen und Selbstständige bedeutete die Kette von Shutdowns den geschäftlichen Knockdown. Schon immer konnte Existenzangst bei Selbstständigen, aber auch bei Angestellten und Arbeitern in erhebliche Angstszenarien eskalieren. Berühmtes Beispiel ist der Schwarze Freitag 1929, als die Börsen und in deren Folge die gesamte Weltwirtschaft – auf dem Boden irrationaler Angst – zusammenbrachen. Unzählige Menschen versanken daraufhin in schweren Depressionen, und die Selbstmordraten schnellten in die Höhe. Die Angst vor Konkursen und entsprechenden menschlichen Zusammenbrüchen ist auch in heutigen Zeiten durchaus realistisch und insbesondere in der Corona-Krise vielerorts in der Wirtschaft spürbar. Hinter Existenzängsten steckt letztlich die Befürchtung, durch Mangel zugrunde zu gehen oder buchstäblich zu verhungern. So landen wir auch hier wieder bei derselben größten Angst, der vor dem Tod.

### Die Angst der Eltern um ihre Kinder

Mit Homeoffice und -schooling geschlagen, plagte viele Eltern während der Corona-Shutdowns die Angst, dass sie und vor allem ihre Kinder die Anforderungen nicht erfüllen könnten. Was sollte ich einer verzweifelten Mutter auf ihre Mail antworten? Ihre Kinder sollten es einmal besser haben und durften aufs Gymnasium. Für Homeschooling fehlte ihr die Kompetenz, für Nachhilfe das Geld, und außerdem verboten Lockdowns solche Hilfen, denn Besuche galten ja als lebensgefährlich. Für sozial Schwächere führten die Maßnahmen der

Lockdowns besonders rasch in ein Desaster, und von politischer Seite gab es für sie keine oder keine relevante Hilfe.

Wichtige Entwicklungsjahre unserer Kinder wurden mit Angst statt mit Verständnis und Bildung gefüllt, und die Kosten der teuren Maßnahmen wurden obendrein den Betroffenen aufgehalst. Auch das verursacht wieder Angst.

Überall in der ärmeren Welt haben die panischen Pandemiemaßnahmen, wie es inzwischen sogar der UNO-Generalsekretär beklagt, die Kluft zwischen Arm und Reich wieder vergrößert.

Selbst in Paris hungern Studenten, und weltweit sterben Menschen bereits an den Folgen der Verarmung. Die berechtigte Todesangst der Flüchtenden und der Ärmsten der Welt ist den Verantwortlichen offensichtlich egal. Diese Täter brauchen wohl ähnlich viel Mitgefühl wie die Millionen ihrer weltweiten Opfer.

### Angst vor der Angst

Eine wachsende Zahl sensibler Menschen leidet am herrschenden Angstfeld und wird ihres Lebens nicht mehr froh. Einsamkeit, Schlafstörungen, Bewegungsmangel, zunehmendes Übergewicht und verschiedenste vegetative Störungen gehören zu den Symptomen. Das Zusammenwirken dieser negativen Energien mündet in Verzweiflung, Lebensüberdruss und Todesangst.

An Angst sind schon viele gestorben, wie folgende wahre Begebenheit zeigt: Ein Kühlwagenfahrer wird am Freitagnachmittag auf der Kühlfläche seines Lkws eingesperrt. Die Angst, erst Montagvormittag entdeckt zu werden und bis dahin zu erfrieren, führt genau dazu. Dabei hatte derjenige, der ihn versehentlich einsperrte, auch das Kühlaggregat abgeschaltet. Es gab also schon nach überschaubarer Zeit keinen objektiven Grund mehr zu erfrieren. Dazu aber reichte die Angst. Man kann also auch bei Normaltemperaturen erfrieren, wenn die Angst davor nur groß genug ist.

# Die Mutter aller Ängste: Todesangst

Die verschiedenen Gruppen der Corona-Gesellschaft haben eines gemeinsam: Sie leiden an Todesangst, wenn auch angeheizt von jeweils vollkommen anderen Bildern aus der Vergangenheit. Aufgehetzt geraten sie leicht aneinander und verlieren darin jedes Maß. Plötzlich stehen sich »Gesundheitsgefährder« und »Faschisten«, »Schlafschafe« und »Covidioten« gegenüber, dabei haben alle einfach nur dieselbe nachvollziehbare Todesangst.

Wie wäre es stattdessen, wenn die Menschen sich auf der Basis ihres grundsätzlich gleichen Problems entschlössen, zusammenzuhalten, Gräben zuzuschütten, sich zu versöhnen und zu erkennen, dass wir alle im selben Boot sitzen? Solidarität und Versöhnung sind angstlösend und können helfen, Todesangst zu überwinden, ganz nach dem Motto: besser gemeinsam als einsam.

Die Ängste der verschiedenen Gruppen führten zu aufgeheizten Teufelskreisen. Nicht wenigen Regierungen und Obrigkeiten dürfte das gelegen kommen. Was macht Menschen gefügiger und gehorsamer als Angst und Panik? Und was macht sie besser lenkbar als Spaltung untereinander?

Retten könnte uns die Erkenntnis, letztlich am selben zu leiden – der Angst vor Endlichkeit und Tod – und auch das ehrliche Eingeständnis, dass wir irgendwann alle sterben müssen. Das zu erkennen und zu akzeptieren, ist unsere große Chance, um aus dem akuten Angstfeld auszusteigen.

Mit den *12 Lebensbühnen* Vertraute erkennen die Angst auf der *10. Bühne*, wo auch der Tod zu Hause ist. Sie verstehen auch das völlig andere und neue Thema, das nach der Pandemie die Welt beherrschte, den äußeren Krieg im Osten Europas, gar nicht als so neu oder anders. Kein Wunder, da wir die Grundangst, die vor dem Tod, nicht lösten, ist sie (uns) geblieben – nun in Gestalt der Angst vor einem Atomkrieg.

Auch das andere Thema – Infektion, der Krieg zwischen Immunsystem und Erregern – und die *1. Lebensbühne* haben nur den Schauplatz gewechselt und präsentieren sich jetzt auf der äußeren Ebene, des Krieges zwischen Nationen, nicht weniger destruktiv. Die konstruktiv-erlöste Version umfasst Mut und Konfrontationsfähigkeit, Entscheidungsbereitschaft und die Courage, die heißen Eisen in unserem persönlichen und kollektiven Leben anzupacken. Lassen Sie uns aufgerissene Gräben wieder zuschütten und aufeinander zugehen, um das Leben insgesamt engagiert in Angriff zu nehmen.

# III. GUTE SEITEN SCHWIERIGER ZEITEN

Gemäß dem wichtigsten der *Schicksalsgesetze*, dem der Polarität, hat alles zwei Seiten. Ignorieren, verdrängen, bekämpfen oder verbieten wir die eine der beiden Seiten, entwickelt sie sich in Richtung Schattenproblematik.

Als mir die Herausforderung durch Corona fast zu viel wurde und ich erschüttert feststellte, dass selbst das Schulmedizinische an meinem Medizin-Wissen nicht mehr gelten sollte, fiel mir rettend ein Buch eines niederländischen Historikers in die Hände. Wie zum Ausgleich der sich überall verbreitenden Verzweiflung und zur Einstimmung auf die generelle Reparatur meines Weltbildes entdeckte ich Rutger Bregmans *Humankind* (auf Deutsch *Im Grunde gut*), das mir die Hoffnung zurückgab. Der israelische Historiker Yuval Harari schrieb, es habe sein Weltbild verändert. Mir erlaubte es eine Neugeburt meines ersten und ältesten Weltbildes, wofür ich Bregman sehr dankbar bin und meiner ersten Frau, die mir sein Buch zum Geburtstag schenkte.

Im Nachkriegsberlin im russisch besetzten Ostsektor geboren und in der Welt des Kalten Krieges aufgewachsen, hörte ich um mich herum ständig von schrecklichen Dingen und (Un-)Menschen: vom Krieg und der Angst vor dessen Wiederkehr, von Gräueltaten der Nazis und von vergewaltigenden Russen, wegen denen junge Frauen ins Wasser gingen und vor denen wir in den Westsektor fliehen mussten und so zu Flüchtlingen wurden. Ich hörte von der Angst zu verhungern, wovor uns nur die Rosinenbomber der Amerikaner retteten, an die der »Hungerhaken«, das Luftbrückendenkmal am Flughafen Tempelhof, erinnert.

Aber das war alles außen in der großen, weit entfernten Welt. Unsere kleine war dagegen heil und geradezu wundervoll. Als Wunschkind sehnlichst erwartet, erlebte ich überall das ziemlich genaue Gegenteil. Meine Mutter hatte ihr Studium abgebrochen, um ganz für mich und dann auch für meine Schwester da sein zu können. Wir hatten im zertrümmerten Berlin nicht viel, aber alles wurde redlich geteilt, man half sich, so gut es ging, in der Familie und darüber hinaus. Es war eine liebevolle Welt, in der wir Kinder aufwachsen und das Leben genießen konnten.

Zur Geborgenheit und unserem Aufgehoben-Sein in der Familie mit unseren beiden Eltern und den Groß(en)-Eltern gesellte sich eine verblüffende Freiheit. Alle waren beschäftigt, noch nicht mal der Begriff Babysitter war erfunden, es gab keinen Fernseher und kaum Autos. In den verbotenen Bombentrichtern, die sich in spannende Biotope verwandelt hatten, spielten wir mit Kaulquappen, Fröschen und Lurchen. Am Wochenende fuhr die Familie mit den Fahrrädern zum Wannsee, in dem es sogar Krebse und Fische gab, die ich, sofern ich sie erwischte, mit nach Hause in unsere Waschküche bringen durfte, in der nicht nur die Wäsche, sondern einmal in der Woche auch wir gebadet wurden. Zu Hause war alles klein, kuschelig und gemütlich, das Schreckliche war draußen und weit weg.

Mein Vater ging davon aus, nur Bildung könne uns vor einem ähnlichen Desaster wie der Nazi-Herrschaft bewahren, und deshalb galt dafür nichts als zu teuer. Meine Mutter war, schon bevor sie zwei Jahrzehnte und vier Kinder später ihr Studium abschloss und offiziell Sonderschullehrerin wurde, pädagogisch überaus engagiert. Alles wurde erklärt, und es wurde kaum geschimpft. Dass ich ständig meine Hosen und Knie verletzte und obendrein unzählige Paar Schuhe verbrauchte, wurde als teuer beklagt, aber war nun mal nicht zu ändern. Es fehlte uns an fast nichts. Erst viel später erkannte ich beim Lesen von Gerald Hüther, was für ein Segen diese Mitgift aus Schutz und Geborgenheit einerseits und so viel Freiheit und Erziehung zu Autonomie und eigenständigem Denken war und wie dankbar und glücklich wir dafür sein konnten. Das waren wir Kinder auch.

Später durfte ich die Mitmenschen in meiner Welt als hilfsbereite, nette, zugewandte Wesen erleben. Oma und Opa, bei denen wir im Westen Unterschlupf gefunden hatten, waren sehr okay und Oma sogar wundervoll, eine wirkliche Groß(e)-Mutter. Es gab zwar einige, die Flüchtlinge wie uns nicht mochten, und später auf Reisen war es kein Vorteil, ein Deutscher zu sein, aber das waren wir nun mal und kamen damit auch zurecht. Im Studium und in unseren Wohngemeinschaften halfen wir uns gegenseitig, als Hippies liebten wir uns sowieso und auch alle Übrigen, auch wenn die das gar nicht alle mochten.

Als Arzt ging das so weiter, lauter freundliche, zugewandte, wenn auch leidende Menschen, später in meinen Seminaren eine Atmosphäre einander wohlgesinnter TeilnehmerInnen, die sich untereinander und erst recht Kranken und Behinderten nach Kräften halfen und sie unterstützten. Nur aus der großen Welt der Politik und Wirtschaft vermittelten Journalisten das krasse Gegenteil: eine schreckliche Welt voller bösartiger (Poten-)Taten und Kaltem Krieg.

Vor diesem Hintergrund kam mir Rutger Bregman wie gerufen zu Hilfe. In *Humankind* belegt er akribisch, wie alles – ganz wie bei mir persönlich – so völlig anders und so viel besser begonnen hatte. Im Anfang liegt alles, weiß das dritte der *Schicksalsgesetze*. Ihm wohnt der von Hermann Hesse so poetisch besungene Zauber inne. Wie entscheidend aller Anfang ist, beweist US-Wissenschafts-Bestsellerautor Malcolm Gladwell in seinem Buch *Blink*. Bregman ließ es mir wie Schuppen von den Augen fallen. Natürlich hatten unsere Vorfahren in den frühen Höhlen des Anfangs allnächtlich liebevoll gekuschelt, sonst wären sie nämlich erfroren. Wer daran zweifelt, besuche eine Höhle und bleibe eine Nacht. Damals haben unsere Ahnen begonnen, das Kuschelhormon Oxytocin zu bilden und uns diese Fähigkeit vererbt, wenn wir sie auch zunehmend weniger nutzten – ein schwerer Fehler, wie sich inzwischen zeigt.

Wir hätten uns wohl nie gegen die robusteren und so viel stärkeren Kollegen aus dem Neandertal durchgesetzt, hätten wir uns nicht gegenseitig so gut unterstützt, alles redlich geteilt und so erfolgreich zusammengearbeitet, dass alle immer auf demselben besten Stand waren. Kein Wunder, denn Egoismus und Privatbesitz standen uns noch nicht im Wege. Wir waren Gruppenwesen und Nomaden, für die Besitz nur eine beschwerliche Last war. Diese Zeit der SammlerInnen mit ihrer natürlicherweise knappen, aber immer vollwertigen und selbstverständlich überwiegend pflanzlichen Kost war unglaublich viel länger als die anschließende der Jäger.

Schrumpfen wir mit Bregman die Zeit der Entwicklung des Lebens auf ein Jahr, erscheinen die ersten Menschen erst an Silvester, also am letzten Tag, zur letzten Stunde. Von diesen 60 Minuten dauerte die Sammlerzeit ca. 55 und die der Jäger keine drei Minuten, die restlichen zwei Minuten umfassen unsere bekannte Geschichte. Warum nur sprechen alle in der verkehrten Reihenfolge von Jägern und Sammlern, obwohl Letztere erstens am Anfang und zweitens durch die Länge der Zeit so viel entscheidender und prägender waren? Das liegt am inzwischen aus- oder angebrochenen Patriarchat, das vieles auf den Kopf stellte und so manches ins Gegenteil der historischen Wahrheit verkehrte.

Als die Tiere nicht nur Jagdbeute, sondern auch Haustiere wurden, wurden sie zu Besitz. Ihre Häupter, die Capita, wurden Ausdruck frühen Reichtums. Mit der Sesshaftigkeit wurde Besitz nicht nur möglich, sondern immer wichtiger und der Kapita-lismus brach aus mit all seinen Folgen, die wir bis heute erleben und ausbaden.

Warum nur, ließe sich fragen, haben wir diesen wundervollen Beginn nicht bewahrt, sondern alles so nachhaltig ge- oder sogar zerstört? Warum schreiten wir fort in diese Richtung, vergöttern den Fortschritt und entfernen uns ständig weiter von unseren guten Anfängen?

Das liegt in unserer Natur und in der der Angst. Wir brauchen alle das, was meine Schwester und ich so selbstverständlich bekamen, aber erst viel später als so notwendig erkannten: Geborgenheit und Sicherheit auf der einen und Autonomie und Freiheit auf der anderen Seite. Letztere aber hat die Tendenz, Erstere zu zerstören. Wie schön und wichtig, ein liebevolles Nest zu haben und sich auf den bedingungslosen Beistand der Eltern und Groß(en)-Eltern verlassen zu können.

Aber Kinder sind auch neugierig und bewegen sich gerne an den Grenzen des Nestes. Wir durften das und wurden darin bestärkt und ermutigt. Viele andere erlebten das ganz anders. Kinder wollen vieles, was ihnen schaden könnte. Bei uns etwa gab es kein Taschengeld, dafür alles, was wir brauchten. Wir wollten aber eigenes Geld. Warum bekam ich nichts für meine Einsen im Zeugnis wie meine MitschülerInnen? Die bekamen für weniger mehr. Eine schreiende Ungerechtigkeit, die geradezu nach Aufstand verlangte. Erst viel später verstand ich dankbar, wie bewusst unsere Eltern es vermieden, uns zu kaufen, aber uns immer alles Notwendige kauften. Sie vermittelten uns Mut zu Eigeninitiative und Selbstverantwortung.

Erst als Psychotherapeut wurde mir so richtig bewusst, wie viele meiner PatientInnen schon als Kinder auf jene Token Economy abgerichtet wurden, die erwünschtes Verhalten mit systematischen Anreizen erkauft und dazu animiert, andere zu kaufen und zu Objekten eigener Absichten zu erniedrigen. Rückwirkend war ich meinen Eltern oft dankbar, wenn auch damals sicher zu wenig, und später konnte ich Mark Twain gut nachfühlen, der das ähnliche Dilemma so viel charmanter ausdrückte und sinngemäß sagte: Mit 14 schämte ich mich unendlich für meinen unmöglichen peinlichen Vater. Aber mit 34 staunte ich doch, was dieser alte Mann in nur 20 Jahren noch für Fortschritte gemacht hatte.

Also, ich brauchte auch lange. Damals haben wir Kinder unser wundervolles Familiennest für selbstverständlich genommen. Stattdessen haben wir für unsere vermeintlichen Rechte gekämpft. Warum hatten ausgerechnet wir keinen Fernseher und kein Auto, wo

Papa doch inzwischen der Firmenboss war und selbst die Kinder seiner Arbeiter Zugang zu einem TV-Gerät hatten? Während sie Fury, Flipper und Rintintin schauen konnten, musste ich meine eigenen Tiergeschichten schreiben. Also – unser kindliches Leid hielt sich tatsächlich in Grenzen, wobei ich nicht merkte, dass meine Eltern einige unserer Grenzen bewusst stehen ließen, damit ich etwas hatte, wogegen ich pubertieren konnte.

Die Menschheit begann wohl mit ähnlich guten und auch ähnlich einfachen bis ärmlichen Anfängen. Für den Fortschritt, die Sehnsucht nach Autonomie und die Angst der Einzelnen, zu kurz zu kommen, hat sie aber später alles ziemlich nachhaltig verdorben. Auch meine Eltern haben es später geschafft, unsere kleine Familie nach so guten Anfängen gründlich zu ruinieren, um mit anderen Partnern auf Dauer noch viel weniger glücklich zu werden. Zu (meine)m Glück war ich bei diesem Bruch schon acht und lernte, nachdem ich viel Urvertrauen in der Schwangerschaft mitbekommen hatte, Erwachsenen bei ihren Optimierungsversuchen des Lebens zu misstrauen.

Könnten wir Kinder dieser Geschichte nicht aus ihr lernen? Ich setze darauf und glaube bis heute mit 71 fest daran. Das hat mein Arztsein geprägt und ist auch die Motivation hinter meinem Schreiben und insofern diesem x-ten von viel-und-70 Büchern.

Gerald Hüther hat – wie so oft – mal wieder recht in seinem Buch *Wege aus der Angst*. Wir brauchen ein Leben lang Sicherheit und Schutz einerseits und andererseits auch Autonomie und Freiheit oder – anders ausgedrückt – die Geborgenheit einer Gruppe und den Weg der Selbstverwirklichung, die Individuation nach C. G. Jung.

Walter Lechler, der große Nervenarzt und Freund, sagte es mit dem Wortschatz der AA-Gruppen: »Nur du allein kannst es schaffen, aber du kannst es nicht allein schaffen.« Gern würde ich es ein wenig abwandeln: Du brauchst es nicht allein zu schaffen, du brauchst eine gute Gruppe, die dich trägt – nicht nur, aber besonders, wenn du den Weg verloren hast und fast verloren bist – und das gilt für uns alle irgendwie irgendwann.

Wo aber ist heute die Gruppe in Zeiten, wo aus frühen Horden und Sippen erst Groß- und dann Kleinfamilien wurden, die sich – aus nachvollziehbaren Gründen – über Ein-Kind-Familien zu Kein-Kind-Familien, den sogenannten DINKs (Double Income no Kids), mauserten? Inzwischen leben in deutschen Großstädten schon mehr Singles als Paare, die – vielfach über Tinder – auf One-Night-Stands hoffen. Selbst die werden meistens auf One-Evening-Stands reduziert, um der morgendlichen Frage: »Machst du noch Frühstück oder kannst du das auch nicht?« zu entgehen. In der viel besungenen Globalisierung sind die alten Gruppen gleichsam ersatzlos verschwunden. Und daran ist kein böser Vater Staat und keine Kirche schuld, das liegt allein in unserer Eigenverantwortung.

Von Daniele Ganser, einem weiteren hochgeschätzten Historiker, der sich angesichts der Situation der Welt inzwischen auch verstärkt der Gegenwart widmet, hörte ich zuerst den Begriff der Menschheitsfamilie. Tatsächlich sind unsere Aufgaben heute so unübersehbar groß und anspruchsvoll wie dieser Begriff. Aber wenn wir nicht alle Menschen als Teil unserer Gruppe, als eine große Familie begreifen, wird es eng und ängstlich auf ihrem und unserem Zuhause, der Erde. Persönlich schätze ich den Ausdruck »Mutter Erde« sehr. Begreifen wir nicht endlich, alle gemeinsam nur diese eine, einzige große Mutter zu haben und zu brauchen, und fangen wir nicht endlich an, sie angemessen wertzuschätzen, könnte es auf ihr sehr eng und ängstlich für uns alle werden.

Die indigenen Amerikaner, die Native Americans, die wir früher, als wir noch unbehelligt von den Kontrollzwängen woken Sprachempfindens lebten, einfach Indianer nannten, wie sie es auch selbst immer noch tun, wussten bereits: Nur tief verwurzelt in Mutter Erde und solchermaßen geerdet dürfen wir es wagen, den Kopf zum Vater im Himmel zu erheben. Mit Wurzeln tief in unserer großen Mutter können wir uns auf sie verlassen und dürfen uns auf geistige Höhenflüge bis zu Einheitserfahrungen in den Himmel vorwagen.

Wie dankbar bin ich meinen Eltern, dass sie uns Flüchtlingskindern doch noch zu Wurzeln verhalfen und uns ermutigten, den Kopf bis in himmlische Dimensionen zu heben. Ich darf heute in TamanGa einen wundervollen Ort, eine Art Lebensgarten, besitzen und zugleich meinem spirituellen Weg weiter folgen. Das verdanke ich auch ihrer Ein-, Weit- und Umsicht.

Wir wissen heute so vieles, einerseits wissenschaftlich belegt und andererseits aus den Überlieferungen unserer Ahnen, die uns ihre tradierte Weisheit über Mythen und Märchen hinterließen. Beide Quellen können wir nutzen, um uns und unsere Erde vielleicht noch rechtzeitig zu retten. Das haben wir viel nötiger als Mutter Erde, wie folgender Witz verdeutlicht: Treffen der Planeten. Eine kränklich jammernde Erde klagt herzerweichend: »Ich habe Menschen!« – »Mach dir nichts draus«, erwidert Mars, »das geht vorbei ...«

## Angst als Chance

Ob wir es (bereits) glauben oder nicht, es ist vor allem die Angst, die uns auf diesem Weg leitet und lehrt. Wir können uns ihr vonseiten der Psychologie, der Psychosomatik, der Medizin, der Hirnforschung, und sogar der Wirtschaft und Politik nähern. All diese Bereiche spielen ihre Rolle in dieser Welt, in der alles mit allem zusammenhängt und verbunden ist, wie die Weisheitslehren der Völker – etwa der Buddhismus und inzwischen auch die neue Physik – schon immer lehrten.

Im Bereich der Medizin und der Psychosomatik möchte ich mit der Hirnforschung beginnen, wie sie uns Gerald Hüther nahebringt. In vier Jahrzehnten, die ich bereits der Krankheitsbilder-Deutung widme, war es immer der sichere Weg, vom Körper ausgehend auf die seelischen Zusammenhänge zu schließen. Unser Körper ist immer ein ehrlicher Spiegel, die Seele kann uns dagegen einiges vorgaukeln. Besonders wenn wir unser Inneres Kind am Spielen hindern, spielt sie stattdessen leicht oder oft verrückt.

Andererseits ist die Welt der Materie vergleichsweise beschränkt, in ihr ist viel weniger möglich als in der geistig-seelischen Sphäre. In Letzterer ist es kein Problem, sich einen blauen Hirsch vorzustellen und ihn vor dem inneren Auge in der Seelen-Bilderwelt vor den Schlitten des Weihnachtsmanns zu spannen. Hier können wir auch Sinnvolleres zuwege bringen, etwa Therapien imaginieren, die es in der materiellen Welt noch gar nicht gibt.

Fritz Riemann baut sein Modell der *Grundformen der Angst* auf der Bewegung der Planeten auf, Gerald Hüther beginnt seine Betrachtung in *Wege aus der Angst* mit Physik und den beiden Hauptsätzen der Thermodynamik. Deren Ersterer, auch als Energieerhaltungssatz bekannt ist, besagt, dass wir Energie nur umwandeln, aber niemals vernichten können. Darauf baut auch die Krankheitsbilder-Deutung: Selbst wenn die Schulmedizin es behauptet und ständig daran scheitert, lassen sich Symptome nie aus der Welt schaffen, aber zum Beispiel von der Körperebene auf die des Bewusstseins heben, um sie dort zu verstehen. Andererseits kann sich eine Bewusstseins-Problematik auch verkörpern oder, wie die Schulpsychologie sagt, somatisieren.

Der zweite Hauptsatz der Thermodynamik besagt, dass Energie wie Wasser immer dem Gefälle folgt, also nach unten fließt, zu Orten mit weniger Energie. Der Österreicher Ludwig Boltzmann folgerte daraus, dass sich demnach alles in Richtung höherer Entropie oder Unordnung entwickele und das Ziel immer der Zustand höchster Strukturlosigkeit und Unordnung sei. Sein Landsmann, Physiknobelpreisträger Erwin Schrödinger, bezeichnete Lebewesen als »Inseln in einem Meer von Unordnung«. Ihr Trick, höhere Ordnung aufzubauen, gelingt nur über ständige Aufnahme von Energie. Der belgische Nobelpreisträger Ilya Prigogine belegte mit seiner Theorie der dissipativen Strukturen, was die Existenz so unwahrscheinlicher Wesen wie Menschen und Tiere ermöglicht.

Die unbedingte Notwendigkeit von Luft- und Nahrungs- und damit Energieaufnahme ist eine Binsenweisheit. Dass Energie in der ganzen

Geschichte des Lebens immer knapp war, ist eine gelebte Erfahrung. Insofern sind und waren unsere Organsysteme und besonders der Energiefresser Großhirn immer auf Energieersparnis gepolt. Sich ein Großhirn zu leisten, das selbst im Ruhezustand Energie verbraucht, war ein ungeheurer Luxus der Evolution, den sich unsere Vorfahren nur aufgrund von ständigen konsequenten Energiesparmaßnahmen leisten konnten. Nach dem von mir gern und viel zitierten Gerald Hüther sorgte die Evolution deshalb dafür, dass sofort Angst entsteht, sobald sich die menschliche Entwicklungstendenz zu höherer energiesparender Ordnung umkehrt und Unordnung aufkommt. Das ist der Weg von Krankheit und Verfall.

Solange alles in Ordnung ist, sprechen Hirnforscher von Kohärenz; bei durch entsprechende Herausforderungen wachsender Unordnung sprechen sie von Inkohärenz. Die kostet den Organismus viel Energie, und so vermeidet er sie, wo und wann immer möglich. Tritt sie im Gehirn auf, erleben wir Angst, und es wird auf Dauer eng für uns. Dieses Phänomen wird uns noch an anderen Stellen beschäftigen.

In der Gesellschaft unserer frühen Vorfahren mit ihren intakten kooperativen Gruppen war offenbar noch vieles in Ordnung. Gab die Umgebung nicht mehr genügend für alle her, zogen sie weiter. Das hatte den Vorteil, dass sie ihre Exkremente nicht nur unter, sondern auch hinter sich ließen und sich so weitgehend vor Ansteckung schützten. Sie verbrachten viel Zeit mit Nahrungssuche, hatten aber auch genug Zeit, denn Arbeit gab es noch nicht, von Acht-Stunden-Tagen und 40-Stunden-Wochen ganz zu schweigen. Diese Schufterei ist – nach US-Professor James Suzmann – eine späte Errungenschaft des Kapitalismus. Mit Tieren hatten unsere frühen Vorfahren noch wenig zu tun. Sie wehrten sich gegen Raubtiere, kannten aber die längste Zeit weder Beute- noch Haus- oder Schlachttiere und ersparten sich damit Krankheitsbilder wie die Pest, aber auch alle Arten von Influenza-Grippe und heutige Kinderkrankheiten wie Masern. Kriege kannten sie, wie Funde belegen, auch noch nicht. Warum auch, der Grund gehörte niemandem oder allen, und es gab genug davon. Außerdem brauchten unsere Ahnen die Nähe ihrer Mitmenschen, anstatt viel Platz für sich allein zu beanspruchen.

## Die Herausforderungen der Moderne

Warum nur – können wir fragen – gaben unsere Ahnen diese gesicherte, geborgene, friedliche Existenzform auf? Oder warum missachteten sie später, als ihr Elend offenbar wurde, Warner wie den Franzosen Jean-Jacques Rousseau und seinen dringenden Appell: Zurück zur Natur!

Es liegt am schon erwähnten Wunsch nach Autonomie und Freiheit und der Lust, sich von den Einschränkungen durch die Gruppe zu befreien. Wahrscheinlich war es der Wunsch nach Privatsphäre, der sie von den Gemeinschaftshöhlen in Eigenheime und schließlich Appartements umsteigen ließ, die an Legebatterien ihrer zu Eierfabriken weiterentwickelten Hühnerställe erinnern.

In diesen, die neue »privacy« garantierenden Wohnstätten brach allmählich eine Apartheid aus, an der heute viele leiden, ohne sich diese Entwicklung erklären zu können. Statt Gemeinschaft entwickelte sich der Schattenaspekt der Gemeinheit: Wenn der Nachbar starb, merkte es der neue Menschentyp oder -schlag nur am Gestank.

Diese Ent- beziehungsweise Verwicklung folgt einem archetypischen, in meinem Buch *Mind Food*[6] ausführlich dargestellten Muster. Anfangs brachte der Wunsch nach Neuem, nach mehr Autonomie und persönlicher Freiheit, immer Vorteile, jedenfalls Einzelnen. Es war bequemer und wärmer, das Feuer in die Höhle zu holen, aber Zentral- und Fußbodenheizung brachten gemäß dem *Schattenprinzip* auch Nachteile ins Spiel des Lebens wie Schwächung der Abwehrkraft und Fußpilz-Orgien. Natürlich war die Entwicklung von Schuhen mit wasserdichten Gummisohlen ein wirklich bequemer Fortschritt, aber sie isolieren eben auch gegen die Elektronen von Mutter Erde, die beim früheren Barfußlaufen ein Nebenbei-Geschenk waren und den Elektronenmangel der freien Radikale absättigten. Insofern brauchten unsere Ahnen keine Antioxidantien, sondern bekamen sie unwissentlich und gratis von Mutter Natur.

Die Einführung von Geld war ein Riesenfortschritt und führte vom Tausch- zum freien Handel weltweit, aber zugleich war er auch ein Reinfall. Denn allmählich merken doch die Wacheren, wie dadurch die Reichen weltweit immer reicher und weniger und die Armen immer ärmer und mehr werden, was nicht gerade zur Stabilisierung der Welt führt. Oder anders ausgedrückt: Auf Mutter Erde herrscht schon lange kein Gleichgewicht mehr. In Analogie zur Gehirnebene lässt sich ein Mangel an Kohärenz feststellen, und der Ausbruch einer gefährlichen Inkohärenz. Von Paracelsus stammt die Analogie-Gleichung: Mikrokosmos Mensch = Makrokosmos Erde. Das ist zum Ängstigen, und Greta und ihre Freunde tun das bereits mit Recht.

Alle Entwicklungen, Entdeckungen und Erfindungen brachten den Fortschritt voran und zumindest ihren Entwicklern, Entdeckern und Erfindern eine Menge Anerkennung und Geld.

Die Einführung von Alkohol war für viele und vor allem für die Ängstlichen ein Segen, konnten sie sich damit doch fehlenden Mut antrinken. Aber ein weltweites Heer von Alkoholikern kündet vom Schatten dieses Fortschritts.

Fleming entdeckte das erste wirklich gut wirksame Antibiotikum: den Schimmelpilz Aspergillus Penicillium. Aber heute sterben an Antibiotika-resistenten Keimen allein in Deutschland ca. 25000 Menschen pro Jahr. Im der Schulmedizin noch ungleich hörigeren Italien sind es weit mehr, ganz zu schweigen von der Welt.

Alfred Nobel erleichterte die Schwerarbeit im Berg- und Straßenbau, und nebenbei machte ihn seine Entdeckung des Dynamits sehr reich. Aber wurde durch dessen Sprengkraft die Welt sicherer und friedlicher? Er selbst zweifelte daran und beschenkte die Wissenschaft mit den Nobelpreisen, aber zugleich die Rüstungsindustrie mit wirksameren Waffen. Und ist es nicht gerade die am laufenden Band

Fortschritte produzierende Wissenschaft, die unsere Welt gefährlicher und bedrohlicher macht? Albert Einstein und viele der großen Physiker, deren Forschungen die Atombombe ermöglichten, erkannten und bereuten das. Der Schweizer Dramatiker Friedrich Dürrenmatt schrieb in *Die Physiker* vergeblich gegen dieses Dilemma an. Wie steht es um die Verantwortung der Physiker? Zwar bringen sie Antworten auf viele Fragen hervor, aber beantworten sie auch die wirklich drängenden Fragen unserer Zeit?

Wir haben also die Geborgenheit des Gemeinschaftslebens unserer Ahnen auf dem Weg nach persönlichem Erfolg und Reichtum ziemlich vorsätzlich verlassen und leiden nun an den Folgen.

Seitdem ist die überfällige Rückkehr zur Sicherheit und Angstfreiheit der Gemeinschaft – außer in kleinen Gruppen – kaum mehr gelungen, sondern wurde dem überwältigenden Wunsch nach Autonomie geopfert mit dramatischer weltweiter Zunahme von Angst.

Dieser Weg war an sich nicht verkehrt, sondern hat uns erheblich weitergebracht. Die große moderne Herausforderung besteht für mich darin, beides unter einen Hut zu bringen: die Gemeinschaft der Menschheitsfamilie zurückzugewinnen und den legitimen Wunsch nach Freiheit und Autonomie auf der konstruktiv-erlösten Ebene der Selbstverwirklichung zu leben, wie von Carl Gustav Jung mit dem Weg der Individuation beschrieben.

Der Weg zu dieser Synthese mag weit erscheinen und die Fallen auf ihm zahlreich. Aber sie sind gut durchschaubar, und die Angst als nützlicher Begleiter ist stets an unserer Seite.

## Regeln der Angst

Die Corona-Pandemie hat wie noch kein Ereignis zuvor fast die ganze Welt in Angst und Schrecken versetzt. Aber war es wirklich das Virus oder doch mehr die Vorstellung davon, was es anrichten könne? Bald war klar, das Durchschnittsalter Verstorbener lag deutlich über 80 und damit über der durchschnittlichen Lebenserwartung und hing entscheidend mit bestimmten Vorerkrankungen zusammen. Die allermeisten Menschen waren also keiner Gefahr und schon gar keiner Lebensgefahr ausgesetzt. Auch mit über 70, aber ohne Vorerkrankungen, musste ich mir keine Sorgen machen und ließ das dann auch.

Aber Angst hatten fast alle, sogar Todesangst. Das aber lag nicht am Virus, sondern an der Vorstellung von ihm. Die damit verbundenen Ängste erschienen – wie gesehen – an der Oberfläche sehr unterschiedlich und weitgehend individuell und waren jeweils von der persönlichen Geschichte bestimmt. Trotzdem ließen sie sich in die skizzierten Gruppen unterteilen. Gerald Hüther schreibt in *Wege aus der Angst:* »Unsere gesamte, im kollektiven Gedächtnis verankerte Menschheitsgeschichte ist eine Geschichte der Instrumentalisierung dieses Gefühls der Angst zum Zweck der Durchsetzung von Machtinteressen einzelner Herrscher oder nach Herrschaft strebender Cliquen. Wer außerstande ist, das zu durchschauen, und keinen Weg findet, sich aus der von anderen Menschen geschürten Angst zu befreien, wird zu deren willfährigem Opfer.«[1]

Wie recht er hat, belegt die Geschichte, die sich auch als Lehrbuch der Angstvermittlung verstehen lässt. Schauen wir weit genug in ihr zurück, sind wir freier von persönlicher Betroffenheit und können Muster klarer durchblicken. So instrumentalisierte die katholische Kirche den Schwarzen Tod der Pest in geradezu (arche-)typischer Weise, um ihre Schreckensherrschaft der Inquisition über Jahrhunderte durchzusetzen. Der schon zuvor erwähnte brillante und heute brandaktuelle, historisch realistische Film von 1998 *Gefährliche Schönheit* zeigt diese Projektionsorgie. Sie kostete weltweit Hunderttausende vor allem Frauen das Leben. Der Film offenbart neben dem zeitlosen Muster der Projektion auf Sündenböcke auch in berührender Weise den einzigen Ausweg aus dieser auf Angst aufgebauten Falle.

---

1 Gerald Hüther, *Wege aus der Angst*, S. 8, Vandenhoeck & Ruprecht 2020

Tatsächlich wiederholt sich die Geschichte ständig oder jedenfalls so lange, bis wir ihre Muster durchschauen und daraus Lehren ziehen. Die österreichische Dichterin Ingeborg Bachmann sagte es deutlich: »Die Geschichte ist eine wunderbare Lehrerin, nur findet sie keine Schüler.« Die Pest ist keineswegs vorbei, sondern lebt bis heute in den Mustern und Köpfen weiter – wohl so lange, bis wir aus ihr lernen. Dabei könn(t)en wir sowohl aus der kollektiven wie auch der individuellen Geschichte alles Notwendige lernen. Letzteres wäre die günstigste und beste Form von Psychotherapie.

Das Leben ist eine große Schule, die Frau Welt auf Mutter Erde errichtet, in der wir lernen dürfen, aber nicht müssen. Wer partout nicht mag, darf in dieser Schule auch immer wieder dieselbe Klasse wiederholen. Das Prinzip ist so einfach, dass es erstaunt, wie selten es noch begriffen wird. Wir bleiben so lange Nichtschwimmer, bis wir schwimmen lernen, und so lange Analphabeten, wie wir uns weigern, Lesen und Schreiben zu lernen. Und wir bleiben so lange Kinder, wie wir das Erwachsenwerden in Pubertät oder Adoleszenz vermeiden. Wieso ist solch eine Binsenweisheit so schwer zu begreifen?

Dabei gibt es Hoffnung. Gerald Hüther formuliert sie[II]: »Wer die Entdeckung machen konnte, wie beglückend es ist, sein Leben selbstbestimmt und selbstverantwortlich zu gestalten, lässt sich nicht mehr einschüchtern.«

Ängste werden, wie auch andere Krankheitsbilder, sofern wir sie deuten, zu wichtigen Wegweisern, die zu beachten uns entscheidend weiterbringt. Wir haben wie immer die Wahl: Wir können uns zu ihren Opfern verkommen lassen wie eine große Mehrheit oder sie zu Wachstum und Entwicklung nutzen. Es geht in diesem Buch also keineswegs darum, in den allgemeinen Chor einzustimmen, der uns weismachen will, wir sollten unsere Ängste bekämpfen, um sie ein für alle Mal loszuwerden. Es geht vielmehr darum, sie und ihre Botschaft zu verstehen und daran – wie an anderen Symptomen – geistig-seelisch

---

II Gerald Hüther, *Wege aus der Angst*, S. 8, Vandenhoeck & Ruprecht 2020 und spirituell zu wachsen, um schließlich zu uns selbst zu finden, statt uns in materiellem Fortschritt zu verlieren. Der darf ein Nebenprodukt eines mutigen Lebens sein. Wird er aber mehr und dessen Ziel, ist der Sinn des Lebens verfehlt.

Um wieder mit Gerald Hüther zu sprechen: »Alle Vorstellungen, die wir Menschen herausbilden, um unser Leben zu bewältigen, erweisen sich bei genauerer Betrachtung als Vorstellungen davon, wie es uns gelingen kann, die Angst zu besiegen. Und wir haben allergrößte Angst davor, dass diese einmal gefundenen, Halt bietenden Überzeugungen ins Wanken geraten.«[III]

Was immer wir tun, gilt demnach der Angstvermeidung, letztlich der vor dem Tod, wie sich zeigte. Insofern hat eine Mehrheit auch nichts gegen maßlose Kontrollmaßnahmen à la China mit Hunderttausenden von Überwachungskameras im ganzen Land und einem beeindruckenden Denunziationssystem. Wird die Angst kräftig genug geschürt und ist im eigenen persönlichen Leben stark, folgt man bei entsprechender Charakterschwäche sogar der Aufforderung zum Denunzieren, also zur Projektion auf Sündenböcke.

Angst kann also sehr weit gehen und uns weit weg vom Weg der Selbstverwirklichung (ver-)führen, weiter wohl als alles andere. Aber gerade wegen dieses direkten Bezugs zum Schatten, der auch unseren größten Schatz (ver-)birgt, kann sie auch den Weg zum Licht weisen.

## Der (Alb-)Traum der totalen Kontrolle

Stellen wir uns vor, es würde klappen mit der totalen Überwachung und Kontrolle aller Lebensbereiche, alles wäre (voraus-)berechenbar und störungsfrei abgesichert. Was würde uns noch von Maschinen, von Robotern unterscheiden? Wäre alles im Leben ständig unter Kontrolle, wäre das noch Leben? Rudolf Steiner sagte, alles Leben ist

III Gerald Hüther, *Wege aus der Angst*, S. 10, Vandenhoeck & Ruprecht 2020

Rhythmus, nur Maschinen laufen im Takt, der sich zu Rhythmus verhält wie Tod zu Leben. Schon Jahrtausende früher wusste der Vorsokratiker Heraklit: *Panta rhei* – alles fließt. Der Osten weiß: Du kannst nie zweimal in denselben Fluss steigen. Sein Fließen ist lebendig und damit Ausdruck ständiger Veränderung. Leben ist also unvereinbar mit kompletter Kontrolle. Warum wünschen die meisten sich dann aber genau diese, wie das deutsche Gesellschafts-Mantra »Hoffentlich passiert nichts!« so deutlich zeigt? Dahinter steckt der Wunsch, alle Angst und auch Überraschungen zu vermeiden. Aber was bliebe uns dann noch? Wir brauchen tatsächlich Angst, um uns lebendig zu fühlen, ja um am Leben zu bleiben auf unserem Weg zu uns.

Angst animiert, ständig aus der Routine zurück ins Leben zu kommen. Denn unser über Jahrmillionen auf Energiesparen gepoltes Gehirn versucht, überall sofort Routinen einzuführen – im Alltag, im Beruf, in Beziehungen, weil man damit am wirksamsten Energie sparen kann. Was war der erste Nachtdienst allein auf Station für ein Stress: null Erfahrung, keinerlei Routine, stattdessen viel unerprobtes Wissen und jede Menge Angst! Nur wenige Monate später war er schon ein Heimspiel (fürs Ego): kein Stress mehr, keine Angst, aber was für ein Leben? Alles unter Kontrolle und so routiniert und unlebendig! Ist es das, was wir uns wünschen – ein langes Leben lang? Unlebendig und gänzlich frei von Überraschungen – wäre das überhaupt noch ein Leben, für das es sich lohnt, morgens aufzustehen?

Ähnlich in Beziehungen: Kurz vor der ersten Berührung standen Millionen kleine Härchen auf und signalisierten lebendige Erwartung. Jedes wollte als Erstes Kontakt zur neuen großen Liebe und diese erste zarte oder wilde Berührung, was für ein Feuerwerk an Empfindungen! 20 Jahre später: Kein Härchen rührt sich mehr, am Samstag nach Autowäsche, Sportschau und Duschen ist routinierter Pflichtsex angesagt. Aber bedeutet das nicht schon längst den heimlichen Tod der Beziehung?

Unser Energiespar-Hirn ist geradezu versessen auf Routinen, die sich allerdings oft zu alles entscheidenden Beziehungs- und Berufungskillern auswachsen. Damit vermeidet es Inkohärenz und energiefressende Unordnung. Steht das aber nicht im Widerspruch zu einem lebendigen, spannenden Leben, das uns lernen und wachsen lässt und Entwicklung geradezu anregt?

Außergewöhnlicher Energieverbrauch im Hirn verursacht weiterhin größte Angst. Die aber hat sich – von der großen Mehrheit unbemerkt – vom großen Nach- zum entscheidenden Vorteil gemausert.

Wir haben erstmals in unserer Entwicklungsgeschichte mehrheitlich nicht nur genug, sondern Energie im Überfluss. Die Angst hat dabei ihre Rolle gewandelt. Dürfen wir allmählich erkennen, wie froh wir um sie sein können? Immerhin wird sie uns ermöglichen, uns neu aufzustellen, und bei jedem ihrer neuerlichen Auftritte werden wir schon gleich besser damit umgehen können. Das belegt mittlerweile auch die noch recht neue Wissenschaft der Epigenetik. Diese Fähigkeit zur Anpassung an veränderte Umstände und zur Selbstorganisation ist das, was wir Leben und Lernen nennen und was uns nachweislich mit Glück erfüllt.

Tatsächlich beweist die moderne Glücksforschung, wenig mache so glücklich wie Lernen. Mihaly Csikszentmihalyi spricht wie zuvor erwähnt vom Fluss, dem *Flow*. Er ist aber auch kein Hirn- sondern Glücksforscher. Und während Erstere die längste Zeit zur Lieblingssituation des Gehirns, zur ständigen Kohärenz, rieten, tendieren Letztere nun offensichtlich zum Gegenpol und raten zu mutiger Selbstorganisation in unserer Zentrale. Dazu ist unser Köpfchen nämlich bestens und sogar allzeit in der Lage, wie der österreichisch-amerikanische, dafür mit dem Nobelpreis bedachte Forscher Eric Kandel mit der Entdeckung der Neuroplastizität belegte.

Anpassung an veränderte Bedingungen ist möglich, also gehen wir sie an. Die dafür benötigte Energie haben wir, wie wir jetzt wissen, im Überfluss. Den Wandel vom Energiemangel zum Energieüberfluss für Entwicklung und Wachstum zu nutzen statt zu Verfettung und Krankheit, wird die große Chance und Herausforderung unserer Zukunft sein.

Die noch bessere Nachricht liegt in folgendem Kompromiss: Wir können praktisch jederzeit und überall roboterhafte Routine in lebendige Rituale wandeln. Dafür dürfen wir so viel Energie verbrauchen, wie wir wollen, ja wir können sie heute sogar verprassen. Dann wird die Mehrheit zunehmend intelligenter und integrer statt immer dicker.

Eine Win-win-Situation für uns und unseren Körper, der selbst im Sitzen bei exzessivem Denken so viel Energie verbrennen darf, wie wir wollen. Unser Hirn kann lernen, den Luxus beliebig zur Verfügung stehender Energie zu genießen. Es mag nach Hirn- und Herzenslust denken und uns neue Ideen schenken, weite Horizonte eröffnen und innere Seelen-Bilderwelten erschließen. Das Schlaraffenland für Gehirne ist eröffnet.

Manch eingefahrene, auf alte, aber heute komplett überflüssige Angst geprägte Hirne mögen sich da anfangs schwerer tun. Dabei stimmt's: Der ewige Mangel ist vorbei, abgesagt, und in sein Gegenteil verkehrt und verzaubert. Wir können uns aus den Angstorgien der letzten Jahre emanzipieren, um wie Phönix aus der Asche zu nie da gewesenen Höhenflügen aufzubrechen.

Wir brauchen also gar nicht mehr Hirn, dürfen es aber ruhig mehr und lebhafter benützen und fordern und fördern. Bezüglich der Vorbeugung von Alzheimer-Demenz ist das eine der erfolgreichsten Maßnahmen, die wir nicht früh genug einsetzen können.

# IV. ZEITENWENDE

## Die Angst auf unserer Seite

Das Vorhandensein von mehr als ausreichend Energie bedeutet eine entscheidende Zeitenwende – nicht nur für unser Hirn. Natürlich war sie eben noch – während der Pandemie – Feindin und verursachte nicht nur Angst und Schrecken, sondern auch Tod im großen Stil. Aber wenn wir es ihr nur erlauben, kann sie die Seiten wechseln. Statt zu warnen und zu verhindern, wird sie zur Botschafterin der Veränderung, die uns heute verlässlich zeigt, wo wir wachsen und uns weiterentwickeln können. Sie kann also jederzeit von der Feindin zur Freundin und Botschafterin für Entwicklung und Wachstum werden – wann genau ist allein unsere Entscheidung. Das unterscheidet uns von Tieren, die um jeden Preis auf die Erhaltung von Kohärenz gepolt bleiben und es mit einem Mangel an Bewusstseinsentwicklung bezahlen.

## Das Hirn an unserer Seite

Auch unser Gehirn kann sich freuen, sich zu bewegen, in seinen Möglichkeiten zu wachsen, sein Potenzial zu entfalten und auf unsere und die Seite der Entwicklung zu kommen. Viele von uns hatten nicht das Glück, wie meine Schwester und ich in unserer Familie in einem geschützten Nest gut um- und versorgt und weitgehend akzeptiert aufzuwachsen. Dass ich nicht die Ordnungsliebe meiner Mutter geerbt hatte und lieber las, führte zum eher liebevoll gemeinten Spitznamen »zerstreuter Professor«, aber zu keinen negativen Auswirkungen. Beim frühen Vorlesen las ich mit und lernte dabei lesen. Als meine Eltern das merkten, fanden sie das zu früh, aber da war es schon zu spät. Da sie sich weigerten, mir Schreiben beizubringen, lernte ich es selbst, einfach durch Verbinden der Druckbuchstaben. Beides führte später zu Problemen mit der Disziplin und der Schönschrift in der Schule. Mir war langweilig und ich war frech. Und meine selbst entwickelte Schrift fügte sich nie mehr so recht in die vielen Zeilen des ersten Schönschriftheftes. Nach entsprechenden Zeugnisvermerken und Vorhaltungen meiner Mutter erklärte mir mein Vater später in einem »Gespräch unter Männern und vier Augen«, dass im Leben weder gute Betragens- noch Schönschriftzensuren zählten, sondern eher deren Gegenteil: freches innovatives Denken und die Fähigkeit, sich gewandt auszudrücken. Er sollte recht behalten, und ich konnte das auch gut und rechtzeitig annehmen, wofür ich ihm noch posthum danke.

Wir Kinder hatten es gut, wurden zu kritischem Denken animiert und dazu, aus Fehlern, auch aus denen der Familie, zu lernen. Also nicht zu lange abzuwarten, wenn wieder Faschismus drohe, und lieber rechtzeitig zu gehen. Oder wenn es so gar nicht passte, wie im Ostsektor, lieber der Freiheit zuliebe in den Westsektor zu wechseln. Auch dass man dabei eine große Villa an idyllischem See gegen zwei kleine Zimmer als Unterschlupf für die ganze Familie bei den (Groß-) Eltern in Kauf nehmen musste, wurde erklärt. So lernte ich (vielleicht zu) früh als Kind, dass es wichtig sei, zu wissen, wie man über die grüne Grenze in die Schweiz käme und dort genug Geld zu haben, um überall hinfliegen und fliehen zu können.

Viel mehr Kinder lernen, sich an Umstände anzupassen, die ihnen nicht entsprechen, um sich die Liebe und Geborgenheit ihrer Familie zu bewahren. Sie opfern dafür ihre Neugier und ihren Freiheitsdrang und die Sehnsucht nach Selbstverwirklichung, um oft nicht mal ein schönes, aber wenigstens ein Nest zu behalten. Um ihre aufsteigende Angst im Keim zu ersticken und dem Erhalt der Kohärenz zuliebe, lassen sie sich zu Objekten ihrer Eltern und später KindergärtnerInnen, LehrerInnen, ProfessorInnen verbiegen. Auf den ersten Blick ist es schwer nachvollziehbar, aber psychologisch gut verständlich, wenn sie dazu neigen, das, was sie selbst erlitten, später anderen anzutun. Dann suchen sie nicht selten ihr Heil darin, andere zu gefügigen Objekten ihres Willens zu verbiegen. Wer aber andere nur noch danach beurteilt, inwieweit sie ihm nützen oder sich von ihm ausnutzen lassen, wird in eine Richtung geprägt, die aus unserer modernen Welt einen viel elenderen Ort als nötig formt.

Fast die gesamte Pädagogik läuft heute darauf hinaus, Kinder zum Parieren und Funktionieren zu bringen und zu Objekten zu degradieren. Das war immer schon doppelt kontraproduktiv, weil es erstens Angst um ihre Sicherheit und Geborgenheit auslöste und sie zweitens zwang, ihre Neugierde und Sehnsucht nach freier Entfaltung und allem Kindlichen in sich zu sabotieren. Mit dem Tenor »spiel nicht, spinn nicht herum, tanz nicht aus der Reihe, schlaf nicht, konzentrier dich«, zerstörten Generationen von PädagogInnen unbewusst den (arche-)typisch weiblichen Pol in Kindern und Gesellschaft.

Ermutigten wir unsere Kinder in Zukunft, ihr Inneres Kind am Leben zu halten, und verzichteten darauf, sie mit Bedingungen und sogenannter Token Economy zu käuflichen Objekten zu degradieren, was für ein Glück und Segen würde ausbrechen! Dann ermächtigten wir sie zugleich, ihr wundervolles Gehirn zu Wachstum und Entwicklung zu veranlassen und der Zeitqualität nach der geschilderten Zeitenwende gerecht zu werden. Was würde das zu ihrem und unserem Glück beitragen, denn Lernen kann eben wie wenig anderes beglücken. Glückliche Gehirne solchermaßen ganz anders geprägter Kinder könnten wahrscheinlich auch uns routinierte Erwachsene wieder mit tatsächlich hochinfektiöser Lebendigkeit anstecken. Wir näherten uns meinem ärztlichen Lieblingstraum, dem Feld ansteckender Gesundheit, sehr wahrscheinlich in Siebenmeilenstiefeln.

Unser Glücksregler jedenfalls lässt sich jederzeit und zeitlebens neu justieren und in beide Richtungen verändern. Er funktioniert ganz ähnlich wie unser Gewichts- und Temperaturregler – wie in *Heilsame Tugenden*[7] ausführlich beschrieben. Wer auf Basis des leicht durchschaubaren Temperaturreglers seinen Gewichtsregler auf sein Wunschgewicht einstellt, könnte gleich zum Glücksregler weitergehen. Wer erlebt, wie ihm Temperatur- und Gewichtsregler natürlich und bestens zur Seite stehen, hat es natürlich noch leichter, auch sein Glücksniveau in seinem Sinn zu beeinflussen.

## Wer oder was macht uns Angst? Und was nimmt sie uns wieder?

Es ist offensichtlich nicht die plötzlich und gänzlich unerwartet über uns hereinbrechende Gefahr, die in Angst und Schrecken versetzt, denn in der reagieren die meisten von uns erstaunlich angstfrei und situationsadäquat. Angst und Schrecken entstehen vielmehr, wenn sie geschürt werden. Ein Stuntman mit seinem gefährlichen Job hat wohl keine Angst, sie ist ihm Herausforderung, er lebt von ihrer Bewältigung und braucht sie. Angst wird aber enorm verstärkt, wenn wir ihr ausgeliefert sind ohne die Hoffnung, sie bewältigen zu können. Auch Aussichtslosigkeit mobilisiert schreckliche Angst. Am schlimmsten ist aber wohl die Vorstellung, wie schlimm alles werden könnte. Insofern waren die Alarmisten der Corona-Jahre die effektivsten Angstverstärker. Sie luden ihre Angst auf die Menschen ab, aber auch entsetzliche Schuld auf sich.

Da wir fast alle Angst vor dem Tod haben, ist allein die Erinnerung an dessen Unausweichlichkeit für die meisten schon extrem beängstigend. Aber einige wenige fürchten den Tod nicht, und so blieben die Angstmacher über sie machtlos. Wie mächtig aber die Todesangst ist und zugleich wie heilsam, kann der Film *Ein vollkommener Tag* zeigen, der in der Zeitfilm-Reihe in *Hollywood-Therapie – was Spielfilme über unsere Seele verraten*[8] gedeutet ist. Da holt der Tod, beziehungsweise die Angst vor ihm, den abstürzenden Helden zurück ins Leben. Im konstruktiv-erlösten Sinn nutzen auch Cole und Carter in meinem ärztlichen Lieblingsfilm *Das Beste kommt zum Schluss* ihre Todesangst, um ihr Leben noch kurz vor Torschluss so richtig anzugehen und wirklich das Beste draus zu *machen*.

(Todes-)Angst ist also gar nichts Objektives und grundsätzlich Schlimmes, ausschließlich von äußeren Bedrohungen Abhängiges, sondern etwas zutiefst Subjektives, ganz Persönliches, von innen heraus Wirkendes und oft sogar Erlösendes.

Entscheidend für den schrecklichen Ruf der Angst sind die Vorstellungen, die sie auslöst, dieses Ausgeliefert-Sein ohne Aussicht auf Hilfe und Gegenmittel, die Unsicherheit und vor allem Hoffnungslosigkeit. Die schulmedizinische Aussage, »da ist nichts mehr zu machen«, flößt wegen ihrer Aussichtslosigkeit massiv Angst ein, die natürlich nur aus Sicht dieser Macher-Medizin gilt, was deren Anhänger aber gern verschweigen.

## Unsicherheit als eigentliche Angstquelle

Im Leben können wir nie sicher sein, was auf uns zukommt. Außer beim Tod, und der be- und verängstigt uns mehr als alles andere, sodass wir ihn als das einzig Sichere in unserem Leben nach Kräften bekämpfen oder wenigstens verdrängen. Dabei könnte er auch ein guter Geist an unserer Seite, ein naher Verwandter wie Gevatter Tod oder sogar ein Freund, eben Freund Hein, sein. Im Film *Die Bücherdiebin* zeigt er sich als weiser mitfühlender Lebensbegleiter, in *Rendezvous mit Joe Black* als notwendiger Vorbereiter des Übergangs. Wer ihn aber fürchtet und nichts von ihm wissen will, sondern ihn ängstlich von seiner Seite und aus seinem Leben drängt und verbannt, für den bleibt er und die mit ihm verbundene Ungewissheit angstbesetzt.

Eine Zukunft, von der wir nie wissen können, was sie bringt, ist per se angstträchtig. Wir versuchen das zu mildern, indem wir uns bemühen, sie zu ergründen. Ob wir jedoch Zukunftsforscher oder Wirtschaftsweise befragen, Horoskope oder Kristallkugeln, das Ergebnis wird immer gleich ungewiss bleiben.

Die Schulmedizin verkauft eine Illusion von Angstfreiheit mit ihren Früherkennungsmaßnahmen, die sie als Vorbeugung zur Vermeidung eines vorzeitigen Todes maskiert und anpreist. Dabei kann die Schulmedizin natürlich gar keine richtige Vorbeugung leisten, da sie sich nicht um Wesen und Sinn von Krankheit(sbildern) kümmert. Wie soll sich aber etwas vorbeugend verhindern lassen, das man gar nicht seinem Wesen nach erkennt? Insofern flüchten viele SchulmedizinerInnen zu Etikettenschwindel und verkaufen Früherkennung als Vorbeugung, Prävention, Prophylaxe oder Vorsorge. Wer ihnen nun konsequent folgt, kann sich vorher intensiv und lange sorgen und nach der Früherkennung immerhin noch, bis das Ergebnis vorliegt. Durch Sorgen und die zugehörige Angst lässt sich aber der Ausbruch von Krankheitsbildern nicht verhindern. Man kann sich ständig Blut abzapfen und Rohre in alle möglichen Körperöffnungen schieben, die Organe und Gefäße röntgen und schallen lassen, ohne die Angst auch nur im Mindesten zu mindern. Hypochonder, ausgeprägte Angsthasen mit Schwerpunkt Gesundheit und Medizin, sind ein deutliches Beispiel dafür.

Wirkliche Vorbeugung mittels Integraler Medizin, die sich dem Wesen der befürchteten Symptomatik widmet, kann den Ausbruch durch entsprechende Lebensstilveränderungen und geistig-seelische Vorbeugung im Sinne der Krankheitsbilder-Deutung verhindern und insofern Angst zumindest deutlich lindern. Aber eine hundertprozentige Sicherheit bezüglich der Zukunft gibt auch sie nicht, die kann es in der Medizin nie geben. Wer, wie schon erwähnt, sich pflanzlich-vollwertig ernährt, kann tatsächlich allein damit – wie erwähnt – nach Claus Leitzmann sein Dickdarmkrebsrisiko, immerhin der zweittödlichste Krebs, um 90 Prozent senken, das auf Brustkrebs, der tödlichste bei Frauen, um 50 Prozent. Aber selbst in ersterem Fall bleiben noch 10 Prozent Restrisiko. In Zypern scheinen die Menschen das noch zu spüren und anders zu deuten. Sie sagen statt »viel Glück« *calo risiko,* gutes Risiko.

Fühlen wir uns in Einklang mit Körper, Seele und Geist, eingebettet in eine unterstützende Gruppe und trotzdem noch frei genug, unseren Weg zu gehen, erleben wir am wenigsten Angst und unser Gehirn am meisten Kohärenz. Wenn wir ganz in eine Gemeinschaft eingebunden sind und zugleich mit uns selbst im Reinen, unserem Selbst nahe, geht es uns am besten. Wir erleben Verbundenheit und höchste Kohärenz. Diese Lage können wir auf verschiedenen Wegen anstreben. Buddhisten sagen, es gibt so viele Wege wie Menschen. Hindus zeigen in ihren Mandalas, dass es jedenfalls vier grundsätzliche Zugänge zur Mitte gibt – aus jeder Himmelsrichtung. Die Abrahamitischen Religionen behaupten, es gäbe nur einen Weg, den ihren. Jon Kabat-Zinn belegt für die Achtsamkeits- oder neudeutsch Mindfulness-Meditation jedenfalls, wie angstmindernd sie wirkt.

## Starker Mann, der alles kann

Viele auf den Tod Verängstigte nehmen auch gern Zuflucht bei jenen, die sich angstfrei geben und als Retter aus der Angstnot aufspielen, sich anbiedern und anbieten und wie in Corona-Zeiten sogar aufdrängen. Je verängstigter die Betroffenen sind, desto drakonischeren Rettergestalten überantworten sie sich und erlauben ihnen eine große Macht über sich. Insofern wurde die Pandemie auch zur großen Zeit der Regierenden. Wer selbst nicht denken wollte und es auch gar nicht gelernt hatte, überließ es gern anderen und war offenbar froh, dass es ihm so restlos abgenommen wurde. Diese Menschen empfanden es dann sogar als erleichternd und angstmindernd, in der Presse nur noch eine Meinung, nämlich die der Regierenden, zu lesen und zu hören. Eine Mehrheit schien eine Vorgehensweise zu genießen, in der es gar keine Zweifel gab und sich scheinbar nur ein einziger Weg ohne Wenn und Aber auftat.

Kommen dann noch die ebenso verbreiteten wie uralten Ablenkungsmanöver zum Einsatz, sinkt das Angstniveau weiter. Schon die alten Römer kannten das Geheimnis von *panem et circenses.* Brot und Spiele funktionierten damals wie heute. Solange die Mehrheit genug zu futtern bekommt, lässt sie sich gern ablenken von den wesentlichen Themen und Problemen.

Zu Pandemiezeiten gab es nur dieses eine Thema, Angst schüren über Bilder, Infektionszahlen und starke Worte von vermeintlich starken Anführern. Es herrschte Krieg gegen das Virus, und in Kriegen braucht es einen starken (An-)Führer.

Aber selbst während eines Krieges blieben die Spiele für Fußballfans wichtig. Sie wurden sogar vor gähnend leeren Rängen aufgeführt, während der für die Gesundheit der Allgemeinheit ungleich wichtigere Schul- und Breitensport strikt unterbunden blieb. Selbst als die Menschen unter Lockdowns und der damit verbundenen Angst ächzten, wurde die Bundesliga als Ablenkungsmanöver rasch durch verschiedene Hintertürchen und mit Ausnahmegenehmigungen wieder aufgesperrt. Die Menschen blieben eingesperrt, aber der Fußball rollte schon bald wieder.

Auch als der innere Krieg zwischen Abwehr und Erregern vom äußeren Krieg um die Ukraine und die Todesangst vor der Seuche durch die vor dem Atomkrieg abgelöst wurde, blieb an zweiter Stelle der Nachrichten immer noch der Spitzenfußball. Der Fun- und Freizeitgesellschaft ist jede Art und Form von Dauerbespaßung beliebtes Mittel, um sich von Bedrohungen ablenken zu lassen und die Angst vor der eigenen Sterblichkeit weiter verdrängen zu können.

Natürlich erlauben Angstfelder nicht nur potenziellen Potentaten fröhliche Urstände, auch die Anbieter von Symptome und Angst unterdrückenden Medikamenten und Impfstoffen oder gentechnisch präparierte Abarten davon fahren abartige Gewinne ein.

In der Geld-Welt-Religion, deren einzige Praxis der Konsum ist, verschob der sich auf die weiterhin mögliche Online-Schiene und erlaubte exorbitante Geschäfte mit und durch die Angst. Je nach Feld und händisch wurden die Bestände von Toilettenpapier in Deutschland aufgekauft, in Österreich Nudeln, in Frankreich Kondome und in den USA Waffen.

Alkohol als Betäubungsmittel kam ebenfalls gerade recht, kann er doch rauschhafte Begeisterung vortäuschen, wo in Wahrheit gähnende Leere und Angst herrschen. Die Ängstlichen trinken sich Mut an, und wo das dauerhaft notwendig erscheint, entwickeln sie ein Suchtproblem. Diese sind in Gesellschaften wie unserer, die die Sinnsuche völlig aus dem Auge verloren haben, generell weit verbreitet und nehmen in besonderen Angstszenarien noch deutlich zu.

Überreichlich schlechtes, weil zu fettes, zu süßes und zu salziges Essen kann ebenfalls zu Sucht führen. In der Leber, dem Organ das für rechtes Maß und Lebenssinn steht, treffen sich in ihrer Verfettung beide. Das sogenannte Corona-Bäuchlein, wofür selbstverständlich die Seuche verantwortlich war, zeigte das Problem. Bei Menschen, die in die Fettsucht abrutschen, weil zu viel zu schlechtes Essen so gut rutscht, ist der Bauch nur äußeres Zeichen, auch alle inneren Organe und insbesondere die Leber bekommen ebenfalls ihr Fett ab.

## Die Instrumentalisierung der Angst

Der Mensch ist ein Gruppenwesen und wünscht sich Harmonie in seinem Lebensumfeld, in seiner Gruppe oder wenigstens Familie. Am liebsten wäre es ihm, alle wären, dächten und fühlten wie er selbst, dann herrschte jedenfalls Kohärenz, und er könnte sich viel Energie sparen, müsste niemanden überzeugen oder gar bekämpfen. Leider ist diese ideale Gruppe nicht realistischer als das Schlaraffenland oder Paradies – jedenfalls auf Erden. Die anderen sind anders und verursachen schon allein dadurch Probleme. Aber wenn man ihnen genügend droht und Angst einjagt, tun sie vielleicht doch, was und wie man will. Das ist die heute weitverbreitete Art von Politikern, Journalisten, Medizinern, Lehrern, Eltern und – ich fürchte – uns allen ... Die Wege sind die der Macht, aber auch der Verführung. Je mehr Angst man einjagt, desto mehr Gefügigkeit wird man ernten. Insofern war die Angstpandemie auch eine Art riesiges Erntedankfest für die Pharmaindustrie und besonders deren Unterabteilung der Impfstoffhersteller. Online-Händler mit Amazon an der Spitze fuhren ebenfalls erstaunliche Gewinne ein und nicht zu vergessen: die gefügig-gespendete Presse.

Trotzdem gab es bewusste Menschen, die sich dem Dauerfeuer Angst einjagender Bilder, Meldungen und Zahlen nicht so einfach ergaben und nicht genügend Angst verspürten, um sich lähmen zu lassen, sondern sich selbst und ihre Gesundheit entwickelten. Bei ihnen mussten noch stärkere Angstgeschütze aufgefahren werden, und das geschah – fast wie zu erwarten. Wer nicht genug Angst um sich selbst bekam, wurde Opfer der brutalsten Variante der Angstmache. Ihnen wurde – wenn auch mit widersinnigen Argumenten – suggeriert, ihre Liebsten zu gefährden, wenn sie nicht folgten und sich als Versuchskaninchen-Menschen dem Gen-Experiment zur Verfügung stellten.

# V. WISSENSCHAFTLICH BELEGTE UND PSYCHOLOGISCH ERPROBTE MITTEL

## Angstreflexe

Unter massivem Angstdruck reagieren die meisten Menschen gleich: Bevor ihr Gehirn in der Inkohärenz gänzlich unterzugehen droht, regrediert es auf frühere Entwicklungsstufen, wo alles noch ungleich einfacher war. Das solcherart überforderte Frontalhirn wird entlastet, wenn das Mittelhirn mit seinen Emotionen und Gefühlen in den Vordergrund rückt und schließlich die Überlebensinstinkte des Stamm- oder Reptilienhirns übernehmen.

So wie Menschen, die sich eigentlich schon für Demokratie und Mitbestimmung entschieden hatten, plötzlich auf die einfache Lösung mit einem möglichst starken Führer zurückfallen, der nicht lang fackelt und zögert, sondern alles für sie mit eiserner Faust anpackt und löst – und sei es kriegerisch – und sie von der anstrengenden Demokratie mit der Notwendigkeit von Mitdenken und Mitentscheiden gleichsam erlöst. Selbst wenn solche Führer die Welt abfackeln, gilt plötzlich wieder »Führer, wir folgen dir« – zur Not bis in den Tod.

Solche Regressionen sind in vielen Bereichen bekannt. Kämpft ein Kind mit dem nächsten anstehenden Entwicklungsschritt, regrediert es nicht selten auf Mutterleibs-Ebene, zieht sich ins warme weiche Bett zurück, lässt seinen Konflikt fiebernd in den Leib sinken und setzt auf vollumfängliche Versorgung von außen. Das nennen wir

Kinderkrankheit, und anschließend passiert dann häufig wieder ein großer (Entwicklungs-)Schritt.

Wird der Angstdruck übermächtig, wie für viele in Pandemiezeiten, kann das kritische Frontalhirn zugunsten von Mittel- und Stammhirn heruntergefahren werden. Dann reduzieren sich die Verhaltensoptionen drastisch, wie wir es von Tieren kennen. Sie gehen entweder zum Gegenangriff über oder fliehen, was beides vom archetypisch männlichen Sympathikus im Fight-and-flight-Modus bestimmt ist. Als letzte dritte Option bleibt noch der Totstellreflex.

### *Erstarrung und Flucht*

Die Devise »Bloß weg hier!« kennzeichnet die Fluchtreaktion, die letztlich die Angst genauso verstärkt wie die Variante des Starr-vor-Schreck-Seins. Jede Angst lebt geradezu davon, dass wir vor ihr die Flucht ergreifen. Sobald wir vor ihr fliehen, sitzt sie uns im wahrsten Sinne des Wortes im Nacken. Damit sind wir ihr geradezu hilflos ausgeliefert.

Die Lösung liegt in der gegenteiligen Haltung, der Konfrontation mit der Angst. Das mindert die Angst und nimmt ihr die Macht. Die geführten Meditationen meiner zu diesem Buch passenden CD *Angstfrei leben*[9] nutzen diesen Effekt. Sie leiten geradezu zur Suche und Verfolgung der Angst an und rufen dazu auf, sich ihr zu stellen. Das Ergebnis ist nur auf den ersten Blick verblüffend: Die Angst verschwindet schlagartig oder wird zumindest sehr viel schwächer. Bei offensiver, mutiger Einstellung scheint sie wie vom Erdboden verschluckt; es wird mühsam, sie in den letzten Winkeln unseres Seelenlandes aufzuspüren.

Die defensive Reaktionsweise der Erstarrung entspricht mehr dem Yin, dem weiblichen Prinzip, und wird auch häufiger von Frauen als von Männern gewählt. Allerdings mit Ausnahme der Angst vor seelischen Themen. Da ergreifen Männer rascher als Frauen die im wahrsten Sinne des Wortes heillose Flucht. Ansonsten neigen Männer bei Angst eher zum Überspielen und zur Überkompensation. Insofern tun sie sich mit diesem CD-Programm, wenn sie den ersten Schritt geschafft haben, in aller Regel ziemlich leicht.

Flucht entspricht auf der Ebene des Geburtserlebnisses dem Steckenbleiben in den Eröffnungswehen. Bezüglich der Angst vor dem Tod ist hier die Haltung verbreitet, alles zu meiden, was auch nur im Entferntesten an ihn erinnert, angefangen von Beerdigungen bis hin zu harmlosen Abschieden und sogar Dunkelheit oder schwarzer Farbe besonders in Herbst und Winter.

Andererseits soll hier Flucht als Yin-Thema nicht grundsätzlich negativ bewertet werden, denn sie kann uns in vielen Situationen das Leben retten und ist im Rahmen des Fight-and-flight-Modus auch mit archetypisch männlicher Sympathikus-Energie unterstützt. Manchmal ist es einfach viel besser, wegzulaufen und sich in Sicherheit zu bringen, als sich einem angreifenden Löwen nur mit dem Messer in der Hand zu stellen.

Aber Standhalten und Angreifen, in dem Sinne, dass die Angst und das Leben in Angriff genommen werden, ist die grundsätzlich bessere, weil entwicklungsförderliche Wahl, aber die Situation muss passen, wie etwa beim Ritual der Meditationen der erwähnten CD.

### *Draufgängertum und Angriff – Angriff als beste Verteidigung*

Dem archetypisch männlichen Yang-Prinzip entspricht im Umgang mit der Angst die (Über-)Kompensation nach dem Motto: »Jetzt erst recht!« Hierbei wird die Angst überspielt und gleichsam in ihr Gegenteil, den Angriff, verwandelt: Man gibt sich demonstrativ mutig, fletscht die Zähne, fährt die Krallen aus und attackiert.

Bei dieser Überkompensation begeben sich Betroffene absichtlich in gefährliche Situationen, um sich und der Welt zu zeigen, wie angstfrei sie sind, während sie in Wirklichkeit die Hosen gestrichen voll haben. Dies ist ein beliebtes Ablenkungsverhalten. Gelegenheiten finden sich in der patriarchalen Welt zuhauf, angefangen von riskanten Sportarten bis hin zu waghalsigen Manövern am Lenkrad.

Aufgrund der beschriebenen Eigenart der Angst, einem bei Flucht im Nacken zu sitzen und zu enormer Bedrohlichkeit anzuwachsen, jedoch wegzuschmelzen wie Schnee in der Sonne, sobald sie konfrontiert wird, gewinnen risikobereite Menschen, die ihre Angst kompensierend überspielen, mit der Zeit wirklich den Eindruck, angstfrei zu sein. In Wirklichkeit haben sie aber nur intuitiv in Angriff und Vorwärtsverteidigung eine funktionierende Strategie zur Angstabwehr gefunden.

Auf die Geburtssituation übertragen, ist die aggressive Risikosuche den Presswehen zuzuordnen. Es wird geradezu todesmutiges Verhalten an den Tag gelegt, der Tod gleichsam herausgefordert. Das Ergebnis ist ein betont riskantes Leben, um allen zu zeigen, dass hier alles außer Angst vorhanden ist. Doch tief im Innern ist sie doch verborgen.

Wer die vom Yang-Modus geprägte Strategie verfolgt, neigt dazu, sich einiges vorzumachen, wenn er nicht erkennt, wie sehr der demonstrierte Mut nur Angstabwehr ist. Dies kann im Extremfall zu Stuntman- oder Rennfahrerkarrieren führen oder auch zu einem Leben im Licht der Öffentlichkeit. Die anderen Angst einflößenden Kulissen dienen dann nur dazu, die offensiv konfrontierte Angst jedes Mal von Neuem zu überwinden und die kurze Erleichterung danach zu genießen. Allerdings enthüllen solch äußerlich eindrucksvolle Berufswege, dass hier letztlich doch keine echte Lösung liegt. Die Angst lebt untergründig weiter und wartet darauf, irgendwann (an-) erkannt, angenommen und gewandelt zu werden. Wenn dies nicht geschieht, wird sie bei (un-)passender Gelegenheit umso unerwarteter und herausfordernder hervorbrechen.

Dabei kann Enge auch sinnvoll sein, ähnlich wie im Körper der Hals mit Fug und Recht ein Engpass ist, wo sich dementsprechend viel Angst niederschlägt. Der Hals sorgt dafür, dass geschluckte Brocken nicht zu groß sind und wir uns bei dem, was wir hereinholen, nicht übernehmen. Diese sinnvolle Enge und Angst übersehen Überkompensierer oft beim übertriebenen Vorpreschen.

Alle drei grundsätzlichen Reaktionsvarianten – Erstarrung, Flucht und Draufgängertum mit Risikobereitschaft – führen ins Ungleichgewicht, denn auch (Über-)Kompensation macht auf Dauer eben nicht wirklich (angst-)frei. In beiden Fällen kann dieses Spiel ein Leben lang laufen, ohne wesentlich nachlassende Anspannung. Dies geschieht erst, wenn Bewusstheit in die Grundsituation einfließt und eine Lösung bewirkt. Bei jeder Angst kann die zugrunde liegende Enge langfristig in den Gegenpol, in Weite, verwandelt werden. Dann wird uns jenes große Maß an Energie zufließen, das bisher zur Angstbewältigung im Sinne der Abwehr und Unterdrückung oder auch Überkompensation verbraucht wurde.

## Angstmuster und Neurosen

Neben Flucht, Angriff oder Totstellreflex werden im Laufe des Lebens noch weitere Strategien zur Angstbewältigung erlernt und angewandt, und zwar viel mehr, als wir uns gemeinhin vorstellen, und das bereits sehr früh im Leben: bei der Geburt und in den ersten Kindheitstagen. Da nach dem dritten der *Schicksalsgesetze* im Anfang alles liegt, sind die ersten Jahre ungemein prägend, was natürlich auch für Angstmuster gilt. Wenn ein Kind in die Schule kommt, haben sich die wesentlichen Strukturen schon ausgebildet. Insofern wird die Verantwortung der Lehrer oft weit überschätzt.

Wir neigen außerdem dazu, Ereignisse, die uns noch frisch im Gedächtnis sind, wichtiger zu nehmen als die von früher unter den Schleiern des Vergessens verborgenen. Das bleibt das ganze Leben lang so. Aktuelle Verhaltensmuster werden fast immer auch mit aktuellen Ereignissen in Zusammenhang gebracht. Was erst vor Kurzem geschah, ist viel eindrucksvoller und wird wichtiger genommen als lange zurückliegende Erfahrungen. Doch in Bezug auf Krankheitsbilder und speziell (Angst-)Neurosen sind es in der Regel die alten und uralten Erfahrungen, die sich zuerst festgesetzt haben und zur Bildung von Mustern führten, die das weitere Leben bestimmen.

Neurosen sind vom »Normalen« abweichende Reaktions- und Verhaltensweisen. PatientInnen verhalten sich durchaus situationsgerecht, nur gehört ihr Verhalten in eine ganz andere Zeit.

Wie wichtig die Prägungen vom Lebensanfang sind, konnte der österreichische Nobelpreisträger Konrad Lorenz durch seine berühmten Experimente mit Graugänsen belegen. Langjährige Erfahrungen mit Psychotherapie zeigen deutlich, wie ähnlich das bei Menschen ist, wenn auch nicht so durchschlagend.

(Angst-)Neurosen lassen sich generell als Verzerrungen der Zeit bezeichnen. Der Psychologe Hans Blüher spricht von der Neurose als verpfuschtem Ritual. Nun haben zwar viele Neurosen und besonders die Zwangsneurose mit alten Ritualen zu tun, doch trifft das nicht auf alle Angstmuster zu. Zeitverzerrung ist eine treffendere Beschreibung eines Verhaltens, das zu einer bestimmten Zeit seine Bedeutung hatte und nun bei ganz anderen Gelegenheiten völlig sinnlos wiederholt wird. Wer Dreck am Stecken hat oder wem Blut an den Händen klebt, will sich davon reinigen. Bei Zwangsneurosen handelt es sich, ob Wasch-, Grübel-, Kontroll-, Schließ- oder Zählzwang, um ins Unbewusste abgesunkene gescheiterte Rituale.

Durch die unendliche Wiederholung der zu anderen Zeiten misslungenen Rituale lässt sich zwar akut die Angst bannen, aber keine nachhaltige Erleichterung erzielen. Dissoziative Zeitverzerrungen nehmen Nicht-Betroffene tatsächlich statt als Krankheitsbilder als Ver-rücktheiten wahr, was die Situation für Betroffene nicht gerade erleichtert.

Wer solche Rituale oder Muster nach Jahrzehnten oder Jahrhunderten immer noch mit neurotischer Hingabe wiederholt, wirkt verrückt – und tatsächlich ist es in der Zeit verrückt. Wer am Lebensanfang schlechte Erfahrungen mit der Enge im Geburtskanal gemacht hat, wirkt später ebenfalls verrückt oder jedenfalls versch(r)oben, wenn er in einem engen Straßentunnel Angst und sogar Panik bekommt.

Werden Neurotiker an ihrem neurotischen Verhalten – etwa mit Gewalt – gehindert, steigt meist ungeheure Angst in ihnen auf, die in aller Deutlichkeit zeigt, wie viel Energie hier gebunden ist. Die Lösung liegt bei typischen Neurosen darin, in die ursprüngliche Zeit, also zum Zeitpunkt ihres Entstehens, zurückzukehren – und sei es in frühere Leben – und die Auslösesituation nochmals in aller Deutlichkeit und zur Not auch in ihrer drastischen Härte zu durchleben.

Dabei können sanfte Augenbewegungen im Scheibenwischerstil im Sinne des EMDR-Trainings Geleitschutz geben. Geschieht dies in ausreichender Trancetiefe, können Betroffene sich in aller Regel besser von diesbezüglichen Emotionen lösen und in der Gegenwart orientieren und die alten Themen hinter sich lassen. Wer mit bisher »unerledigten Geschäften«, um die Worte von Elisabeth Kübler-Ross zu verwenden, wirklich fertig ist und gelernt hat, was daraus zu lernen war, ist befreit von diesen alten Themen. Darin gebundene Ängste lösen sich auf, und Energie wird angenehm spürbar frei.

Neurotische Ängste können alle möglichen Themenkreise betreffen und werden kaum auf Verständnis stoßen. Bei Begehrensneurosen wird – wie üblich bei Neurosen – gegen alle Logik versucht, Renten oder irgendwelche Entschädigungen durchzusetzen, die dem (Auf-)Begehrenden nach normalem Ermessen nicht zustehen. Bei der depressiven Neurose besteht ein Mangel an Aussöhnung mit der eigenen Sterblichkeit. Hysterische Neurosen und deren Spezialform, die Konversionsneurose wie etwa hysterische Blindheit oder der Arc de Cercle, wo der Körper kreisbogenartig nach hinten überstreckt wird, verraten bereits in ihrem Ausdruck bühnenreif das problematische Thema und die überzogene Selbstdarstellung. Sexualneurosen verbinden sexuelle Befriedigung mit ungewöhnlichen Vorstellungen. Zur Bearbeitung ist es jeweils notwendig, auf die zugrunde liegende tiefere Bedeutungsebene zu regredieren und die ursprüngliche Situation nochmals bewusst zu durchleben, um eine Einordnung in der Zeit zu erreichen und die Gegenwart von den alten Geschichten zu erlösen.

## Wirksame *Mittel* und Maßnahmen

Mutigen entwicklungsbereiten Menschen, die nicht einfach losschlagen, aber auch nicht fliehen oder sich gar totstellen wollen wie unsere tierischen Verwandten, bieten sich drei Wege. Sie können die Machtübernahme durch die Angst verhindern und so das *Mind Food*[6] der Angstschürer unterlaufen. Gerald Hüther beschreibt die drei Möglichkeiten, sich gegen Angstmache zu wappnen in *Biologie der Angst*.

### *1. Zutrauen zu (s)einer Gruppe gewinnen*

Eine starke (unter-)stützende Gruppe von Vertrauten und Freunden kann so viel Vertrauen schenken und das erste unserer erwähnten Grundbedürfnisse stillen. Wer sich etwa geborgen in seiner Ursprungsfamilie erlebt und sich immer auf diese guten Geister verlassen kann, wird sich natürlich und selbstverständlich nie von allen guten Geistern verlassen fühlen. Verlassenheit löst entsetzliche Angst bei vielen aus, die sich alleingelassen und ganz auf sich gestellt erleben.

Solche Sicherheit aus der Gruppe ist – ähnlich wie Selbstsicherheit – ein unglaublich starkes Gefühl, das Eltern ihren Kindern in aller Regel ver*mitte*ln wollen. Im Schoß solcher Familien können die Sprösslinge immer wieder zu sich, in ihre Mitte, finden und gemeinsam wachsen und gedeihen. Diesbezüglich ist es natürlich von Vorteil, wenn die Familie einige Kinder umfasst, die sich gegenseitig fordern und fördern.

Wo Einzelkinder auf sich gestellt sind, bleibt ihnen immer noch die Möglichkeit, beste Freunde zu finden und durch Wahlverwandtschaften die des Blutes zu ersetzen. Wobei gemeinsames Blut offenbar eine starke Wirkung bezüglich verlässlicher Beziehungen hat, weswegen es indigene Gemeinschaften durch Blutsbrüderschaft imitieren und tatsächlich ein wenig konkretes Blut austauschen. Heute ist natürlich genauso an Blutsschwesternschaft zu denken. Beste FreundInnen und Freunde sind tatsächlich ein wundervoller Schutz vor modernen Gefahren wie Burn-out. In guten 40 Arztjahren mit vielen Burn-out-PatientInnen habe ich keine(n) gefunden, die oder der eine(n) beste(n) Freund(in) hatte. Wer rechtzeitig all seine Probleme und Seelenschmerzen mit der besten Freundin austauschen kann, braucht meist keine PsychotherapeutInnen, die in der Regel bei diesem Thema sowieso zu spät aufgesucht werden. Die Schwelle zu ihnen ist meist hoch, die besten FreundInnen aber sind im Idealfall jederzeit ansprechbar. Aber beste Freunde brauchen Zeit, und Zeit wird heute vielfach mit Geld gleichgesetzt.

Es ist so wichtig, sich rechtzeitig zu fragen, wie viel uns eine wirkliche Freundschaft wert ist. Am Ende, wenn sie am wichtigsten wird, ist sie für kein Geld der Welt zu haben. Wobei die Gleichung Zeit = Geld, sowieso nur ein besonders dummer Irrtum des Kapitalismus ist. In Wahrheit ist es eine Ungleichung, weil wir mit Geld keine Zeit zurücktauschen können. Filme wie der schon erwähnte *Rendezvous mit Joe Black* verdeutlichen das auch Menschen der Moderne. Wer lebenserfahren ist, wusste das aber wohl schon immer. Der schwedische Filmemacher Ingmar Bergman ließ seinen Hauptdarsteller in *Das siebente Siegel* vergeblich mit dem Tod um Zeit Schach spielen, in Hugo von Hofmannsthals *Jedermann* ergeht es dem nicht besser und selbst in der Version des bayerischen *Brandner Kaspar im Himmel* bekommt der keinen Stich gegen den Tod. Wir könnten es also wissen.

Aber nicht nur beste Freunde brauchen Zeit, auch Gruppen, die uns im und durchs Leben tragen (können), erfordern die Investition unseres kostbarsten Gutes. Sich mit der Zeit zu beschäftigen und auszusöhnen ist nicht nur im Hinblick auf unsere Endlichkeit und auf die Urform aller Angst, der vor dem Tod, so wichtig, sondern auch, um sie rechtzeitig richtig zu investieren. Die Serie von Zeit-Filmen in *Hollywood-Therapie – was Spielfilme über unsere Seele verraten*[8] kann diesbezüglich sehr helfen.

Die Sehnsucht nach verlässlichen Gruppen ist weiterhin groß und spiegelt sich auf allen Ebenen: im Zulauf zu Fanklubs von Fußballmannschaften bis zu Online-Plattformen wie Facebook, Insta- oder

Telegram, wobei das (Mit-)Teilen dort weniger Verbundenheit schafft, sondern viel öfter dem Schatten in die Hände spielt, wenn dort wahl- und skrupellos negative Emotionen abgelassen werden.

Betrachte ich mir unsere Entwicklungsgeschichte von Anbeginn, bin ich sicher: Wir müssen um uns herum (unter-)stützende und sogar heilende Gruppen wiederentdecken und beleben, wenn wir überleben und uns wahrhaft selbst verwirklichen wollen.

In Zeiten der griechischen Antike hatten junge Leute Mentoren und Mäzene, später übernahmen manchmal Gönner diese Rollen, wobei Letztere eher die materielle Ebene bedienten. Dabei brauchten wir die geistige der Mentoren viel mehr. Schließlich kamen väterliche Freunde ins Spiel, aber wären nicht mütterliche inzwischen mindestens so wichtig? Wir erleben heute eine wohl nie da gewesene Vereinzelung und Vereinsamung. Das Schreiben von *Glücklich mit mir selbst*[10] verdeutlichte mir drastisch, wie groß der diesbezügliche Mangel und die Bedürftigkeit inzwischen ist.

Pythagoras hatte noch eine zweigeteilte Schule mit einem großen äußeren, *exoteros* genannten Kreis, der sich um die äußeren Belange der Welt kümmerte. Dort wurde etwa der pythagoräische Lehrsatz der Mathematik praktisch angewendet. Pythagoras aber baute vor allem an dem kleineren inneren Kreis *esoteros*, dem es mehr um die Inhalte, also etwa die Symbolkraft der Zahlen, ging. Dieser innere Kreis wusste vom äußeren, aber nicht umgekehrt.

Oft träume ich von solch einem Modell für die moderne Zeit. Immerhin habe ich einen großen Kreis von LeserInnen, laut Verlagszahlen Millionen. Was wäre ein entsprechender innerer Kreis, der ungleich weitere, persönliche Begleitung ermöglichte? Schon zweimal habe ich solche Versuche gestartet, beim ersten *mymedworld* war die Zeit noch nicht reif und das Internet nicht bereit, beim zweiten täuschte ich mich im Partner, also war ich offenbar noch nicht bereit. Aber aller guten Dinge sind drei, und so liegt meine diesbezüglich große Hoffnung auf der dritten Version *Dahlke4you*, wo mich ein wundervolles Team nachhaltig und versiert unterstützt, das auch diesen mich verpflichtenden Namen erfand. Die Inhalte werde ich weiter bestimmen. Für die dazu passende Form sorgt mein weit überwiegend weibliches Team.

Sicher bin ich mir jedenfalls: Jeder Mensch braucht eine Gruppe, einen inneren Kreis, in dem er sich verstanden und geborgen fühlen kann, wo er bekommt, was früher Mentoren für den Geist und die spirituelle Entwicklung sicherstellten und Mäzene und Gönner für die weitere Entwicklung. Die Angstpandemie offenbarte das so sehr.

Hoffentlich gelingen uns allen neue, uns durch die Moderne begleitende Formen dafür, die uns tragen und bei großen Lasten erleichtern. Meinen Teil über Bücher und die erwähnte Plattform für den inneren Kreis trage ich gern dazu bei – solange es mir erlaubt und gewünscht ist.

### *2. Vertrauen in eigene Fähigkeiten entwickeln*

Dieser zweite Punkt braucht den ersten so sehr und viel mehr, als wir heute glauben. Ein Süchtiger braucht zuerst eine Gruppe, die ihm Geborgenheit, Schutz und Verständnis bietet. Auf dieser Basis kann er dann seine Eigenentwicklung in beide Hände nehmen. Darauf baut das Erfolgsmodell der Anonymen Alkoholiker, wo die Selbsthilfe vor allem aus der Gruppe erwächst. Der Film *My Name Is Bill W.* bebildert die Anfänge dieser weltweit erfolgreichsten Selbsthilfegruppe.

Auf dem spirituellen Selbstverwirklichungs-Weg suchen viele den schützenden Rahmen eines Ashrams oder in alten Zeiten auch des Klosters. Auch wenn Letzteres heute völlig aus der Mode ist, irgendetwas müssen die Nonnen und Mönche wohl richtig machen, denn sie werden bei guter Gesundheit uralt. Alzheimer ist bei ihnen weitgehend unbekannt, wie die Nonnen-Studie enthüllt, wobei ein Alter über 100 bei Klosterfrauen nichts Ungewöhnliches ist. Nirgendwo sonst kommen auch Männer der überall deutlich höheren Lebenserwartung der Frauen so nahe wie gerade in Klöstern. Es dürfte wohl die tragende Gemeinschaft sein, aus der heraus sie ihrem persönlichen Entwicklungsweg folgen können.

Hermann Hesse konfrontiert diese beiden Aspekte miteinander in seinem berühmtesten Roman *Siddhartha:* Auf der einen Seite die Gemeinschaft der Buddhisten, der sich Govinda anvertraut, und andererseits der Weg der Individuation, wie ihn Siddhartha wählt und lebt. Hesse entscheidet sich scheinbar für den Individuationsweg, denn Siddhartha findet Befreiung, Govinda zieht am Ende den Hut vor ihm. Aber auch Siddhartha findet erst in der Gemeinschaft mit dem Fährmann Vasudeva die Erleuchtung, lernt von dem alten Meister und vom Fluss. Nur auf die Gruppe zu setzen und zu hoffen, dass sie alles für einen regelt, ist sicher zu kurz gedacht. Einzig auf dem Weg der Individuation ist Befreiung wohl zu finden, wie immer wieder einzelne Verwirklichte aus aller Welt zeigten, aber dieser Weg ist ganz allein ungleich schwerer.

Der ergänzende Gegenpol zur Angstbewältigung in der Gruppe ist die Entwicklung eigener Kompetenz. Seine eigenen Fähigkeiten auszubauen ist ein guter, ja oft wundervoller Weg der Angstminderung. Was ich kann, kann mir niemand mehr nehmen und baut mich auf vielen Ebenen auf. Jeder Mensch hat Begabungen, in denen Gaben schlummern, die geweckt und gegeben werden wollen. Wer sie gern und mit Hingabe gibt, wird dabei glücklich werden und obendrein die Angst verlieren, nicht zu genügen, nicht anzukommen. Auf Englisch heißt Geschenk »gift«. Wird es zu lange nicht gegeben, verkommt es tatsächlich zum Gift.

Wer in Pandemiezeiten über die Lehre von den Viren Bescheid wusste, konnte die panische Angst links liegen lassen. Zu wissen, dass die Hälfte unseres Erbgutes von Viren stammt und all die Millionen Zellkraftwerke der Mitochondrien ein- und angestellte Bakterien sind, dass in unserem Dickdarm zehnmal so viele Symbionten, also bakterielle Mitarbeiterinnen, in bester Kooperation mit und für uns arbeiten, ließ gar nicht erst Angst aufkommen. Dieses Verständnis entlarvte die Zero-Covid-Träumer auch von Anfang an als solche. Es gab keinen Grund, den alten Streit zwischen Antoine Béchamp und Louis Pasteur ausgerechnet aufseiten von Pasteurs schon damals abwegiger, inzwischen längst widerlegter These »der gesunde Mensch ist keimfrei und steril« neuerlich aufzukochen. Schon immer und weiterhin gilt Albert Schweitzers Satz: »Ich bin Leben, das leben will, inmitten von Leben, das leben will.« Das schließt auch Viren ein, und dabei wird es wohl bleiben, auch wenn immer wieder Interessengemeinschaften wie die von Pharmaindustrie und Schulmedizin es – zur besseren Angstverbreitung und für bessere Geschäfte – lieber anders sehen. Aber nebenbei säen sie Gift.

Der sicherste Schutz vor der Angstverbreitung war die eigene Immunkompetenz. Wer seit 50 Jahren an keiner Grippewelle mehr teilgenommen und keinen Tag krankheitsbedingt ausgefallen war wie ich, fürchtete sich nicht, egal was da allabendlich im Fernsehen an Bergen von Särgen aufgetischt wurde. Stattdessen entwickelte sich Mitgefühl mit denen, die – aus welchen Gründen auch immer – Angst einjagten. Nicht an Karma zu glauben ist ja kein guter Schutz vor dessen Konsequenzen.

Die mit Abstand beste Kompetenz ist ein gutes Polster aus Urvertrauen. Das ist jene wundervolle Erfahrung aus der uranfänglichen Fruchtwasserwelt, wo wir schwerelos im körperwarmen Wasser schwebten. Weil es innen wie außen gleichermaßen angenehm warm war, konnten wir gar keine Grenzen wahrnehmen. So waren wir eins mit unserer Mutter und ihrer Fruchtwasserwelt. In dieser grenzenlosen Einheitserfahrung von Allverbundenheit entwickelt sich Urvertrauen, die Grundlage allen späteren Selbstvertrauens. Auf dieser Basis grenzenloser Weite gedeiht die Enge der Angst einfach nicht, gleichgültig mit welchen Mitteln und Tricks versucht wird, sie uns einzujagen. Von Letzteren gibt es so viele, dass sie ein ganzes Buch füllen. In *Mind Food*[6] habe ich die zugleich wichtigsten und gefährlichsten Methoden und Tricks der Manipulation beschrieben. Aber selbst sie sind chancenlos gegenüber Seelen, die zu Beginn des Lebens ausreichend Urvertrauen im Mutterleib getankt haben. Wer dagegen aufgrund von Abtreibungsgedanken und -versuchen oder ähnlichen Sabotageakten diese wichtigste Zeit des Anfangs, in der schon alles begründet liegt, nicht im Sinne dieser besten Mitgift nutzen konnte, ist auch nicht verloren. Er bekommt im späteren Leben mit jedem Einheitserlebnis oder Peak Experience weitere Chancen, sich diese beste aller Lebensgrundlagen zu sichern.

### *3. Alles wird gut – das stärkste Antidot gegen Angst*

Wenn selbst nicht des Religiösen verdächtige Menschen wie Gerald Hüther diesen dritten Punkt als den insgesamt wirkmächtigsten beschreiben, beeindruckt mich das besonders. Tatsächlich sind Menschen wie die Glaubensgruppe der eingangs besuchten Amischen am besten vor den fatalen Wirkungen der Angstmache gefeit. Getragen vom Glauben an den Heiland und Erlöser Jesus Christus, geborgen in ihrer Gemeinde und Kirche, auf ihrem persönlichen Weg zu Gott, prallten an ihnen alle Versuche, ihnen ähnlich wie den übrigen US-Amerikanern Angst einzujagen, wirkungslos ab. Der tiefe inbrünstige Glaube an das Gute, an die Erlösung, ist der sicherste Schutz auch vor den raffiniertesten *Mind-Food*-Manipulationen. Sie zu durchschauen und in einer verlässlichen Gruppe Gleichgesinnter zu entlarven, birgt wundervoll angstmindernde Chancen. Aber das felsenfeste Vertrauen, dass am Ende alles gut werde, ist der bei Weitem noch wirksamere Schutz. Oscar Wilde, kaum verdächtig, ein religiöser Eiferer zu sein, sagte es klar und profan: »Am Ende wird alles gut. Und wenn es nicht gut wird, ist es noch nicht das Ende.«

Diese drei eben besprochenen Punkte sind es, die uns in Zukunft vor ähnlichen Angstinszenierungen wie denen in der Pandemie schützen können. Wer sich weder als Teil einer Gruppe empfindet noch in seine eigenen Fähigkeiten vertraut, noch an ein gutes Ende glaubt, ist andererseits zum willfährigen Opfer der Angstschürer prädestiniert.

Dem ersten Punkt können wir uns über Eingehen von Freundschaft und Integration in eine Gruppe Gleichgesinnter nähern. Dem zweiten, indem wir unsere Kompetenz stärken. Je mehr Probleme wir aus eigener Kraft bewältigen, desto sicherer werden wir vor weiteren.

Die erlebten Lösungen prägen sich in unserem Bewusstsein ein, indem entsprechende Nervenleitungen sich bahnen und mit jeder weiteren Bewältigung stärken, bis wir über Nerven wie Drahtseile für bewährte Lösungen verfügen.

### *4. Urvertrauen gewinnen*

Urvertrauen ist in seiner allumfassenden Weite der natürliche Gegenpol zur Enge der Angst. Wer satt an in der Embryonalphase entwickeltem Urvertrauen ist, wird keine Angst mehr vor der Enge der Angst haben, sie ist ihm geradezu wesensfremd. Sind wir im Mutterleib zu kurz gekommen, lässt sich diese Erfahrung in der Regression in eine uns mittels entsprechender Bilder einge*bild*ete Fruchtwasser-Welt nachholen. Auch Schwebeübungen im körperwarmen Thermalwasser lassen diese Erfahrung erleben und diese tiefste Form des Vertrauens gewinnen. Meditation, die die Dimensionen von Raum und Zeit transzendiert, kann ebenfalls in Einheitserleben münden und in Urvertrauen baden lassen. Schließlich lassen sich auch mittels Gipfelerlebnissen oder Peak Experiences solche einmaligen Erfahrungsräume öffnen, um Urvertrauen zu tanken.

### *5. Konzentration auf das Wesentliche, den Augenblick*

Angst lebt aus der Vergangenheit oder bezieht sich auf die Zukunft. Wer im Augenblick lebt, ist frei von ihr. Sich ganz tief auf die Enge einzulassen kann helfen, sie zu transzendieren und im Gegenpol der Weite zu landen. Solch eine Erfahrung, in der bedrückendsten Enge weit, offen und frei zu werden, beschreibt Jack London in seinem letzten Roman *Die Zwangsjacke*. Die Übung des »verbundenen Atems« kann nicht selten zu dieser Erfahrung führen und auf diese Art der Angst ihren Stachel nehmen.

# VI. ANGST NOCH TIEFER VERSTEHEN

## Angstdiagnose im Körper

Auf Körperebene lässt sich Angst am einfachsten diagnostizieren und erkennen, dabei ist sie uns oft gar nicht bewusst. Wie gesehen, kann sie uns lähmen, die Knie schlottern lassen, zum Zittern oder dazu bringen, unser Heil in Flucht oder Angriff zu suchen. Sie kann unser Frontalhirn, das sonst alles einschätzt und bewertet, völlig außer Gefecht setzen und lässt uns auf die beschriebenen uralten Muster regredieren, die wir mit Tieren teilen.

Biochemisch kann Angst uns in eine vom archetypisch männlichen Pol bestimmte sympathikotone Stoffwechsellage zwingen, eine Übererregung, wo Adrenalin als erstes Stresshormon aus dem Mark der Nebenniere bestimmend wird. Um das Überleben zu sichern, werden Energiereserven mobilisiert, Herzfrequenz, Blutdruck und Muskelspannung erhöht, der Darm entleert. Aber schon bald kommt eine zweite biochemische Reaktion in Gang, bei der das Cortisol der Nebennierenrinde das Kommando übernimmt, um überschießende Reaktionen der ersten Stressantwort abzufangen. Zugleich kommen Endorphine ins Spiel, um das Ganze seelisch erträglicher zu gestalten. Als zweites Stresshormon bremst das Cortisol die von (Nor-) Adrenalin ausgelösten ersten Reaktionen und vor allem entzündliche Reaktionen. Kommt es allerdings zur Dauerangst mit entsprechend fortbestehendem Stress, wie ihn einige während der zweijährigen

Pandemiephase erlebten, zeigen sich auf Dauer gefährliche Nebenwirkungen. Die Unterdrückung des Immunsystems durch Cortisol lässt Betroffene generell anfälliger für Erreger aller Art werden, zugleich macht es anfälliger für Osteoporose. Auf Dauer verändert Cortisol wie auch schulmedizinisch verordnetes Kortison die (Lebens-) Stimmung, was bis zu Potenzproblemen reichen kann.

Um aus solchen Dauerangst- und Stresslagen zu entkommen, bleiben uns die drei erwähnten Schritte: Entweder wir verändern die Situation so, dass die Angst überflüssig wird, oder wir ändern uns und passen uns so an die Angstsituation an, dass wir damit – zumindest eine Zeit lang – leben können. Der Königsweg ist die Bewusstseinsveränderung, bei der wir die Sinnhaftigkeit des ganzen Geschehens erkennen und das Beste daraus machen. Während der Pandemie versuchte nicht nur ich, Betroffenen die geschürte Angst durch sachliche Information zu nehmen. Als das nicht gelang, weil Zensur, mediale Übermacht und offenbar mangelnde Überzeugungskraft den Erfolg verhinderten, passte ich mich an und verlegte meine Aktivitäten auf die Online-Schiene, was viel brachte.

Der dritte Schritt wäre jetzt der mögliche kollektive Bewusstseinswandel, dem ich mich in Büchern wie *Corona als Weckruf*[5] und *Mind Food*[6] widmete. Würden wir kollektiv erkennen, wie gut wir unser Immunsystem durch *Peace Food*[1] ganz konkret vor ähnlichen zukünftigen Desastern schützen können und wie uns das Durchschauen der Mechanismen von *Mind Food* vor ähnlichen Angstorgien bewahren kann, gewännen wir eine wundervolle Basis für eine körperlich und geistig-seelisch gesündere Zukunft frei von Angst vor Infektionen, Epi- und Pandemien.

### *Physiologische Angstsignale*

Schauen wir uns nun noch an, wie sich Angst in unseren Körpern zeigt. Sie kann sich etwa im eingezogenen, gleichsam zwischen den Schultern geschützten Kopf mit entsprechend verkürztem Hals offenbaren. Die Schildkröte zieht ihren Kopf bei Gefahr ganz nach innen ein, Menschen tun das, so gut es geht, ähnlich und meistens aus unbewusster Angst.

Spürbar wird Angst vor allem am Hals, den sie zuschnürt oder verengt etwa in der Angina, der Halsenge bei Mandelentzündung, wo es um Einverleibung, Verbindung und Kommunikation geht und wo die schmerzhafte Begleitmusik verrät, dass der Besitzer des Problems genug geschluckt hat. Angina-PatientInnen wollen nicht mehr schlucken, und der Schmerz warnt sie gleichermaßen, weiter zum armen Schlucker zu verkommen.

Und natürlich wird Angst an der Atmung und ihrem Thema Austausch deutlich. Die Enge der Angst kann den freien Atem(fluss) hindern, die Luftröhre zuschnüren. Wird der Ausatem kürzer und kommt es im Extrem zum Hecheln, führt das in die archetypisch männliche sympathikotone Situation.

Die Angina Pectoris, die Enge der Brust, ist ebenfalls beängstigend und kommt letztlich von verengten Herzkranzgefäßen, fühlt sich aber wie eine den ganzen Brustkorb einschnürende Angst an. Unser Seelenvogel, das Herz mit (Lungen-)Flügeln scheint sich – vor Schmerz – nicht mehr frei entfalten zu können. Das Gefühl, Luft unter seinen Flügeln zu haben, weicht beengender und bedrückender Angst.

Beängstigende Enge-Empfindungen sind seelisch meist assoziiert mit Fluchtgefühlen, einem unverarbeiteten Geburtstrauma, der Angst, stecken zu bleiben, in der Falle zu sitzen und gefangen zu sein – konkret und im übertragenen Sinn beengt und eingeschränkt, an eigenen Lebensbedürfnissen gehindert und gleichsam erstickt zu werden.

Vor Angst mögen sich uns auch »die Haare sträuben« oder gar »zu Berge stehen« wie wir es von unseren Haustierlieblingen Hund und Katze kennen.

»Sich die Haare vor Angst raufen« zielt in dieselbe Richtung. So zeigen sich an diesen Antennen und Organen der Freiheit und Macht auch die ihrer Schattenseiten.

Ein »Rettungsring« aus Hüft- und Bauchspeck lässt Betroffene oben schwimmen, allerdings auf problematischer Ebene. Fett schwimmt tatsächlich immer oben, wie seine Augen auf der Suppe so auch im Leben. Dahinter steckt die Angst unterzugehen.

Angstschweiß ist – nomen est omen – ein sicherer Hinweis auf Angst. Schwitzhände strahlen neben Angst auch Unsicherheit aus und das Gefühl, ihre Besitzer bekämen das eigene Leben nicht so recht in den Griff, rutschen nasse Hände doch auch leicht ab und bekommen Dinge nicht sicher zu fassen.

Schweißnasse kalte Hände zeugen obendrein von fehlender Kontaktbereitschaft, eine Begrüßung durch sie wirkt weder warm noch von Herzen kommend. Kalte schweißige Füße stehen für dauernde Grundangst und mangelnde Verwurzelung. In der Jägersprache steht »schweißen« für (aus-)bluten, die Lebenskraft verlieren.

Vor Angst schwitzende Hände sind in Prüfungssituationen besonders unangenehm, verraten sie doch die eigene Angst und bringen eine Ehrlichkeit ins Spiel, die ihre Besitzer lieber verbergen würden. Wer so »kalte Füße bekommt«, dass er vor der Prüfung flieht, zeigt Angst. Männern, die beim Seitensprung die Socken anbehalten, könnten die Kurzzeitpartnerinnen auch dankbar sein, denn sie tun es, um ihre kalten Füße (der Angst) in der verbotenen Situation nicht zu spüren. Und nichts kann ihre sexuelle Performance so schwächen wie die Enge der Angst.

»(Blut und) Wasser schwitzen« oder »schweißgebadet« erwachen, zeugt von Todesangst sowie permanenter Verteidigungs- und Angriffsbereitschaft. Betroffene sind immer auf der Hut und in Angst auf alles, inklusive des Schlimmsten, gefasst.

Angst, die nicht heraus darf, sondern überspielt wird, kostet bei ihrer Unterdrückung Energie und Anstrengung. Die (Er-)Lösung liegt darin, bewusstere Wege zu finden, seine Angst zu erleben und auszudrücken.

Ein scheinbarer Gegenpol zum Angstschweiß ist Mundtrockenheit – aber ebenfalls ein Angstsymptom. Der Organismus reagiert hier etwa bei Angst vor einem Vortrag, einer Rede, mit Kampfvorbereitung im Sinne von archetypisch männlicher Sympathikus-Innervation statt mit Hingabe an das Thema und archetypisch weiblicher gelöster Grundstimmung. Er bereitet sich auf Flucht oder Kampf vor statt auf schönen Austausch in gemütlicher Atmosphäre. Dabei besteht Sehnsucht nach dem weiblichen Gegenpol und zeigt sich in Durst und dem Wunsch, wenigstens die Lippen zu befeuchten.

Die Lösung liegt darin, das Überwiegen der männlich-kämpferischen Qualität zu erkennen und die eigene Motivation zu überprüfen, um sich wirklich dem Inhalt mit Leib und Seele hingeben zu können und den weiblich-seelischen Pol einzunehmen. Mit Gefühl an das Thema, die Sache heranzugehen, sich auf die Situation wirklich auch seelisch einzustellen und mitzuschwingen, kann die Mundtrockenheit auflösen und die Rede in Fluss bringen und wirkt im Gegensatz zur kämpferischen Haltung auch ungleich überzeugender.

Vor Angst kann jede(r) situationsbedingt zu zittern beginnen. Das ist geradezu sprichwörtlich. Bei der Parkinson'schen Krankheit oder Schüttellähmung tritt Zittern in Ruhephasen auf. Dieser sogenannte Ruhetremor zeigt, wie sehr Bewegungs- und Tatenlosigkeit in Angst versetzen. Beim sogenannten Intentionstremor auf dem Gegenpol beginnt das Zittern, wenn es zur Aktion kommt. Er spiegelt Angst vor der Aktivität.

Das Krankheitsbild Parkinson ist geprägt von Lähmung auf dem Boden einer generellen (seelischen) Bewegungsunfähigkeit. Es verrät, dass bei Betroffenen nur Wille und Aktion zählen. Unterdrücken lässt sich das Zittern nur durch Aktivität. Ruhe und Entspannung hingegen begünstigen den Tremor. Angst vor Versagen spielt eine große Rolle. PatientInnen sollten also ins Tun des für ihre Seele Richtigen und Wichtigen kommen.

Schulterverspannungen sind ebenfalls häufig Ausdruck von Angst. Mit den Schultern zucken bedeutet »keine Ahnung haben«, »nicht wissen« und signalisiert eine gewisse Hilflosigkeit. Wird der Kopf ständig zwischen den Schultern versteckt und diese mit solchen Schutzmaßnahmen dauerhaft überfordert, verspannen sie sich. Das kann bis zur sogenannten Frozen Shoulder, der eingefrorenen oder versteiften Schulter, oder auch zum Schulter-Arm-Syndrom führen. Die Schultern, die für unsere Haltung und Belastbarkeit stehen, sind überfordert und streiken. Die Aufgabe ist, sich mit dem Kopf wieder aus der Deckung zu wagen und starke Schultern zu entwickeln, an die andere sich sogar anlehnen können.

Atemnot wie bei Bronchitis oder erst recht Lungenentzündung kann starke Angst auslösen und anzeigen. Wenn die Atemwege, die dem Austausch dienen, dem Kontakt, der Kommunikation und der Freiheit, verengt sind, entsteht mit dem Engegefühl zugleich lebensbedrohliche Angst. Keine Luft mehr zu bekommen führt sogar meist zu Panik. Abgeschnitten von der Polarität des Ein- und Ausatmens schnappen wir nach Luft, können nicht mehr durchatmen und entwickeln oft schon bei Kurzatmigkeit Angst zu ersticken. Hier gilt es zu erkennen, was die Luft (zum Atmen) nimmt. Die Symptome verraten unbewusste Verweigerung der Kommunikation mit dem Leben: Bei Einatemproblemen wie Asthma wird Leben(senergie) nicht ausreichend eingelassen, nicht angenommen, sondern verweigert. Ausatemprobleme verhindern zu geben, den aktiven Teil der Kommunikation. Beide gehören natürlich zusammen und fördern einander, wie im Asthma deutlich wird. Wer nicht mehr ausatmet und loslässt, kann auch nicht mehr einatmen und ringt um Luft.

Die nächste Eskalationsstufe sind Erstickungsanfälle wie bei kindlichem (Pseudo-)Krupp, die auftreten, wenn die Luftwege Kontakt und Kommunikation plötzlich behindern. Der Körper demonstriert, wie die Beziehung zur Welt abbricht, der Atem nicht mehr reicht, die Lebensvorgänge aufrechtzuerhalten – ein panisches Gefühl des Stranguliert-Werdens. Diese Reaktion des Körpers zwingt dazu, im übertragenen Sinn seine Kontakte zu reduzieren, sich zurückzunehmen, den Lebensraum freiwillig zu beschränken, den Energieverbrauch zu drosseln und »weniger ist mehr« in die Lebenspraxis umzusetzen, *glücklich mit sich selbst* zu werden.

Viele Menschen räuspern sich erst mal, bevor sie zu sprechen beginnen, sie klären gleichsam die Luft- und Atemwege, machen sie und sich frei. Wer sich dauernd räuspert, ohne Worte herauszubekommen, offenbart (s)einen Zwiespalt, einerseits loslegen zu wollen, andererseits Angst davor zu haben. Wer einen Beitrag räuspernd ankündigt, der dann nicht kommt, weckt Erwartungen, ohne sie zu erfüllen. Oft wird das in der Projektion erlebt: Obwohl man auch gern einmal etwas sagen möchte, kommt man nicht zu Wort, weil andere einen nicht lassen. Dabei wird übersehen, dass man das Wort auch ergreifen und sich nehmen kann und gegebenenfalls muss. Räuspern bedeutet, um Aufmerksamkeit zu bitten oder auch Kritik anzumelden, ohne den Mut aufzubringen, sie auch zu äußern.

Im Hintergrund liegt zumeist ein Egoproblem, das es sich einzugestehen gilt: Betroffene glauben, etwas zu sagen zu haben, und trauen sich nicht, damit herauszurücken. Statt die Schuld dafür auf andere zu schieben, wäre es ehrlicher, sich die Angst einzugestehen, es könnte – weil nicht gut genug – gar nicht ankommen.

Die Lösung liegt darin, sich Gehör zu verschaffen, vielleicht durch ein einziges starkes deutliches und entschiedenes Räuspern nach dem Motto: »Achtung, jetzt komme ich!«, und dann den eigenen Worten Beachtung und Aufmerksamkeit zu verschaffen und ganz offen die eigene Meinung zu vertreten und gegebenenfalls auch konstruktive Kritik zu üben.

Der »Frosch im Hals«, das Kloß- oder Globusgefühl blockiert mit dem Hals die Brücke zwischen Kopf und Körper, den Ort der Verbindung und Kommunikation, aber auch den für Stimme und Ausdruck zuständigen Kehlkopf. Der wie zugeschnürte Hals ist ein (arche-)typisches Angstsymptom. Ohne ein Wort herauszubekommen, schneidet man sich selbst – aus der Enge der Angst – das Wort ab und bleibt stumm wie ein Fisch.

Die Aufgabe liegt darin, Bewusstsein auf die Blockade zwischen Kopf und Körper zu lenken, das Gefühl, »den Kanal voll zu haben«, zu konfrontieren und ihn mit Wesentlichem zu füllen.

Erkennen wir, wo und wie wir uns selbst im Weg stehen, etwa

einen (zu) hohen Anspruch und/oder die Angst, nicht gut (genug) anzukommen, die jede Äußerung blockiert, kann der nächste Schritt die Wandlung bringen. Ist er erst einmal identifiziert, lässt sich der Stein, den man sich selbst in den Weg legt, im nächsten Schritt entsorgen oder zum Eckstein für etwas Wesentliches verwenden. Ob wir den Kloß schlucken oder (aus-)spucken, den Frosch verscheuchen oder weglocken, es gilt, der Angst die Stirn zu bieten und in ihren Kern, die bedrückende Enge, einzudringen, bis sie sich im Gegenpol, der Weite, (auf-)löst und sich der Weg des Ausdrucks öffnet.

### *Alb- und Angstträume als Signal der Seele*

Albträume sind Hinweise auf Bewusstseinsebene für ein im Schattenreich lauerndes Angstproblem. Wir könnten sie auch als gratis Schattentherapie einstufen. Schatteninhalte drängen in der Nacht leichter ins Bewusstsein. Sie wollen im Traumbewusstsein be- und verarbeitet werden und sind der hilfreiche Versuch einer Lösung, die im Laufe des hellen Tages verweigert oder jedenfalls versäumt wurde.

Seien wir also froh über diese nächtliche Schattentherapie und schreiben ihre Inhalte sogar auf oder malen Bilder dazu. So können wir uns eigenen dunklen Aspekten und Seiten bewusst stellen und (be-)drängende und verdrängte Themen wenigstens durch die Hintertür ins Bewusstsein einlassen und mutig angehen. Unfertige Träume lassen sich auch gut als Fantasiereise weiterführen, um dabei selbst Lösungen für das symbolische Geschehen in den Traum- und Seelen-Bilderwelten zu finden. So lässt sich mit existenziellen Ängsten freiwillig und besser fertigwerden. Um den ureigenen Weg zu finden und zu gehen, ist Offenheit für seelische Wahrheiten aus dem Schattenreich unabdingbar. Carl Gustav Jung sagt sinngemäß: Um Individuation im Sinne von Selbstverwirklichung zu erreichen, ist es notwendig, sein Ich mit seinem Schatten zu vereinen.

## Die Lebens-Schule

Eigentlich leicht durchschaubar, aber für viele Menschen doch schwer zu akzeptieren, ist die Tatsache, dass das Leben oder Schicksal – oder wie immer wir diese Instanz nennen – ein Interesse hat, jeden Menschen immer wieder genau mit den Problemen zu konfrontieren, die ihn am meisten tangieren und belasten. So etwas wird dann häufig als besonderes Pech oder Ungerechtigkeit beklagt nach dem Motto: »Immer passiert ausgerechnet mir das!« Lediglich sehr bewusste Menschen können diese Beschäftigung des Schicksals mit sich und ihrem Lebensweg als sinnvoll erkennen und dankbar annehmen, weil sie so gerade mit der Nase auf die vorrangigen Lernaufgaben gestoßen werden.

Wer verschiedene Lebensgeschichten mit Abstand betrachtet, wird bemerken, wie uns immer genau das serviert wird, was gerade am dringendsten zu lernen ist. Das ließe sich auch als Gnade deuten, dass das Schicksal niemanden aufgibt, sondern (s)ein Problem so lange serviert, bis er es löst.

Das gilt selbstverständlich auch für die Enge der Angst. In diesem Sinn hat jede vom Leben heraufbeschworene Konfrontation mit einer Enge- und Angstsituation den Sinn, ein anstehendes Thema ins Spiel (des Lebens) zu bringen. Mit der Zeit können wir die jeweilige dahinterliegende Problematik durchschauen und so immer freier werden. Die bewusst hergestellte Verbindung von Auslösesituation und zugrunde liegender Urangst ist tatsächlich notwendig, um mit dem Problem im wahrsten Sinne des Wortes fertigzuwerden. Insofern ist es viel klüger, dem Schicksal und seinem Einfallsreichtum therapeutisch nachzuhelfen, die Problematik bewusst deuten zu lernen und sie damit offensiv, mutig und grundsätzlich anzugehen.

Wenn jemand mit der Enge des Anfangs bislang nicht fertigwurde und sein Leben dadurch von Ängsten erfüllt ist, wird ihn das Schicksal immer wieder in die Enge führen – keineswegs aus Bosheit, sondern in der Hoffnung, ihn irgendwann doch zu bewegen, damit ins Reine zu kommen und dieses Thema hinter sich lassen zu können. Ist etwa unser Geburtstrauma erlöst, wird es auch danach noch enge, schlecht beleuchtete Tunnel geben, aber sie lassen sich mit Gelassenheit passieren, da uns Enge und Dunkelheit nichts mehr anhaben können.

Das Prinzip ist einfach: Wirklich fertig sind wir nur mit Gelerntem, Integriertem und zu eigen Gemachtem. Die Themen werden zwar weiterhin auftauchen, aber kein Problem mehr darstellen. Nur Nichtschwimmer haben – zu Recht – Angst vor tiefem Wasser, Schwimmer nicht (mehr). Dort, wo unser Problem ist, können wir am meisten lernen und uns am schnellsten entwickeln. Der Gestalttherapeut Rollo May sagte, dass da, wo die Angst ist, der Weg ist. Deswegen ist Angst für uns so wichtig: als Wegweiser, aber auch als Herausforderung, die zur Förderung wird.

## Systematik der Angstformen

Sehr empfehlenswert ist es, sich bei der Suche nach den Wurzeln der Angst intensiv mit der eigenen Persönlichkeit und Lebensaufgabe zu beschäftigen. Andererseits lassen sich aus der individuellen Angst Schlüsse auf den eigenen Typ und die spezielle Form der Lebensbewältigung ziehen.

Dem besseren Verständnis der individuellen Angst mag eine systematische Aufteilung und Untergliederung der Angst in ein Ordnungssystem dienen. Auf diesem Weg ist es auch möglich und oft entlastend, die eigene Angst in einen größeren und allgemeineren Zusammenhang zu stellen.

### *Die Übermacht des Schicksals*

Alle Angst ist letztlich Todesangst, angefangen bei der Angst vor der Nadel, die bei Abtreibungsversuchen die Fruchtblase bedroht, über die Angst vor der Enge des Geburtskanals bis zur Angst zu verhungern oder an Krankheit zu sterben. Der Embryo und spätere Säugling ist weitgehend hilflos und fühlt sich einer überwältigenden Übermacht ausgeliefert, und wann immer sich dieses Gefühl in späteren Jahren erneut einstellt, wird diese Angst zurückkehren. Dabei ist es dann gleichgültig, ob die Übermacht in Gestalt von Gott, dem Schicksal, dem Staat, den Eltern, dem Chef oder dem Partner ausgeht.

Es ist also, wie mehrfach betont, von zentraler Wichtigkeit, an den Anfang und Beginn des Problems zurückzukehren. Können wir es hier annehmen, ist es schon zum guten Teil gelöst. Die Lösung besteht im Grunde darin, sich vertrauensvoll der Übermacht des Schicksals oder dem christlichen »Dein Wille geschehe« anzubefehlen. Andernfalls werden wir wie am Lebensanfang auch später Probleme entwickeln, uns dem Leben (oder einer geliebten Person) hinzugeben, anzuvertrauen und dabei ganz loszulassen, um eins zu werden mit diesem Menschen oder allem.

### *Yin und Yang*

Nach der Angst vor der Gottes- oder Schicksalsmacht, der Einheit, führt die nächste Differenzierung in die Polarität von Yin und Yang, von weiblich und männlich.

Das weibliche Prinzip zeichnet sich durch seine aufnehmende Art aus und die Fähigkeit, sich hinzugeben und befruchten zu lassen, um neues Leben zu schenken. Die entsprechende Angst ist, dieser großen Aufgabe nicht gerecht zu werden. Unterformen davon sind, sich nicht öffnen, nicht empfangen, nicht aufnehmen zu können, unfruchtbar und damit bedeutungslos zu bleiben. Die Schattenseite der totalen Hingabe ist Verlorengehen, Ausgelöscht-Werden. Eine weitere Grundangst des Weiblichen ist, so sehr überschwemmt und überfordert oder gar über*mann*t zu werden, dass die eigene Art im aufgenommenen Fremden untergeht oder jedenfalls zu kurz kommt.

Das männliche Yang-Prinzip lebt von der Aus- und Abstrahlung, der Verausgabung von Energie und der Fähigkeit zu befruchten. Die entsprechende Grundangst des Yang ist, sich nicht behaupten, nicht durchsetzen, sich nicht geradennachen zu können, zu unterliegen,

Machtlosigkeit zu erfahren und impotent und folglich unfähig zu bleiben. Eine weitere Form der Angst hat das Sich-Verströmen und völlige Verausgaben zum Thema und die Befürchtung, nichts Adäquates dafür zu bekommen. Hier geht es um die Angst, einem selbst würde nichts mehr bleiben, man könne leer ausgehen, ausgebrannt und kastriert zurückgelassen, völlig vom Weiblichen verschlungen und vereinnahmt werden.

### *Die vier Grundformen der Angst nach Fritz Riemann*

Der Psycho- und Astrologe Fritz Riemann beschreibt in seinem bekannten Buch *Grundformen der Angst* vier Angstpersönlichkeiten, die letztlich den vier Elementen entsprechen. Die Analogie zwischen Mikrokosmos Mensch und Makrokosmos Welt regte ihn an, von den Bewegungen und Kräften, die auf die Erde wirken, vier grundlegende Angstmuster abzuleiten und zu differenzieren. Diese Typen sind – wie immer bei solchen Einteilungen – in Reinform kaum anzutreffen, aber zum einordnenden Verständnis sehr hilfreich. Im Alltag haben wir es tatsächlich vielmehr mit einer Vielfalt von Mischungen aus den vier Grundmustern zu tun.

1.

Der erste Typ entspricht der Revolution (dem Umlauf) der Erde um die Sonne. Für ihn geht es darum, sich einzuordnen und der vorgegebenen Bahn zu folgen. Wie die Erde um die Sonne, so kreist das kleine Kind um seine Mutter. Das zugeordnete Element ist das aufnahme- und anpassungsfähige Wasser, der entsprechende Charakter der des Phlegmatikers, der sich passiv treiben lässt und das vorgegebene Spiel mitspielt. Hinsichtlich Neurosen finden sich hier die Depressiven. Die Grundangst bezieht sich darauf, Eigenständigkeit zu beweisen und selbstständig werden zu müssen, die Nähe des anderen zu verlieren und zu vereinsamen. Diese Angst vor der Individuation im Sinne Carl Gustav Jungs ist auch dem Yin-Bereich zuzuordnen.

Die Hauptangst aller Menschentypen des Elements Wasser geht in

Richtung Nichtbezogenheit. Sie fürchten, da sei nichts und niemand, für das oder den sie da sein können. Auch die Angst vor Nicht-empfinden-Können, dem Zustand, wo nichts mehr zu spüren ist, kann Wassertypen zu schaffen machen. Hinzu kommt die Angst, sich nicht einfügen, nicht anpassen zu können.

2.

Der zweite Grundtyp leitet sich von der Rotation der Erde um ihre eigene Achse ab. Dieser Mensch kreist vor allem um sich selbst und verlässt sich auch nur auf sich selbst. Er ist dem Element Luft zuzuordnen und dem sanguinischen Charaktertyp, der am ehesten zur schizoiden Neurosenstruktur neigt und schlimmstenfalls in eine Schizophrenie rutscht. Da bei ihm die Ich-Werdung überbetont ist – er ist vor allem bestrebt, sich in den Mittelpunkt zu stellen und von anderen abzugrenzen –, hat er Angst vor Hingabe und dem Sich-Anvertrauen sowie vor mitmenschlicher Nähe und überhaupt vor dem Gegenüber, dem Du.

Die Grundangst eines Menschen des Lufttyps richtet sich auf Stagnation, Unbeweglichkeit und Unfreiheit. Diese Angst ist dem Yang-Bereich zuzuordnen. Filme, die das anspruchsvoll bebildern, sind *Birdie, Beautiful Mind* und *Shine.*

3.

Der dritte Typ leitet sich von der auf die Erde wirkenden Zentripetalkraft (Schwerkraft) ab. Es ist jene Kraft, die uns an die Erde bindet und unser Abheben verhindert. Das zugehörige Element ist natürlich *Erde*, vom Charaktertyp ist der Melancholiker zuzuordnen. Im Neurosefall ergibt sich die Tendenz zur Zwanghaftigkeit. Dieser Mensch ist geprägt von der Sehnsucht nach Dauer, Beständigkeit und Verlässlichkeit. Er bevorzugt die Wiederkehr des Gewohnten, Altbekannten. In seinem Streben nach Sicherheit hat er Angst vor Vergänglichkeit und Selbstverantwortung. Es ängstigt ihn zutiefst, dass er wirklich seines eigenen Glückes Schmied sein könnte und alles im Fluss ist.

Die Grundangst des Erdtyps kreist um das Thema Unsicherheit. Er fürchtet sich vor Kontrollverlust und genereller Unkontrollierbarkeit, dem Ungreifbaren, Unstrukturierten, dem Chaos und Unfassbaren. Hier geht es offensichtlich um den Yin-Bereich. Der Film *Besser geht's nicht* verdeutlicht dieses Thema brillant.

4.
Der vierte Typ ist von der Zentrifugalkraft (Fliehkraft) abgeleitet mit der Tendenz, alles voranzutreiben. Das entsprechende Element ist das dem Yang-Bereich zugeordnete Feuer. Der Charaktertyp ist der des Cholerikers; Neurosen tendieren hier zur hysterischen Struktur und Psychosen zur Manie. Diese Menschen sind fasziniert von allem Neuen, von der Freiheit, der Veränderung und dem Wagnis. Im Gegensatz zum Erdtyp herrscht hier Angst vor allem Endgültigen, Dauerhaften, Unausweichlichen und Notwendigen.

Der Feuertyp hat Angst, kein Ziel zu besitzen, nichts zu haben, wofür er brennen könnte. Ihn beherrscht die Furcht, das Feuer im Herzen könne erlöschen und er selbst in Sinnlosigkeit versinken.

Die in *Spielfilmtherapie*[11] gedeuteten Filme *Mr. Jones* und *Silver Lining* bebildern das Prinzip wundervoll.

### *Die vier Elemente und ihre jeweiligen Lebensprinzipien*

Nach dem Urprinzipiensystem der spirituellen Philosophie lassen sich die vier Elemente – Wasser, Luft, Erde und Feuer – jeweils in drei Entwicklungsstufen weiter unterteilen, wie sie sich am deutlichsten in der astrologischen Typenlehre zeigen, die der erwähnte Psychologe Fritz Riemann in seinem anderen Buch *Lebenshilfe Astrologie* beschreibt.

Ob jemand an Astrologie glaubt oder nicht – jeder kennt sein Sternzeichen und kann sich deshalb in der folgenden Systematik finden und einordnen. Natürlich ist kein Mensch nur von diesem einen Zeichen geprägt, das sich aus dem Sonnenstand zur Geburtszeit ergibt. Bedeutsam ist auch das Zeichen, das bei der Geburt gerade am

Horizont aufstieg, der sogenannte Aszendent. Außerdem weist das Mondzeichen den Weg zur Identifizierung eigener Angst. Letztlich hat jede(r) mit Yin und Yang und daraus folgend allen vier Elementen zu tun und auch mit allen sich daraus wiederum ableitenden zwölf Lebensprinzipien, allerdings in mehr oder weniger starker und jedenfalls ganz individueller Form. Wer sich nicht mit astrologischen Begriffen und seinem Geburtshoroskop befassen will, kann das Ganze auch allein von der Ebene der Elemente und *Lebensprinzipien*[12] ableiten, wie ausführlich im gleichnamigen Buch dargestellt, oder bildlich im Seelenbilder-Buch *Die Kraft der vier Elemente*[13]. Die anschaulichsten Deutungen finden sich in *Hollywood-Therapie*[8].

Jedes Element hat drei Entwicklungsstufen: kardinal, fix und labil. In der kardinalen Anfangsphase zeigt sich das Potenzial des Elements am deutlichsten und ganz unverstellt, geradezu naiv. In der fixen Phase erreicht es seinen Höhepunkt, und in der labilen löst es sich schon wieder etwas auf. Das heißt am Beispiel des archetypisch männlichen Feuerelements: Widder repräsentiert die auflodernde (Feuer-)Energie des Anfangs, Löwe die (Feuer-)Energie in ihrer ganzen Entfaltung und Ausstrahlung und Schütze die schon wieder domestizierte feurige Kraft und innere Glut der Begeisterung.

### Die Angst der Wassertypen

Der *Krebstyp* ist urprinzipiell von Mondenergie geprägt und drückt das kardinale Wasser aus. Sein Thema ist Fühlen. Zentrale Angst haben Krebstypen davor, ungeborgen und schutzlos zu sein. Sie fürchten Alleinsein und Einsamkeit; haben oft Angst, die Eltern zu verlieren und verlassen zu werden. Hinzu kommen Ängste vor der großen feindlichen Welt, in der sie fürchten, es allein nicht zu schaffen. Schließlich beschäftigt sie auch die Angst, keinen – im übertragenen Sinne – fruchtbaren Schoß zu haben.

Der *Skorpiontyp* ist urprinzipiell von plutonischer Energie geprägt und entspricht dem verschlingenden Wasser. Sein Thema ist, die Triebe beherrschen zu lernen. Zentrale Angst hat er vor Kontrollverlust, und zwar bezüglich Körper und Seele sowie äußerem Geschehen, Menschen und Beziehungen. Er neigt dazu, Situationen zu schaffen, die in seinen eigenen Händen liegende Kontrolle gewährleisten. Hinzu kommt sowohl die Angst loszulassen – vor allem Menschen, Beziehungen, Besitz, Gewohnheiten, Zwänge, Eigenschaften – als auch die Angst vor dem Schatten, dem Tod, der Hölle und vor Machtverlust.

Der *Fischetyp* ist urprinzipiell von Neptunenergie geprägt und steht für das labile Wasser. Sein Thema ist, sich dem Leben anzuvertrauen. Zentrale Angst hat er vor Nichtteilhabe am Lebensfluss und am Ganzen. Hinzu kommt Angst vor der Welt und der (materiellen) Realität, vor Routine und Arbeit, vor konkreten Anforderungen und Verpflichtungen sowie Eigenverantwortung. Existenzangst ist hier zu Hause. Ebenso fürchtet er Hilflosigkeit und hat Angst, das Leben nicht in den Griff zu bekommen, sondern zu versagen. Flucht vor der Angst ist zwar kein Ausweg, aber ein von ihm häufig unternommener Versuch, dem Elend zu entkommen.

### Die Angst der Lufttypen

Der *Waagetyp* ist urprinzipiell von Venusenergie geprägt und steht für die kardinale Luft. Sein Thema ist Partnerschaft und Beziehung. Zentrale Angst hat er vor Entscheidungen, denn dadurch entstehen oft Ungleichgewichte, und er fürchtet Unausgewogenheit und Disharmonie und hat Angst vor dem Schatten, dem Hässlichen und der unheilen Welt. Die Polarität und die Konsequenzen der Liebe machen ihm zu schaffen. Misstrauen ist ihm genauso ein Gräuel wie der Verlust von Jugend und Schönheit.

Der *Wassermanntyp* ist urprinzipiell von Uranusenergie geprägt und repräsentiert das fixe Luftelement. Sein Thema ist, sich zu befreien und von allen Abhängigkeiten zu lösen. Zentrale Angst hat er daher vor Bindung und Nähe. Außerdem fürchtet er Normalität, Routine, alles Konventionelle, aber auch Autorität, Gefangenschaft und Festlegung. Die »Niederungen« des Lebens ängstigen ihn, fürchtet er doch allgemein die Anforderungen des Irdischen.

Der *Zwillingetyp* ist urprinzipiell von Merkurenergie geprägt und entspricht der labilen Entwicklungsstufe des Luftelements. Sein Thema ist Kommuni(kati)on, in Kontakt zu treten. Zentrale Angst hat er vor dem Fehlen an Kommunikation und in diesem Zusammenhang vor Sprachlosigkeit, Kontaktverlust, Ausdruckslosigkeit, Missverständnissen und Dummheit. Er hat Angst, in seinen Möglichkeiten eingeschränkt zu werden und keine Wahl zu haben. Besonders angstbesetzt sind für ihn Verbindlichkeit und Festlegung.

### Die Angst der Erdtypen

Der *Steinbocktyp* ist urprinzipiell von Saturnenergie geprägt und dem kardinalen Erdelement zugeordnet. Sein Thema ist, Verantwortung gegenüber dem Ganzen zu übernehmen; am meisten fürchtet er zu versagen. Hinzu kommen Angst vor Lebendigkeit, Beweglichkeit, Spontaneität, vor dem Leben, vor Strukturverlust, Autoritätsverlust, Richtungslosigkeit, Rebellion und Revolution. Er fürchtet den Zusammenbruch fester Strukturen, den Funktionsverlust und die Grenzenlosigkeit.

Der *Stiertyp* ist urprinzipiell von Venusenergie geprägt und steht für das fixe Erdelement und alle Sinnlichkeit. Sein Thema ist, die Existenz zu sichern. Zentrale Angst hat er vor Unsicherheit, darüber hinaus vor Armut und allem Immateriellen wie dem Jenseits. Ihn plagt Existenzangst, und er befürchtet, nichts wert zu sein, hat Angst vor Verlust und Beziehungslosigkeit und fürchtet, nicht dazuzugehören. Der Verlust von Bequemlichkeit und Luxus macht ihm Angst; er sorgt sich um seine körperliche Unversehrtheit.

Der *Jungfrautyp* ist urprinzipiell von Merkurenergie geprägt und gehört zur labilen Erdphase des Erdelements. Thema ist, vernünftig zu werden. Zentral ist hier die Angst vor Chaos, der Unberechenbarkeit des Lebens und dem Unüberschaubaren. Unordnung und Ungewissheit jagen Angst ein, ebenso der Verfall des Gewohnten sowie Krankheit als Zusammenbruch innerer Ordnung. Hier ängstigt vor allem Neues und Unkalkulierbares, also auch die Zukunft.

### Die Angst der Feuertypen

Der *Widdertyp* ist urprinzipiell von Marsenergie und vom kardinalen Feuerelement geprägt. Seine Themen sind Agieren und Action. Zentrale Angst hat er vor Tatenlosigkeit und Unentschiedenheit, vor Ruhe und Inaktivität, aber auch davor, sich nicht durchsetzen zu können, zu unterliegen und vor Impotenz.

Der *Löwetyp* ist urprinzipiell von Sonnenenergie und dem fixen Feuerelement geprägt. Sein Thema ist, das Leben schöpferisch zu gestalten. Von zentraler Bedeutung ist für ihn die Angst vor Blamage. Ihn prägen die Angst, nicht zu genügen, zu wenig zu leisten, nicht anerkannt zu werden, seinen Status zu verlieren, keine Rolle zu spielen. Hinzu kommt die Angst, Kraft und Ausstrahlung einzubüßen, entmannt und nicht mehr gebraucht zu werden.

Der *Schützetyp* ist urprinzipiell von Jupiterenergie und dem labilen Feuerelement geprägt. Thema ist, den Sinn des Lebens zu finden. Zentrale Angst hat er vor einer möglichen Bedeutungslosigkeit des eigenen Lebens. Er fürchtet, mit dem Urgrund des Seins nicht verbunden zu sein und dass alle Anstrengungen vergeblich seien. Angst löst bei ihm aus, für nichts mehr zu brennen und befürchten zu müssen, von Gott verlassen zu sein – oder dass es gar keinen Gott gibt. Die Vorstellung einer generellen Ziellosigkeit und drohenden Unglücks ängstigt ihn besonders. Darüber hinaus fürchtet er, der Kosmos ergäbe keinen Sinn und es existiere nur Chaos.

# VII. SPEZIELLE ANGSTSZENARIEN UND IHRE DEUTUNG

Auf Grundlage des allgemeinen Enge- und Angstmusters können spezielle Ängste auftreten, die sich an bestimmte symbolträchtige Situationen knüpfen, die zu deuten und zu durchschauen sehr hilfreich ist als erster Schritt der Salutogenese. Nach der Auseinandersetzung mit dem allgemeinen Umfeld der Angst und dem dahinterstehenden System gilt es auch noch, direkt auf die spezielle Angst etwa vor der Natur, ihren symbolträchtigen Tieren wie Spinnen, Schlangen, aber auch Gewitterstürmen einzugehen.

## Panik(attacken)

Hier handelt es sich gleichsam um Überfälle aus dem Schattenreich, die Todesangst und beklemmende Enge auslösen, sogar die Angst, den Kontakt zu sich selbst und dem eigenen Leben zu verlieren. Dahinter liegt meist eine fehlende Offenheit dem Leben gegenüber, Widerstand gegen seine not-wendigen Übergänge und Wachstumsprozesse. Vor allem aber handelt es sich um die tief gehende Berührung durch eine archaische Urkraft in Gestalt des alten Naturgottes Pan. Schon im Wort *Pan*ik klingt sein Name an. Selten ist Pan heute noch bewusst ins Leben integriert – wie etwa in der ältesten spirituellen Kommune der Neuzeit, im schottischen Findhorn. Dort war ich oft zu Besuch und erlebte mit, in wie hohen Ehren er gehalten wurde. Heute scheint

Pan längst von der Zeit überholt, im modernen Leben keinen Platz mehr zu finden. Diese Sicht aber verkennt völlig das *Schattenprinzip*. Denn gerade weil er so verdrängt und sein Anliegen, Mutter Erde und Natur, so missachtet werden, bricht er immer wieder scheinbar unerwartet in unseren Alltag ein, gleichsam aus dem Schatten(reich). Hinterhältig und aus heiterem Himmel – betonen von seinen Panik-Attacken Heimgesuchte immer wieder. Dabei ist das nicht einmal die Hälfte der Wahrheit.

Wer mit dem *Schattenprinzip* vertraut ist, müsste sich mit dieser großen alten Gottheit der Natur anfreunden und ständig mit ihr rechnen, denn alles Verdrängte muss sich über kurz oder lang aus dem Schattenreich in unser Leben drängen. Mit dem Tod haben wir das schon erlebt. Verdrängen Menschen moderner Gesellschaften den Tod aus dem Bewusstsein, kommt er durch die Hintertür wieder zurück und tobt zur besten Sendezeit in Actionfilmen durch die Wohnzimmer. Dadurch drängt er sich auch in den Schlaf, das Revier von Hypnos, der sich mit seinem Bruder, dem Gott des Todes, Thanatos, sein Reich und dessen Themen brüderlich teilt. Thanatos verbindet sich auch mit Phobos, der Gottheit der schweren Ängste, und beide hängen sich als Todesangst an Epi- und Pandemien oder an für alle Fälle eingelagerte Atomwaffen. Politiker und Militärs hoffen offenbar, uns noch schnell in Todesangst zu versetzen, bevor sie sie zünden, um alle(s) auszulöschen. Warum eigentlich? Aus wahnsinniger Angriffslust, zur Vergeltung oder aus blanker primitiver Rache? Und bevor wir wieder in die allfällige Projektionsfalle tappen: Wer hat diese Politiker gewählt und lässt sie ihre von Wahnsinn und Machtgier geprägte Politik betreiben?

PatientInnen, die Pan und seinen Energien in die Fänge fallen, setzen sich meist weder mit ihm auseinander, noch ehren sie ihn. In der Regel werden sie ihn nicht einmal in dem Geschehen erkennen, sondern vor seiner beängstigenden Energie *pan*isch fliehen und auf unterdrückende Medikamente setzen. Diese von der Pharmaindustrie gern und teuer angebotenen sogenannten Anxiolytika (Angstlöser) lösen aber nichts, sondern benebeln eher den Geist noch mehr oder führen wie die Diazepine (Valium) und Betablocker zur sogenannten psychovegetativen Entkoppelung. Das heißt, sie hindern den Körper in Gestalt seines vegetativen Nervensystems mit zu reagieren, wenn die Seele, in die Enge getrieben, Angst bekommt, gänzlich verschlungen zu werden. So wird die Angst zur abgespaltenen, isolierten Empfindung.

Aus spiritueller Sicht ginge es im Leben ums Gegenteil. Statt die Seele zu beengen und von Angst und Pan(ik) besetzen und letztlich fressen zu lassen, sollten wir ihr erlauben, sich ein Leben lang zu verkörpern und den Körper zu beseelen, ihn zu öffnen und zu weiten.

Sobald Pan eine Person oder ein ganzes Volk überfällt, gilt es, seine Rolle und seine Macht zu erkennen. Und selbstverständlich erscheint er als Schattengestalt, die natürlich auch nur aus dem Schattenreich Überfälle starten und Einfluss nehmen kann, um die gebührende Beachtung zu erzwingen.

So liegt es nahe, Pan als Urprinzip, Archetyp oder Gottheit zu erkennen und ihm entsprechend bewusst und freiwillig zu begegnen und standzuhalten. Das Märchen lehrt uns, auszuziehen und das Fürchten zu lernen, sich mit der eigenen Sterblichkeit auszusöhnen. Todesangst ist die Enge vor dem Sterben.

Um wirkliche Lösungen für unser Thema Angst zu finden und zu verhindern, dass sie die Seelen in der Beengung völlig frisst, gilt es, sich auf jene Zeiten zurückzubesinnen, als Pan noch im Licht der Bewusstheit leben durfte. In diesen alten Zeiten und in solch einem Umfeld blieben die Menschen vor seinen unkontrollierbaren Überfällen aus dem Schattenreich verschont. Im Gegenteil standen sie mit Pan auf vertrautem Fuß. Vor allem bei den Ritualen der Lebensübergänge begegneten sie ihm und erwiesen ihm die notwendige Ehre. Bei vielen Pubertätsritualen archaischer Völker beispielsweise war die Begegnung mit ihm und der von ihm beherrschten und ausgelösten Panik zentraler Punkt. Viele solcher Rite de Passage hat James George Frazer in seinem Werk *Der goldene Zweig* gesammelt.

Jugendliche mussten vor ihrer Aufnahme in die Welt der Erwachsenen lernen, Pan standzuhalten und ihre *natür*liche Todesangst zu überwinden. Zu diesem Zweck wurden sie auf ihn und sein Reich vorbereitet und konnten in aller Regel seiner Herausforderung entsprechen und seine Prüfungen bestehen. Dieses Geschehen brachte sie mit ihrer tiefsten Angst in Berührung. In der rituellen Einbindung hatte die Angst ihren Raum und beschränkte sich dann im Wesentlichen darauf – wie wir es im Angstritual des erwähnten Audio-Programms erleben. Der Film *Smaragdwald* von John Boorman (1985) zeigt solch ein Pubertätsritual des jugendlichen Helden, der, in einen Ameisenhaufen gefesselt, stundenlang wehrlos ertragen muss, wie die vergleichsweise großen Urwaldameisen sich mit ihm beschäftigen. Bei den australischen Aborigines wurden die Jungen für eine Nacht von den als Dämonen verkleideten Männern des Stammes »geraubt« und in freier Wildbahn inmitten von Mutter Natur in Angst und Schrecken versetzt. Bis zur Nase – im Stehen – eingegraben, mussten sie allen Angst- und Pan-Besuchen trotzen. Erst mit dem Morgengrauen löste sich das Grauen, und sie wurden befreit und Teil der Männergesellschaft.

Solch brutale Riten sind bei uns natürlich tabu, nur was wird dann aus Pan und unseren Urängsten, wie bewältigen unsere Mädchen und Jungen den Lebensübergang der Pubertät?

Das moderne Leben bietet der Urangst und Begegnung mit den Tiefen der eigenen Natur keine bewussten Räume mehr und dringt deshalb – uneingeladen und scheinbar hinterhältig – in alle Bereiche des Lebens ein und verwandelt Ahnungslose in AngstpatientInnen.

Da wir die Begegnung mit Pan – und damit die Konfrontation mit der tiefen Angst vor unserer triebhaften Natur nicht mehr bewusst suchen, sondern sie im Gegenteil peinlich meiden, werden wir immer häufiger Opfer seiner Überfälle, d. h. zunehmender Panikattacken.

Die Botenstoffe der Angst und Panik aus Fleischnahrung industrieller Massenproduktion erleichtern Pans Unterfangen, aber die Ursachen liegen ungleich tiefer.

Wer etwa anlässlich der Pubertät nicht erwachsen wurde, muss anschließend ständig mit Pans Begegnung rechnen. Wer, wie viele heute, unter dessen Attacken leidet, könnte prüfen, wo er Lebensübergänge nicht bewältigt hat, wo er seiner tiefen und triebhaften Natur zu wenig Respekt und Achtung zollt und nun gezwungen wird, dies über die Konfrontation mit der entsprechenden Urangst nachzuholen.

Psychologisch gedeutet hat Panik mit der Angst vor unserer eigenen tiefen Natur zu tun, vor unserer Triebhaftigkeit und damit vor der vom Intellekt kaum kontrollierbaren Urkraft, wie sie sich in Sexualität und Machtstreben äußert.

Mythologisch ist Pan jener wunderschöne, mit seiner Panflöte bezaubernde Hirtengott, der die Nymphen mit seinen betörenden Melodien anlockt. Unter der Gürtellinie hat er aber eine animalische und heute leicht als teuflisch gedeutete Bocksgestalt mit Dauererektion. So neigt er dann auch dazu, die mit verführerischen Flötenklängen angelockten Nymphen gleich nach dem Kunstgenuss zu vergewaltigen und ihnen mittels seiner unteren Flöte sein animalisches Erbe einzublasen. Der Mythos enthüllt hier die Doppelgestalt der Natur in ihrem Gott Pan. Beide sind wunderschön, haben aber auch eine dunkle Seite, die wir nicht ungestraft außer Acht lassen.

Pan lehrt uns nicht nur die Freude an der Schönheit von Mutter Natur, sondern auch, sich immer ihrer Macht bewusst zu bleiben. Diesen Kampf zwischen Kultur im oberen Bereich und Natur im unteren haben wir geerbt, und er beschäftigt auch moderne Menschen ständig. Die musische Kultiviertheit des oberen Pan erfreut uns, der untere mit seiner Urwüchsigkeit ängstigt uns. Würden wir uns mit beiden aussöhnen, müsste uns die Natur nicht so ängstigen und könnte uns die Kultur auf sicherer Grundlage noch wesentlich mehr erfreuen.

Wer diesen tiefen und heute besonders angstbesetzten Themen von Natur und Kultur freiwillig Raum in seinen beiden Lebenshälften einräumt, wird von panischen Ängsten und Pans Attacken verschont bleiben. Carl Gustav Jung sieht in der ersten Lebenshälfte die

Natur im Vordergrund, in der zweiten die Kultur. Sich all dieser Kräfte bewusst, lassen sie sich sogar gewinnbringend ins alltägliche Leben integrieren. Pan bleibt, wie alle zeitlosen mythologischen Gestalten, Teil der modernen Welt. Wir können ihn bewusst einladen und mit ihm vertraut werden, oder er wird sich Zugang erzwingen, den wir dann unbewusst erleiden. In einer Panikattacke ist er Herr der Situation und hat die Macht, all unsere Vernunft einfach abzuschalten. Angesichts seiner Gewalt und Macht erscheinen die vielfältigen Absicherungsvorkehrungen Betroffener *natür*lich lächerlich, und auch schulmedizinische Brachialmedikamente, die mehr betäuben als davor bewahren, wirken nur schwach oder gar nicht.

Eine einfache Übung, um Pan zu begegnen und sich mit ihm auseinanderzusetzen, ist, eine Nacht mit Luftmatratze und Schlafsack im dunkelsten verfügbaren Wald zu verbringen mit dem Versuch zu schlafen. Wer bewusst die Geräusche und das Leben der Natur miterlebt, wird so schnell kein Auge zutun. Ob Angst aufsteigt, hängt vom Aussöhnungsgrad mit Pan ab, dem alten Gott der Natur. Für manche mag es auf »Sterben vor dem Sterben« hinauslaufen, was Angelus Silesius und andere christliche Mystiker so sehr empfahlen. Mutter Natur und den Tod als (Er-)Lösungsweg aller Natur bewusst zu erleben ist im Grunde so einfach wie *natür*lich.

## Angst vor Tieren

Viele Ängste ranken sich um uralte Natursymbole, die im konkreten Leben kaum noch eine Rolle spielen. Trotzdem belasten und erschweren sie das moderne Leben weiterhin. So wenig wie Pan aus unserer Welt verschwunden ist, so wenig sind das auch nicht – zumindest auf der Seelenbilderebene – Tiere wie Schlangen, Spinnen und Ratten. Im Leben eines modernen Städters spielen sie so gut wie keine Rolle. Selbst im Bergland geht von den wenigen letzten Kreuzottern keine echte Gefahr aus, von Spinnen und Mäusen ganz zu schweigen.

In unseren Breiten waren sie nie sehr gefährlich für Leib und Leben, aber im übertragenen Sinn sind sie es eben doch – und noch immer. Ihre Symbolkraft ist in voller Stärke erhalten und kann uns zeigen, an welch ursprünglichen Kriterien und zeitlosen Qualitäten sich unser Seelenleben ausrichtet.

Wie bei Pan geht es um die dahinterliegende Symbolik, die in uns weiterlebt und das Leben mitbestimmt, ob uns das passt oder nicht. Menschen, die sich dem modernen Leben in seiner Vordergründigkeit und Oberflächlichkeit am intensivsten verschreiben, haben meist auch den geringsten Zugang zu Symbolen. Sie werden von den Ursymbolen und deren beängstigender Kraft am meisten heimgesucht, verwirrt und aufgestört. Es liegt in der Natur der Symbole, nicht nur zeitlos zu sein, sondern sogar weitgehend unabhängig von kulturellen und gesellschaftlichen Rahmenbedingungen bis in postmoderne Lifestyle-Welten hineinzureichen.

Um angstbesetzten Themen mit Tieren näherzukommen, bietet sich als Übung an, ein solches Tier – vielleicht gleich mittels ersten aufsteigenden Gedankens – mental auszuwählen. Es gilt, sich auf der Seelen-Bilderebene meditativ in dieses Tier hineinzuversetzen und die Welt aus seinen Augen zu sehen und seine Empfindungen nachzuvollziehen. Nach dem Eintauchen in seine natürliche Lebenswelt kann man auf die symbolische Ebene wechseln und sich fragen, was uns dieses Tier bedeutet und was es uns sagen, ja lehren will.

### *Schlangenangst*

Die Schlange gehört zu den am meisten mit mythologischer Kraft ausgestatteten Tieren. Bei verblüffend ähnlicher Symbolik wird sie in der christlich-westlichen Kultur auffällig negativ bewertet, während sie der Osten als Symbol der Wandlung und Entwicklung verehrt. Vielen Indern etwa gilt die Schlange als heilig, wie sie es auch für unsere heilkundigen Ahnen war. Priesterärzte der Antike hielten sich bei ihren Heilungstempeln die nach dem höchsten Heilgott benannten hoch geehrten Äskulapnattern. Bis heute stehen sie symbolisch für die Ärzteschaft und ringeln sich um deren Äskulapstab. Darin wird die ärztliche Aufgabe deutlich, die Schlangen- oder Kundalini-Kraft anzuregen und Menschen zu Heil und Verwirklichung zu begleiten. Die Inder gehen von der Vorstellung aus, die Kundalini-Schlange steige entlang der Energiewirbel der Wirbelsäule, unserer Weltachse, hinauf und zeige die menschliche Vervollkommnung in Richtung Erleuchtung und Erlösung an.

Dem christlichen Mythos ist die Schlange dagegen die große Verführer- und Versucherin. Das Alte Testament berichtet bildreich, wie sie Eva verführt. Nachasch, wie die Schlange im Urtext heißt, gilt als verlängerter Arm des Teufels, des Verführers schlechthin. Diese Symbolik ist es denn auch, die in den schuldlosen Tieren so vehement bekämpft wird.

Typischerweise sind aber entgegen aller (Bio-)Logik in Indien Schlangenphobien so unbekannt wie hierzulande häufig. Dabei gibt es in Indien eine Vielzahl gefährlicher Giftschlangen, deren Bisse durchaus lebensbedrohlich sind. Bei uns ist nicht die Giftwirkung, sondern das Symbol der Schlange so sehr gefürchtet. Bis heute werden weltweit viele harmlose Schlangen aufgrund ihres schlechten biblischen Rufes umgebracht.

Wer aber nichts gegen Verführung und VerführerInnen hat oder um seine diesbezügliche eigene Rolle weiß, wird mit Schlangen kein Problem haben. Selbst wer Verführung im Sinn des christlichen Bodenpersonals negativ sieht und für verabscheuenswürdig hält, wird die Schlange als deren Symbol zwar nicht besonders mögen, aber noch keine Schlangenangst entwickeln. Erst wer das Thema Verführung abwertet und seine eigene Verführernatur übersieht oder verdrängt, wird Opfer dieses Mythos und seiner nachhaltigen Angst. Er beginnt, das ins Unbewusste abgestürzte eigene Thema in der Schlange zu bekämpfen und zu fürchten. Das kann sogar so weit gehen, Blindschleichen und in Extremfällen sogar dicke Raupen und Regenwürmer mit Abscheu und Verachtung zu strafen. In Wirklichkeit bestraft so eine

Verführerin oder ein Verführer sich selbst beziehungsweise seine eigenen abgelehnten Wesensanteile.

Die konstruktiv-erlöste Lösung liegt darin, die eigene verführerische Natur (an-)zuerkennen und schätzen und genießen zu lernen. Dabei könnte die Erkenntnis helfen, dass im christlichen Bereich die Abwertung der Verführerin über weite Strecken auf ein Missverständnis hinausläuft. Ohne Evas mutigen Schritt würden wir heute noch im Paradies sitzen und uns nicht voneinander unterscheiden. Damit gäbe es auch keine Lust und schon gar keine Erkenntnis. Denn erst durch Evas Griff zum Apfel vom Baum der Erkenntnis des Guten und Bösen kam unsere Entwicklung in der Welt der Gegensätze in Gang. Nur dadurch haben wir überhaupt die Chance zu erkennen – uns selbst, aber auch Gott.

Das stärkere Argument mag heute sein, dass das Leben eigentlich erst durch Verführung, die uns an Grenzen bringt und uns nahelegt, diese Grenzen gelegentlich auch zu überschreiten, an Spannung und Reiz gewinnt. Christus selbst rät uns zu diesem Schritt in die Extreme, wenn er sagt: »Seid heiß oder kalt, die Lauwarmen will ich ausspeien!«

Schließlich ist die Schlange wegen ihrer gespaltenen Zunge noch als *falsche Schlange* ins Gerede gekommen, denn wer mit gespaltener Zunge spricht, sagt die Unwahrheit und gilt folglich als unehrlich. Die konkrete zoologische Schlange lebt *natür*lich ihre ehrliche Art, sie wird nur in der vermenschlichenden Betrachtungsweise zur Lügnerin. So hat sie auch schon im Paradies die Wahrheit gesprochen, lediglich die menschliche Verdrehung und unehrliche Betrachtung dieser Situation hat ihr den Schatten der Lüge angehängt.

Hinzu kommt bei der Schlange noch die Symbolik der Wandlung, die sich in ihrer Häutung zeigt. Auch dieses Stirb (des Alten) und Werde (des Neuen) macht vielfach Angst.

Das Gift der Schlangen kann auch ein Segen sein. Das englische Wort *gift* meint und heißt Geschenk (des Schicksals). Die Buschmeister ist eine Schlangengattung, deren lateinischer Name Lachesis auf die Schicksalsgöttin zurückgeht, deren Aufgabe es ist, den Lebensfaden zu bemessen. In der Homöopathie ist deren Gift als Arzneimittel *Lachesis* eine der großen heilenden Arzneien und also ein Geschenk des Schicksals.

Die Lösung der Schlangenphobie liegt in der Anerkennung der eigenen Verführungsbedürfnisse, sowohl aktiv zu verführen als auch sich passiv verführen zu lassen. Zur Debatte stehen außerdem die Lust auf radikale Wandlungen sowie die Extreme im Leben, die sich im plutonischen Lebensprinzip spiegeln.

### *Spinnenangst*

Da es in unseren Breiten nicht einmal potenziell gefährliche Spinnen gibt und dies in der Vergangenheit wohl auch nie der Fall war, erübrigen sich alle Ausreden und Rechtfertigungen, wie sie bei der Angst vor Schlangen noch häufig sind. Die Spinne ist nur als Symbol gefährlich, als reales Tier kann und will sie uns nichts antun. Im Gegenteil, ihre Anwesenheit in alten Häusern ist ein gutes Zeichen, steht das doch für ein trockenes gesundes Gebäude. Außerdem fangen Spinnen lästige Insekten und könnten aus diesem Grund eigentlich als Freunde und Helfer geschätzt und anerkannt werden. Aber die Symbolik ist stärker und macht die Spinne für die meisten zum ekeligen Schattentier. Nur wenige können eine Spinne problemlos und ohne Abscheu in die Hand nehmen. Die von diesem Symbol seelisch nicht Belasteten sind wohl sogar insgesamt in der Minderheit.

Was macht die Spinnen so verdächtig? Es ist einerseits ihre Lebensart und andererseits wohl auch ihr Aussehen. Biologisch gesehen haben Spinnen sehr raffiniert eine Nische in der Natur besetzt und eine Überlebensform entwickelt, die den frühen Menschen noch sehr vertraut war und lediglich in moderner Zeit in Verruf geriet: Sie sind Fallensteller. Dort, wo ihre potenzielle Beute es nicht erwartet, spannen sie ihre (fast) unsichtbaren Netze zwischen Ästen und in Fenster- und Türrahmen. Anschließend verbergen sie sich geschickt im Hinterhalt. Das ist für sie sinnvoll und lebensnotwendig, aber der wertende Mensch denkt sogleich, sie seien hinterhältig und feige. Was zur Arterhaltung naturgemäß bestens geeignet ist, wird erst durch unsere (Ab-)Wertung zum Problem.

Die Spinne stellt sich nicht dem Kampf mit ihren zum Teil größeren Opfern, sondern bezwingt sie wenig ritterlich, dafür aber umso listiger und wirkungsvoller. Wenn sich die Beute, etwa in Gestalt einer dicken Hummel in ihrem Netz verfangen und ihre Kräfte in berechtigter Todesangst bis zur Erschöpfung verausgabt hat, kommt die Spinne in aller Ruhe aus ihrem Versteck und wickelt das Opfer ein, bis es ihr in einem Kokon wehrlos ausgeliefert ist. Dann hängt sie die gleichsam als Frischhaltepackung bestens präparierte Beute in ihren schattigen Vorratsbereich. Bei Bedarf sticht sie ein und saugt ihrer gefesselten Beute bei lebendigem Leib die Lebenssäfte aus. Dieser Vorgang erscheint uns dermaßen grausam, dass wir darüber völlig verkennen, wie natürlich er ist. Raubtiere wie etwa Löwen oder Tiger, die ihre Beute auf archetypisch männliche Weise im offenen Kampf erlegen, wobei auch die Chance besteht, dass sie ihnen entwischt, gelten vergleichsweise als geradezu sympathisch. Die Spinne wählt eine archetypisch eher weibliche Methode, eben das Fallenstellen, den Hinterhalt und den sicheren Weg zum Erfolg.

Die Frage ist, warum einige Menschen mit panischer Angst auf die mit der Spinne verbundene Symbolik reagieren und andere wenig bis gar nicht. Offenbar hängt unsere Reaktion damit zusammen, wie sehr sich in unserem Wesen Spinnenhaftes verbirgt und vor allem, wie sehr uns das bewusst ist. Wer keine Tendenzen hat, anderen Fallen zu stellen, sie einzuwickeln und auszusaugen, wird den Spinnen diese Taktik auch nicht übel nehmen. Selbst wer dieses Verhalten bei sich kennt und akzeptiert, wird es anderen nicht vorwerfen. Wer aber nichts von seinem eigenen Spinnenwesen weiß und davon nichts ahnt, wird diese eigenen Tendenzen mit Abscheu bei den Spinnen beobachten und bekämpfen. Diese (un-)menschliche Projektion kostet viele Spinnen das Leben.

Letztlich bewerten wir Spinnen als ekelhaft, weil wir ihr Verhalten – Netze spannen und Fallen stellen – unpassenderweise auf die Menschenwelt übertragen, mit der Spinnen gar nichts zu tun haben. Das Verhalten der Spinne ist also gar kein Problem für uns, nur entsprechendes Vorgehen bei Menschen wäre eines. Und nur wer solche Charaktereigenschaften selbst hat, sich ihrer aber nicht bewusst ist beziehungsweise sie sich nicht eingesteht, bekämpft sie mit Vorliebe im Außen – eben an schuld- und harmlosen Spinnen. Aus eigener Erfahrung würde ich jedem, der mit einem Menschen zu tun bekommt, der unter Spinnenangst oder gar der Steigerung der Spinnenphobie leidet, raten, rechtzeitig auf solche Züge zu achten und sich auf diese Weise einiges zu ersparen.

Wer an großer Spinnenangst leidet, kann sich mit der allgemeinen Meditation *Schattenarbeit* oder einer über die spezielle Symbolik dieses Tieres sehr helfen. Über das Erkennen entsprechender Eigenschaften im eigenen Schatten und ihre Akzeptanz, lassen sich die Projektionen zurücknehmen. Vor allem bietet sich nun die Möglichkeit, sich bewusst mit diesen Charakterzügen auseinanderzusetzen und sie gegebenenfalls bewusst aufzugeben und rituell abzulegen.

Und Spinnen haben noch mehr zu bieten, was sie – wenn auch insgesamt weniger – selbst Männern verdächtig erscheinen lässt. Das kleinere Männchen wird nach der Befruchtung oft vom Spinnenweibchen verspeist. Das ist (zoo-)logisch gesehen die beste Verwendung für Männchen nach der Befruchtung.

Hinzu kommt bei den Spinnen noch ihr abstoßendes Aussehen. Ein kleiner Körper und lange dürre Beine gelten für sich genommen schon als ekelhaft. Tief in unserer Seele bevorzugen wir das Gegenmodell: einen dicken, runden Körper und kleine Beinchen wie etwa bei Marien- und Maikäfern, die allgemein als niedlich gelten. Die runde, dicke Form gilt als ausgesprochen süß. Die Spinne mit ihrer dürren Erscheinung löst dagegen Abscheu aus. Hinzu kommt bei ihr, nur kriechen und krabbeln, nicht aber fliegen zu können, was uns grundsätzlich angenehmer wäre, wollen wir doch (fast) alle hoch hinaus und uns aus den Niederungen des Lebens befreien.

In unserer Situation ist die zunehmende Spinnenangst wenig erstaunlich: (vor)täuschen, einwickeln, aussaugen und über die Klinge springen lassen liegen im modernen Gesellschafts- und vor allem Führungstrend. Selbst gelebt und nicht erkannt, wird dieses Verhalten dann stellvertretend in Spinnen bekämpft.

Der mythologische Hintergrund der Spinnenangst fasst das Thema nochmals zusammen und zeigt den Bezug zu den Mächten des Schicksals. So ist Klotho, griechisch für Spinnerin, eine der drei als Moiren gleichermaßen verehrten und gefürchteten Schicksalsgöttinnen. Sie sind Töchter von Nyx, der furchterregenden dunklen Nacht. Klotho spinnt dabei den berühmten roten Schicksalsfaden, der sich durchs Leben zieht und dem wir besser freiwillig folgen. Lachesis, die lange Schlange Buschmeister, bemisst ihn ein Leben lang, und Atropa schneidet ihn schließlich ab. Atropa Belladonna ist dann auch die Tollkirsche, die in ihrer schöne große Augen verursachenden giftigen Art schon manchen Lebensfaden gekappt hat.

Jede Spinne schenkt eine wundervolle Gelegenheit zur Bewusstwerdung, und die Angst vor ihr bietet eine Chance zu Wachstum. Auch in dieser Hinsicht könnten wir der Spinne dankbar sein, ganz abgesehen davon, dass sie ein nützliches Tier ist. Bei manchen Menschen geht diese Angst allerdings so weit, dass sie allen Tieren, die einer Spinne auch nur entfernt ähneln, wie etwa dem Tausendfüßler, mit Abscheu begegnen. Die Seele folgt der Symbolik und ihrer eigenen Logik und kümmert sich wenig um bio-logisch-naturwissenschaftliche Zusammenhänge.

### *Angst vor Ratten*

Zwar kann die Ratte ebenso wie die Spinne Angst einjagen, doch steht sie symbolisch für anderes, nämlich vor allem für Unrat und Schmutz. Außerdem wurde sie zu einem Todessymbol. Wenn die Ratten das Schiff verließen, wussten die Seeleute, es war dem Untergang geweiht. Diejenigen, die solche Zeichen zu deuten wussten, mieden das Unglücksschiff und retteten so mithilfe der Ratten ihr Leben. Was wir die längste Zeit als blanken Aberglauben abgetan haben, erscheint in einem anderen Licht, seit wir wissen, dass Tiere nicht nur die Vorzeichen von Erdbeben und Vulkanausbrüchen erkennen und sich in Sicherheit bringen. Seit Neuestem setzt man in den USA Hunde ein, um Epilepsiepatienten rechtzeitig vor einem drohenden Anfall zu warnen. In ähnlicher Weise waren also auch die Ratten aller Wahrscheinlichkeit nach recht glaubwürdige Warner vor dem nassen Tod.

Andererseits haben Ratten, beziehungsweise die auf ihnen hausenden Flöhe, während der Pestepidemien des Mittelalters den Tod gebracht. Unseren Vorfahren waren Ratten also nicht ohne Grund »ungeheuer«. Das dunkle Geheimnis um die Verbindung der Rattenflöhe mit dem Schwarzen Tod wurde erst 1894 mit der Entdeckung des Erregers Pasteurella pestis gelüftet.

Eine weitere Symbolebene ist die des Hungers und der Schutzlosigkeit, waren es doch die Ratten in den Kerkern des Mittelalters, die die Gefangenen anfielen. Hatten die Gefangenen keine Kraft mehr, die Ratten abzuwehren, war der Tod nicht mehr fern. Für die Verknüpfung von Ratten mit Tod und Untergang ließen sich viele weitere Beispiele finden. Bis heute sind Ratten in modernen Städten ein Zeichen für Armut und Schmutz, für Verwahrlosung und Verfall und lösen damit Abscheu und Ekel aus, denn sie erinnern an dunkle Zeiten und (Be-)Reiche der eigenen Seele.

Wer Ratten fürchtet, obwohl er in einer modernen Überflussgesellschaft mit hohen Hygienestandards lebt und von ihnen objektiv gar nichts zu befürchten hat, ist offenbar in Raum und Zeit verirrt, wie das bei Neurosen oft vorkommt. Nach der Reinkarnationslehre würde man erkennen, dass hier ein Erlebnis der Vergangenheit seinen Schatten in die Gegenwart wirft und es an der Zeit ist, sich im Hier und Jetzt neu und besser zu orientieren. Meist beschäftigt das Problem aber auf einer ganz anderen Ebene, etwa in Gestalt seelischer statt physischer Verwahrlosung und Verschmutzung. Geistiger Unrat hat wesentlich größere Brisanz als materieller. Er kann ebenfalls höchst entzündlich wirken und alte, nicht verarbeitete Herde und Geschwüre neuerlich aufflammen lassen. Außerdem scheint die seelische Verwahrlosung in unseren Ballungsräumen in dem Maße zu wachsen, wie die physische besser im Griff ist.

Die Aufgabe bei Rattenangst zielt also in die Richtung, zuerst einmal den eigenen seelischen Unrat zu identifizieren, das Absterbende und dem Verfall Preisgegebene im Leben zu erkennen und sich damit auseinanderzusetzen. Auch die Aussöhnung mit der Angst vor dem Sterben ist hier Aufgabe und kann das Leben erst wirklich lebenswert machen.

### *Angst vor Mäusen*

Obwohl ebenfalls ein Nagetier, hat die Maus gegenüber ihren schlecht beleumundeten Verwandten doch einen entscheidenden Vorteil: Sie entspricht mit ihren runden Äuglein selbst im ausgewachsenen Zustand dem Kindchenschema, das uns als angenehm süß und arglos erscheint und sogar Beschützerinstinkte in uns auslöst. Mit den niedliche Kunstfiguren Micky und Minnie Maus, die mit ihren kindlichen Streichen die Kinderherzen eroberten, brachten sie es sogar zu weltweiter Beliebtheit. Ein vergleichbarer Siegeszug wäre einer Ratte nie möglich gewesen. Das weltweite Mäuseimperium des Disney-Konzerns mag als Beleg dienen: Disney hatte mit dem Mondprinzip auf den richtigen Archetyp gesetzt.

Bei der Angst vor Mäusen geht es vor allem um erotisch-sexuelle Assoziationen, die die blitzschnellen süßen Mäuse, die wirklich überall hinkommen, auslösen. So eine Maus vermag auch unter jeden Rock zu schlüpfen – und gar nicht so selten in der Vorstellung auch in die engsten und verborgensten und vor allem intimsten Geheimplätze, die sich darunter befinden. Vor allem verschwinden die Mäuse immer im Loch. Das lässt sie vielen (Frauen) als besonders bedrohlich erscheinen. Darüber hinaus sind sie völlig unkontrollierbar und wirken von daher doppelt gefährlich.

Bei der Mäuseangst kann als Komponente noch die Furcht vor Schmutz und Verwahrlosung hinzukommen und eine mehr oder weniger große Rolle spielen. Immerhin gibt es Mäuse vor allem in Räumen, wo es mit der Hygiene und der Vitalität der Hauskatzen nicht zum Besten steht.

Wo Geld mit dem Ausdruck *Mäuse* umschrieben wird, dürfte vor allem die große und manchmal eben auch gefährliche Beweglichkeit des Geldes mit der Schnelligkeit der Mäuse assoziiert werden. Möglicherweise schwingt auch wieder der Bezug zu Schmutz mit. Geld sei schmutzig, heißt es, nur fruchtet diese Mahnung heute weniger denn je. Eher setzt sich die Erkenntnis durch, *Geld stinke nicht,* selbst wenn es noch so schmutzig ist.

Wer also auf eigentlich harmlose Mäuse mit Angst reagiert, könnte sich im Rahmen einer Meditation auf die Suche begeben, welcher der genannten Aspekte bei ihm im Vordergrund steht. Diesen nicht nur zu finden, sondern sich mit ihm auszusöhnen, lautet die Lernaufgabe. Es könnten sich also unterdrückte sexuelle Eroberungs- und Verführungswünsche hinter der Angst verbergen. Möglicherweise wurzelt die Angst auch in unbewussten Problemen mit der eigenen dunklen Seite der Begierden. Vielleicht stehen sogar schmutzige Fantasien bei dieser Angst Pate, hausen Mäuse doch in verborgenen, dunklen Löchern, von wo sie schnell, unerwartet und unkontrollierbar in unser Leben eindringen. Außerdem sind sie sehr fruchtbar und schwer zu erwischen und einzufangen.

### *Angst vor Hunden und (Seelen-)Wölfen*

Bei der Angst vor Hunden ist in unserem Zusammenhang nicht die gut begründete Furcht vor außer Kontrolle geratenen Kampfhunden gemeint. Diese Angst ist gesund, kann sogar Leben retten. Wer aber grundsätzlich vor Hunden mehr als Respekt hat und sich zum Beispiel vor ihnen mehr ängstigt als vor Autos, darf sich hier Neurose-technisch angesprochen fühlen.

Der Urahn unseres heutigen Haustieres Hund ist der Wolf. Dieser gibt in der Mythologie ein schreckliches Bild ab, wenn wir etwa an den verschlingenden Wolf denken, dem Rotkäppchen zum Opfer fällt, oder den Fenriswolf germanischer Mythen. Dieses negative Bild ist höchst irrational. Zoologisch gesehen käme Kiplings Darstellung im *Dschungelbuch* der Wahrheit näher, denn Wölfe haben einen geradezu rührenden Familiensinn und sind durchaus bereit, nicht nur die eigenen, sondern auch Adoptivkinder bei sich anzunehmen. Das Schicksal von Romulus und Remus in der Legende um die Gründung der Stadt Rom greift diesen Aspekt auf.

Der Mythos nimmt auf all diese wissenschaftlich belegbaren Fakten keine Rücksicht. Für ihn gibt es den Seelenwolf, ein verschlingendes Monster als Symbol des Schattenreiches. Dieser steht für das Unzivilisierte, das wilde Leben außerhalb gepflegter Bahnen und Normen. Rotkäppchen, jenes präpubertäre, noch unschuldige Kind des Märchens, wird eindringlich davor gewarnt, nur ja nicht den offiziell vorgegebenen Weg zu verlassen – und genau das kann es sich natürlich nicht verkneifen. So landet es prompt beim bösen Wolf, der die wilde, freiheitsliebende Natur des Mädchens darstellt. Hier geht es um Fressen und Gefressenwerden, um Verschlingen und ganz allgemein um die ebenso »unmenschlichen« wie natürlichen Gesetze der freien Wildbahn.

Besonders deutlich wird es bei der Angst vor dem großen schwarzen Hund, der mythologisch dem berüchtigten »schwarzen Mann«, den fast alle Kinder fürchten, nahesteht. Beide sind Höllenwesen. Im schwarzen Hund begegnet uns Zerberus, der Höllenhund, der die Unterwelt und damit das erschreckende Reich der Schatten bewacht.

Einstmals mag es sogar wirklich eine allgemeine Bedrohung der Menschen durch hungrige Wölfe gegeben haben. Wirklich gefährlich ist der Wolf und in seiner Folge auch der Hund vor allem als Symbol verschlingender Wildheit. Aggressives Bellen und Zähnefletschen können solche Seelenbilder noch verstärken. Wer also vor Hunden zurückschreckt und in irrationale Angst gerät, könnte sich auf die innere Suche nach der eigenen unbewussten Aggressivität begeben sowie nach seiner verdrängten Lust, zu verschlingen und sich fremdes Leben einzuverleiben, kurz gesagt nach seiner eigenen wilden Natur.

Der reißende Wolf stellt heute keine Gefahr mehr für Menschen dar, in der Seelenbilderwelt lebt er aber sehr wohl weiter. Wenn er uns schon beim Anblick eines harmlosen Pudels in den Sinn kommt, wäre das ein Hinweis, wie lebendig er tief im eigenen Unbewussten ist, wenn auch dort sorgsam weggesperrt. Der schwarze (Höllen-)Hund erinnert direkt an den Schatten und zeigt, welche gewaltigen Energien ganz tief versteckt in uns schlummern und auf Anerkennung und Wandlung warten. Hier kann natürlich erhebliche Angst auftauchen, das dünne Eis der Zivilisation könne brechen.

Andererseits stehen Hunde auch für Treue und Anhänglichkeit. In seltenen Fällen kann die Angst vor Hunden somit einen gewissen Bezug zu deren sprichwörtlicher Treue haben. Allerdings wird nicht eingestandene und nicht gelebte Treue in der Regel kein großes Schattenproblem sein, sehr wohl aber der eigene wilde Freiheitsdrang. Kaum jemand neigt dazu, seine Treue zu verdrängen. Viele aber wollen von ihrer tierischen Seite nichts wissen. Insofern lässt sich zwar auch die Treue symbolisch leicht an Hunde knüpfen, aber Hunde erscheinen unserer Seele hauptsächlich wegen ihrer potenziellen Wildheit und animalischen Kraft bedrohlich.

### *Angst vor Katzen*

Im Gegensatz zum treuen Hund symbolisiert die Katze Unabhängigkeit – sogar bis hin zur Treulosigkeit. Weniger an »ihre« Menschen als an ihr Revier gebunden, lässt sich die Katze im Gegensatz zum Hund auch schlecht besitzen oder gar erziehen. Sie geht, wann es ihr gefällt und wohin sie will. Aus menschlicher Sicht spricht man daher schnell abwertend von der *falschen Katze,* doch gehört die Ungebundenheit einfach zu ihrem Wesen. Nur Clowns würden im Zirkus dressierte Hunde vorführen. Aber dressierte (Raub-)Katzen, das ist noch immer etwas Besonderes, weil Gefährliches und Beängstigendes.

Der Ausdruck »falsche Katze« bezieht sich vor allem auf deren ambivalente Tendenzen. Nachdem sie gerade eben eine Maus langsam zu Tode gequält hat, springt sie mit noch blutigem Mäulchen zum Schmusen auf den Schoß.

Wurden Freiheit und Unabhängigkeit aufgrund der eigenen Lebensgeschichte verdrängt, können sie natürlich Schattencharakter annehmen. Der Anblick einer Katze wird dann dieses Thema anklingen lassen und angstvollen Schrecken auslösen, wie er von jedem ungelebten Lebensaspekt ausgeht.

Wie Hunde sind auch Katzen mit der Aggressionsthematik verbunden. Bei der Katze spielt aber eine archetypisch weiblichere Komponente hinein und weist eher in Richtung der Lustmörderin, weil – wie erwähnt – auch allerliebste Hauskatzen den raschen und fast übergangslosen Wechsel von Schmusen zum Töten leben. »Ich hab dich zum Fressen gern«, ist eine alltägliche Erfahrung für eine Katze auf Mäusejagd.

In der Katze kommen sich der Kriegsgott Mars und die Liebesgöttin Venus sehr nahe, daher ist sie auch ein so ungemein erotisches Tier. Keine Frau würde einen Pelzmantel aus Hundefell tragen, aber manche gern von Großkatzen.

In der Mythologie entstand aus der Verbindung von Mars und Venus nicht von ungefähr der Gott Eros-Amor der (körperlich-erotischen) Liebe – wobei Eros ursprünglich eine noch viel umfassendere mythologische Gestalt war. Vor diesem Hintergrund kann die Angst vor Katzen auch auf ungelebte Erotik hindeuten. Erotik vermag bei aller Lust und Schönheit mit ihrer für manche unheimlich starken Energie eben auch Angst auszulösen.

Mit dem Rot geschminkter Lippen und bemalter Nägel lassen viele Frauen noch die blutigen Krallen und das blutverschmierte Schnäuzchen der Wildkatze durchschimmern. Solche Aggressionswerkzeuge in Mars' Farbe sind eine gewisse Herausforderung für Männer, es zu wagen, sich mit solchen Raubkatzen einzulassen. Die Frage, wer hier wen vernascht und wer mit wem spielt, bleibt offen.

Die Angst vor Katzen kann so auch die für viele beängstigende

Nähe von Yin und Yang symbolisieren oder eigene Unehrlichkeit, die wir der *falschen Katze* unterstellen. Die Katze ist als Tier nicht falsch und unehrlich, wenn sie – ihrem natürlichen Wesen folgend – in einem Moment auf dem Schoß schnurrt und im nächsten tötet. Menschen können aber durchaus falsch sein und falsch spielen, und das kann sich in Angst vor den ehrlicheren Katzen ausdrücken.

Den Unterschied zwischen Hund und Katze hat mal ein Freund folgendermaßen beschrieben: »Stirbt ein Hundebesitzer, wird der Hund neben ihm wachen, bis er ihm in die Anderwelt folgen kann. Stirbt die Versorgerin einer Katze, wird diese sie auffressen.«

## Angst vor Natur(-Gewalten)

### *Blitz und Donner*

Die Angst vor Blitz und Donner ist sicher so alt wie die Menschheit. Heute müsste sie allerdings dank wissenschaftlicher Erkenntnisse über elektrische Entladungen und moderne Schutzvorrichtungen sowie anhand normaler Erfahrung und rationaler Logik längst überwunden sein. In der Stadt richten Gewitter eigentlich kaum mehr Schaden an. Selbst auf dem Land brennen nur selten Bauernhöfe nach einem Blitzschlag. Rein statistisch spielen Todesfälle durch Blitzschlag keine Rolle, ihr Anteil ist zu klein, um ihn in der Sterblichkeitsstatistik überhaupt auszuweisen. Verglichen mit der Zahl der Straßenverkehrsopfer sind sie komplett zu vernachlässigen. Niemand glaubt mehr, der Blitz käme aus der Hand von Göttervater Zeus oder Thors Hammer stecke dahinter. Die ehedem den Göttern zugeschriebenen Urgewalten des Himmels sind inzwischen restlos entmystifiziert.

Trotzdem lösen Naturgewalten wie Gewitter nicht nur bei Kindern panische Angst und Schrecken aus. Liegt es daran, dass sie unbewusst größere und höhere Gewalten im Spiel wähnen, die sich unserem Einfluss entziehen und die wir nicht kontrollieren können? Naturwissenschaftliche Erkenntnisse und statistische Werte wirken da plötzlich eigenartig dürftig und wenig überzeugend. Blitz, Donner und sintflutartige Regenfälle erschüttern uns weiterhin und wecken als Zeichen des Himmels unsere Angst vor höheren Mächten, die, von uns nur oberflächlich und notdürftig verdrängt, sich blitzend und donnernd zurückmelden.

In der Luft liegende, geradezu knisternde Hochspannung kann außerdem ein Hinweis auf die eigene, nicht eingestandene Seelenspannung sein. Drastische Entladungen des Gewitters mahnen möglicherweise vergleichbare, dringend notwendige Prozesse im eigenen Leben an. Überhaupt ist das äußere Gewitter eine Erinnerung an stets drohende innere Gewitter, die den eigenen Organismus, die eigene Partnerschaft oder Familie erschüttern können. Wer solche Entladungen im eigenen Kreis nicht fürchten muss, wird auch noch so dramatischen Naturschauspielen gelassen begegnen können.

### *Angst vor Sturm*

Auch Stürme sind nur Spannungsausgleiche der Atmosphäre zwischen Hoch- und Niederdruckgebieten. Aber sie können gefährlich sein, und die Gefahr steigt offensichtlich mit den laufenden Klimaveränderungen.

Beim Sturm ist die Spannung so groß geworden, dass die Wiederherstellung von Entspannung und Harmonie eine bedrohliche Dynamik annimmt. Insofern erinnert uns Orkanwetter an die Stürme des eigenen Lebens. Sie kommen ebenfalls nur dann zustande, wenn zu lange ein Ungleichgewicht geduldet und oftmals sogar verteidigt wurde. Irgendwann erhöht sich die Spannung so sehr, dass der Ausgleich mit Gewalt geschieht.

Wer Angst vor Stürmen hat, mag sich in eigener Regie oder mit meiner CD *Selbstheilung*[14] auf die Suche begeben, welche Stürme ihm ins Haus stehen könnten und Angst auslösen. Innere Stürme können im Vorfeld mittels rechtzeitig ausreichend frischem Wind besänftigt werden. Rechtzeitige Vorbeugung ist immer besser als gar keine Bewegung.

### *Angst vor Erdbeben, Vulkanausbrüchen, Tsunamis*

Die erwähnten Naturkatastrophen treten nur in bestimmten Regionen der Erde auf und sind im deutschsprachigen Raum kaum zu befürchten. Trotzdem können sie irrationale und damit neurotische Angst auslösen. Wahrscheinlich liegt das an der Erschütterung von Allmachtfantasien moderner Menschen, die sich einbilden, mittels technischer Errungenschaften vollständig unabhängig von den Einflüssen der Natur zu sein. Naturkatastrophen zeigen unsere Kleinheit und Ohnmacht gegenüber der Schöpfung und können uns verdeutlichen, wie noch immer »Sein Wille geschieht« oder der von Mutter Natur oder Mutter Erde. Wer also beim Gedanken an Erdbeben in Angst und Panik gerät, könnte sich fragen, inwieweit er im übertragenen Sinn sein Leben auf unsicherem Boden (auf-)gebaut hat. Wer auf Erschütterungen gefasst ist und damit rechnet – auch solchen, die unser Leben völlig umkrempeln, auf den Kopf stellen und möglicherweise sogar gefährden –, wird sich nicht fürchten.

Ähnlich wie Stürme im Luftreich, Überschwemmungen aus der Wasserwelt, Feuersbrünste aus dem Feuerreich dienen Erdbeben »nur« dem Spannungsausgleich und damit der Wiederherstellung verloren gegangener Harmonie.

Die Tektonik lehrt uns, die Bewegung der Erdplatten als natürlichen Vorgang der Erdentwicklung zu sehen. Von Zeit zu Zeit müssen offensichtlich auch wir Menschen zu neuer Struktur und Ordnung finden, wenn die Verwerfungen zu spannungsgeladen werden. Natürlich ist es sinnvoll, die Erschütterungszonen zu kennen, um sich entsprechend einstellen und vorbereiten zu können. Zum Glück lassen sich solche Verwerfungen im Leben im Vorfeld bearbeiten. Das ist anspruchsvoll, aber möglich. Wer das nicht rechtzeitig beherzigt, kann natürlich von inneren Erdbeben erschüttert werden.

Tipi-Zelte nordamerikanischer Indianervölker waren bei Erdbeben grundsätzlich weniger gefährdet als die Bauten moderner sesshafter Dauersiedler. Wir gehen (zu) gern und (zu) oft davon aus, für immer und alle Ewigkeit zu bauen und zu leben. In dieser Situation können Erschütterungen uns daran erinnern, nur Gäste auf dieser (Mutter) Erde zu sein. Es wäre vorteilhaft für alle, sich auch wie solche zu benehmen und vor allem damit zu rechnen, irgendwann unsere Zelte auch wieder abbrechen zu müssen.

Wen die Angst vor Vulkanausbrüchen plagt, der darf sich fragen, in welcher Hinsicht sein eigenes ungelebtes inneres Feuer explosionsartig an die Oberfläche drängen und die Fassade seines Lebens ernsthaft gefährden könnte. Wer im übertragenen Sinn auf einem Vulkan lebt, wird natürlich durch äußere Vulkane daran erinnert. Zu klären ist dann auch die Frage, ob die Angst vor dem unerwarteten Ausbruch im Vordergrund steht oder die Furcht, von glühender Lava begraben zu werden. Es geht also darum, ob uns die eigenen Lebenskonstruktionen um die Ohren zu fliegen drohen oder wir befürchten müssen, von nicht beachteten, vernachlässigten glühenden Bedürfnissen aus tiefsten Schichten eingeholt, überrollt und verschüttet zu werden. Wiederum ist jede spezielle Angst ein deutlicher Hinweis, sich Ventile und rechtzeitige Entlastung zu verschaffen.

Angst vor Überschwemmung oder Tsunamis weist darauf hin, dass wir das Meer der eigenen Gefühle als bedrohlich erleben. Wie bei einem Tsunami könnten riesige Gefühlswellen alles überspülen und uns nicht nur den vermeintlich sicheren Boden unter den Füßen wegreißen, sondern auch die komplette Lebensbasis nehmen. Ein Tsunami entwickelt sich *natür*lich durch die Verbindung von Erdbeben oder Vulkanausbrüchen mit den Meeresfluten, wodurch deren Deutung auch hier gilt.

### *Angst vor tiefen Wassern*

Hinter der verbreiteten Angst vor der Tiefe eines Sees oder des Meeres steht die Furcht unterzugehen – nicht nur in der Seelenwelt des Wassers, aber eben auch dort. Wo das Wasser noch obendrein dunkel ist wie etwa in Moorseen, wird die vor dunklen Wassern noch zunehmen. Die Bedrohung durch die Dunkelheit des Unbewussten, des Schattenreiches, wird symbolisch so noch deutlicher. Wasser als

Seelenelement kann allen Angst einflößen, die mit ihrer Seele nicht vertraut und verbunden sind. Sogar eine Sportschwimmerin, die es bis zu Olympia gebracht hatte, bekannte ihre Angst, in einem See zu schwimmen. Sie fühle sich nur in den Bahnen des Hallenbades sicher. Das erscheint wie ein Widerspruch. Aber im Schwimmbad sieht man immer den Grund, in Seen und erst recht im Meer meist nicht. Nur Letzteres löst Ängste vor Versinken in den Seelentiefen des Unbewussten aus.

Im Gegensatz zur Angst vor Blitz und Donner ist die vorm Ertrinken durchaus realistisch. Allein in Deutschland ertrinken im Jahr zwischen 200 und 300 Menschen. Dabei trägt uns Wasser, wenn wir uns ihm ruhig und vertrauensvoll hingeben. Sobald wir die Arme nach oben über den Kopf nehmen, schweben wir fast alle. Ertrinken geschieht erst in Verbindung mit Angst und Panik und wenn man gegen alle angeborenen Reflexe unter Wasser einatmet. Dabei spielt also die Unvertrautheit oder gar das feindliche Gefühl zur Seelenwelt, die sich im Wasser spiegelt, die Hauptrolle.

Wer dagegen mit der Wasserwelt ausgesöhnt ist und lernt, wie ein Fisch darin zu schwimmen und zu schweben, wird keine Angst vor dem Ertrinken haben.

So lässt sich im Gegenteil die Leichtigkeit des Seins genießen, wie wir in TamanGa in unserer speziellen Wasserwelt mit körperwarmem oder frischem Wasser anregen, um mit seiner Seele leicht und genussvoll in Einklang zu kommen. Andererseits ist eine gesunde Angst vor dem Seelenelement Wasser durchaus lebenserhaltend, solange wir mit der eigenen Seele nicht ausgesöhnt sind. Ideal ist in diesem Fall das Ritual zur Angstlösung, um sich der noch undurchsichtigen Seelentiefe zu stellen und mit ihr anzufreunden. So genussvoll wie unterstützend ist es dazu, sich gleichzeitig im konkreten Wasser spielerisch mit Übungen wie Schweben und Delfinschwimmen, wie wir es in den Seminaren in Montegrotto lernen, zu beschäftigen, um auf diese sinnlich-lustvolle Art der eigenen Seele näherzukommen und ihr Freund zu werden. Vor guten Freunden ist Angst natürlich überflüssig. Schwimmen zu lernen wie ein Delfin ist dabei besonders hilfreich mit der einfachen, den großen Meeressäugern abgeschauten Technik, die so rasch berührende Erfahrung in der Seelen-Wasser-Welt schenkt.

### *Höhenangst*

Aufstiegshöhe und auf der Kehrseite Absturz und Fall sind uralte Themen des menschlichen Entwicklungsweges. Jeder Aufstieg ermöglicht den Absturz. Luzifer war Gottes Lieblingsengel und sein Sturz in die Niederungen der Menschenwelt besonders tief. Das ist einer der zentralsten Mythen unserer Kultur. Aus dem Zacken beziehungsweise Smaragd etwa, der ihm beim Sturz aus der Krone fiel, wurde der Heilige Gral geformt. Außerdem ist es eine elementare menschliche Angst, aus großer Höhe in die Tiefe zu stürzen. Nur wenige Menschen sind so schwindelfrei, ruhig und entspannt, um an einem Abgrund stehen zu können.

Das bei Höhenangst vor allem auftretende Symptom des Schwindels ist schon rein sprachlich sehr deutlich: Man macht sich etwas vor, beschwindelt sich selbst bezüglich seiner Position im Leben. Je unseriöser ein Aufstieg war – oder jedenfalls der eigenen Seele unseriös erschien – und je höher er hinaufführte, desto größer die Angst vor dem Fall. Hierbei hängt wieder alles von der Bewusstheit ab. Wer sich darüber im Klaren ist, über wie viel wackelige Stufen mit wie vielen Tricks sein Aufstieg verbunden war, den braucht nicht Höhenangst an die Problematik seiner erreichten Position zu erinnern. Sie (be-)trifft diejenigen, die sich bezüglich ihres Aufstiegs etwas vormachen und Dinge auch vor sich selbst schönreden und zurecht-schwindeln.

Die seelisch mit dieser Symptomatik verbundene Aufgabe lautet, die labile Sicherheit der erreichten Position und der eigenen Standpunkte nachträglich zu konfrontieren und rückversichernd zu bearbeiten. Nicht gerechtfertigte Aufstiege lassen sich nachträglich untermauern, überzogene Positionen seriös überarbeiten. *Hochmut kommt vor dem Fall*, weiß der Volksmund. Ihn zu konfrontieren und in Demut zu wandeln, kann den Fall im eigenen Fall erübrigen.

Andererseits ist es hilfreich, die Füße – gleichsam rituell – bewusst fest auf den Boden zu stellen und von dieser sicheren Basis auf Mutter Erde Vertrauen zum Luftreich zu entwickeln, um später den sicheren Boden des Vertrauten, Gewohnten auch für einige Zeit verlassen zu können und sich im übertragenen Sinn auf gedankliche Fantasiereisen und spirituelle Höhenflüge einzulassen.

Höhenangst ist daher eine gute Chance, sich seiner Basis und Grundlagen zu versichern und letztlich damit auszusöhnen, dass jedem Aufstieg ein Abstieg folgt, wie es das Glücksrad der 10. Tarotkarte zeigt. Hermanubis, der lichte Gott, steigt auf, Typhon, das schlangenhafte Ungeheuer, ab. Aber anschließend, wenn das Rad sich weiterdreht, wird sich das umkehren.

Allerdings lässt sich der Abstieg auch freiwillig vollziehen, zum Beispiel als bewusster Ab- und Einstieg in die Tiefen eigener Seelenbilderwelten des Schattenreiches. Zwar kann das ebenfalls wehtun, aber die Freiwilligkeit lässt es heilsamer und damit letztlich auch befriedigender erscheinen. Aussöhnung mit dem archetypischen Thema des Sündenfalls und die Anerkennung von Aufstieg und Fall als unumgängliche Stationen des Lebenskreises, sind entscheidende Schritte auf dem Weg zu sich selbst.

### *Flugangst*

Symbolisch nicht weit entfernt von der Höhenangst ist die Flugangst. Fliegen war und ist ein Synonym für Freiheit und Unabhängigkeit sowie für die Möglichkeit, abzuheben und in höhere Sphären vorzudringen, ja davonzuschweben in Bereiche, die eigentlich Göttern und anderen himmlischen Wesen vorbehalten sind.

Flugangst beinhaltet auch die Furcht, Bodenkontakt und -haftung zu verlieren. Die Angst vor Höhenflügen beinhaltet sowohl die, in die Luft zu gehen, als auch abzustürzen. Angst vor konkreter Enge kann im Flugzeug noch hinzukommen, kann der enge, lange Flugzeugleib doch Assoziationen an die Erfahrung kurz vor der Geburt hervorholen. Wie schon im Mythos von Ikarus und Dädalus liegen Höhen und Tiefen, Aufstieg und Absturz immer nahe beieinander.

Heute ist Fliegen auch ein Symbol für die banalere Möglichkeit, dem Alltagsstress zu entfliehen und in schöne Urlaubsgefilde zu entkommen, wo Burn- und Bore-out noch unbekannt sind und ein ruhiger Rhythmus durch ein beschauliches Leben trägt.

Wer Angst vorm Fliegen hat, gesteht sich eigene Freiheitstendenzen und die Sehnsucht nach Unabhängigkeit seiner Seele nicht ein.

Nicht zufällig sprechen alte Weisheitslehren vom Seelenvogel, der sich in höhere Welten aufschwingen will. Er lebt als Herz mit Flügeln in unserem Brustkorb, kann aber jederzeit, wenn es ihm in diesem Körbchen zu eng wird, etwa auf den Schwingen des »verbundenen Atems«, in höhere Welten entschweben.

Die Lust auf Freiheit und Unabhängigkeit wird besonders in Situationen wach, in denen die Seele sich beengt, gebunden oder sogar gefesselt fühlt. Symbole der Freiheit wie Fliegen erinnern dann an die eigentliche Aufgabe und ihr höheres Ziel und werden mit Angst bekämpft und abgewehrt. Dabei würde hier gerade die Chance liegen, sich mehr Freiheit und Spielraum in luftigen Sphären der Fantasie zu gönnen und den Himmel im übertragenen Sinn zu erobern.

### *Angst vor Nacht und Dunkelheit*

Was bei der Panik schon anklang, setzt sich hier fort. Die Angst vor der Nacht tritt sehr häufig bei Kindern auf, kommt aber auch bei Erwachsenen vor und wird medizinisch als Nyktophobie bezeichnet. Die Nacht steht für Dunkelheit und Weiblichkeit zugleich. Als dunkle Seite des Tages – der 24 Stunden, die wir Tag nennen – untersteht sie dem Mond als dem weiblichen, reflektierenden Licht. Wer Angst vor der Nacht hat, fühlt sich von ihr unbewusst an seine eigene dunkle und/oder weibliche Seite erinnert. Ist diese unterdrückt oder im Leben nicht in entspannter Weise integriert, können ihre Symbole zum Angst auslösenden Problem werden. Die Angst kann dann bereits mit der Dämmerung, die die Nacht ankündigt, hereinbrechen. Das Unbewusste erkennt die Nacht symbolisch als weibliche Seite und Schatten des hellen Tages und fürchtet, im Dunkeln dem Schattenreich ausgeliefert zu sein. Nachtangst verrät insofern Hilflosigkeit gegenüber dem eigenen Schatten, der sich in Alb- und Angstträumen zeigen kann, sobald die bewusste Kontrolle durch Loslassen und Einschlafen aufhört.

Die Nacht ist natürlich die Zeit der Träume und damit auch der Botschaften aus dem Unbewussten. Albträume und Horrortrips können uns mit Schattenthemen heimsuchen. Außerdem projizieren wir alle möglichen Horrorvorstellungen auf die Nacht, da Dunkelheit uns daran hindert, lauernde Gefahren zu erkennen. Nachts fühlen wir uns besonders ausgeliefert und fürchten noch mehr, die Kontrolle zu verlieren. Mit all diesen Aspekten erinnert die Nacht an den psychologischen Schatten. Sich ihm zu stellen, Licht ins Dunkel zu bringen und seine Inhalte zu integrieren, gehört zu den größten Aufgaben des Menschseins. Die Schattenintegration löst aber auch am meisten Angst aus.

Sich seine Projektionen auf und Schwierigkeiten mit der dunklen Seite des Tages und der Wirklichkeit einzugestehen und die Nacht dem Schattenreich zuzuordnen ist schon der Beginn eigener Schattentherapie. Es erfordert Mut, die eigenen dunklen Nachtseiten zu sehen und zu akzeptieren und sich für Botschaften wie Träume aus dem Unbewussten zu öffnen.

Wird die Herausforderung, sich dem eigenen Schatten zu stellen, zu groß, um sie in eigener Regie zu bewältigen, ist an psychotherapeutische Hilfe zu denken. Einmal einen Mondzyklus der *Schattenarbeit* beziehungsweise *-therapie* zu widmen, kann in diesen, unseren größten Angstbereich mit dem Licht der Bewusstheit lebensverändernde Weite bringen. Wer die Nachtangst im Zuge beherzter Schatten-Auseinandersetzung endgültig aus seinem Leben verabschiedet, kann die andere dunkle Hälfte ins Leben integrieren und sich damit im umfassendsten Sinn heilen.

### *Angst vor Schlaflosigkeit in der Nacht*

Letztlich verbirgt sich auch hinter Schlafproblemen, ob Ein- oder Durchschlafstörungen, Angst vor der dunklen Schattenseite des Lebens. Natürlich kann der Grund auch in organischen Krankheitsbildern wie Herz-, Prostata- oder Blasenproblemen, Muskelkrämpfen oder Hitzewallungen liegen, die dann entsprechend zu deuten sind. Ansonsten ist meist die Angst vor Kontrollverlust im Vordergrund und damit vor Hingabe und dem Einlassen auf Unbekanntes und möglicherweise Schattenhaftes. Bei Einschlafproblemen steht meist Nicht-loslassen-Können vom Tag im Vordergrund, weil man mit seinen An- und Herausforderungen nicht fertiggeworden ist – und da das Leben eine Kette von Tagen ist, letztlich mit dem Leben. So können Schuldgefühle hindern, sich zu entspannen, loszulassen und sich der Nacht mit ihren Chancen der Ruhe und Regeneration hinzugeben.

Bei Durchschlafstörungen sind es ebenfalls oft unfertige Aufgaben, in diesem Fall Lebensthemen, die von meist gar nicht mehr erinnerten Träumen angestoßen, aus dem Schlaf reißen. Sich diesen Seelen-Bilderwelten nicht neuerlich hingeben zu können spricht für mangelndes Vertrauen in diesen archetypisch weiblichen Bilder-Po(o)l oder eine zu starke Dominanz der männlichen Intellekt-Seite.

Auf Körperebene staut sich zu viel unsere Lebensenergie symbolisierendes Blut in der Gehirnzentrale, die insofern keine Ruhe findet.

Einschlafen am Ende des Tages ist gleichsam eine Vorübung zum Entschlafen am Ende des Lebens. Schlaf und Tod sind insofern eng verbunden. In der Mythologie ist Thanatos, der Tod, der Bruder von Hypnos, dem Schlaf. Vor dem Tod herrscht aber in der Unkultur der Moderne unübersehbare Angst, und die mag sich im Bewusstsein auch auf den so nah verwandten Schlaf der Nacht übertragen.

Schließlich kann in Schlafproblemen als weitere Möglichkeit auch die Aufforderung liegen, im spirituellen Sinne aufzuwachen wie Buddha, der Erwachte.

Lösungen ergeben sich aus oben Beschriebenem. Es mag helfen, den Tag abzuschließen, mit ihm fertigzuwerden wie auch mit dem

Leben und auf sein spirituelles Erwachen zu setzen. Aber es gilt auch ehrlich anzuerkennen und zu akzeptieren, wo noch weiterer Bearbeitungs- und Lösungsbedarf besteht. So wie für den Tag eine To-do-Liste, lässt sich fürs Leben die *Liste vor der Kiste*[15] oder sogenannte Bucket List erstellen. Beide helfen, mit den ins Auge gefassten Themen fertigzuwerden und abzuschließen.

Wichtig ist auch, abzuhaken, was nicht mehr zu ändern ist, aber auch zu entdecken, was noch lösbar scheint, und es anzugehen. Probleme, die gebetsmühlenartig immer wieder auftauchen und bekanntermaßen das Nachtleben bedrohen, sind natürlich und am besten vorrangig anzupacken.

Insgesamt haben Einschlafprobleme die positive Nebenwirkung, uns aufzuwecken für die Nacht und damit für die weibliche Seite des Tages und Lebens. Sie können uns auf diesem Umweg ermöglichen, den Genuss im Loslassen zu entdecken, sich die Freuden und Genüsse des weiblichen Pols zu erschließen. Jede Einschlafphase kann uns so den Übergang von der aktiven männlichen in die passivere weibliche Seite des Tages bewusst erleben und z.B. mit einem Abendspaziergang vorbereiten und überhaupt feierlich be*gehen* zu lehren.

Die Möglichkeiten, diesen aktiven Teil des Tages bewusst und schön abzuschließen, sind fast unbegrenzt – vom Begrüßen der Abenddämmerung über den Genuss des Sonnenuntergangs, den feierlichen Sundowner, um sich mithilfe von Gute-Nacht-Ritualen wie Gebet, Tagebuchschreiben, Mandalamalen oder Meditation einzustimmen und vorzubereiten.

Wer jeden Tag abschließt wie ein Leben und den Schlaf als kleinen Bruder des Todes begreift, wird am Ende einen schönen Vorsprung haben. Die Beschäftigung mit Vergänglichkeit und Tod ist eine wundervolle Vorbereitung für den Lebens*abend.*

Weitere gute Lösungen: sich in Zukunft sein Tagwerk so einteilen, dass es zu schaffen ist. Sich den Film *Das Beste kommt zum Schluss* mit Stift und Block neben sich gönnen.

Aussöhnung mit der dunklen Seite des Tages und der Wirklichkeit.

Unerledigt gebliebene Dinge bewusst als solche akzeptieren und angehen.

Perfektionismus entlarven und dann bearbeiten, im Sinne von loslassen.

Aufwachen für die wirklich wirkende Wirklichkeit und das eigene Seelenleben.

Durchschlafstörungen entsprechend als Anreiz nutzen, sich durch das jeweilige schlafstörende Symptom für sein Thema *wecken zu lassen,* es ins *Bewusstsein* hereinzulassen, sich darauf einzulassen und so mit diesem er- und aufregenden Thema fertigzuwerden.

Einschlaf-Rituale und -tricks:

- ansteigende Fußbäder oder Kneipp-Anwendungen, um das Blut aus dem Kopf in untere Regionen zu locken.
- Einschlafritual, wie z.B. den Tag nochmals auf der inneren Bilderebene Revue passieren lassen;
- geführte Meditationen (Vorlangen und Anleitungen auf der Internetplattform *Dahlke4you*)
- hingebungsvolle, befriedigende und erschöpfende Liebesfeste mit langem Orgasmus vor dem Einschlafen

## Soziale Ängste

### *Zukunfts- und Existenzängste*

Zukunftsangst kann selbstverständlich eine sehr realistische Seite haben, die wir heute immer häufiger erleben. Eine Zeit, die Arbeitsplätze abenteuerlich unsicher werden lässt und soziale Sicherungssysteme im Rahmen der Globalisierung systematisch aushöhlt, kann angst und bange machen. Wenn Eltern sich heute um die Zukunft ihrer Familie sorgen und sogar ängstigen – vor allem um die Zukunft ihrer Kinder –, ist das nur zu verständlich und obendrein natürlich und hier nicht im Rahmen von Symptomen zu deuten. Stattdessen geht es um jene (Zukunfts-)Ängste, die einer realistischen Grundlage entbehren und Menschen quälen, die sich nicht beruhigen lassen, obwohl es genug Anlass zu Ruhe und Entspannung gäbe.

Die Zukunft ist für uns per Definition ungewiss und offen. Sie lässt sich weder bestimmen noch kontrollieren und durch keine Maßnahme der Welt wirklich völlig absichern. Das aber ist es gerade, was viele so leiden lässt. Sie können das Ungewisse des Lebens mit seinen ständigen Veränderungen nicht ertragen, und ihnen symbolisiert die Zukunft beängstigende Ungewissheit. Die im Abschnitt über die *Grundformen der Angst* beschriebenen Erdtypen mit ihrem Bestreben nach Sicherheit und festgefügten Ordnungssystemen sind hier natürlich besonders häufig betroffen.

Die Lösung liegt darin, die einzige echte Sicherheit im Leben zu erkennen und sich mit ihr auszusöhnen: die Gewissheit, dass nichts Bestand hat, sondern alles Leben fließend dem Punkt der (Er-)Lösung, dem Tod, zustrebt und selbst der Tod nicht von Dauer ist.

Die Angst, die eigene Existenz nicht (ab-)sichern zu können, ist wohl so alt wie die Menschheit selbst, wobei unsere Urahnen und Vorfahren aus frühester Zeit wenigstens die Sicherheit der Gemeinschaft teilten, wenn sie auch Hunger, Kälte und Raubtiere zu fürchten hatten. Hierzulande sind solch elementare Existenzängste heute unrealistisch, denn niemand muss verhungern oder erfrieren; das verhindern Einrichtungen des Sozialstaates. Aber unsere Seelen sind alt und bringen ihre Prägungen mit. So haben Existenzängste wie alle anderen Ängste vor allem auch eine irrationale Seite, die sich nur in ihrer symbolischen Bedeutung erschließt.

Ich habe Patienten mit Existenzängsten bis zu Selbstmordgedanken erlebt, weil sie 12 von ihren 50 Millionen Euro verloren hatten, und das nur auf dem Papier und nach der Börsen- und Spekulationslogik. Im Verlusterlebnis haben sich bei ihnen alte Muster wieder aktiviert. Die verbreitete Unsitte, Entwicklungen linear in die Zukunft hochzurechnen, verstärkt so etwas noch.

Unsere frühen Ahnen hatten zwar wesentlich weniger materielle

Sicherheit, aber dafür viel mehr seelisch-geistige. Sie lebten fest eingebunden in ihre Natur(-Religion), und damit erschien wenigstens das Seelenheil sicher, wenn es auch mit der körperlichen Nahrung, zwar nicht vom Qualitäts-, aber doch meist vom Quantitäts-Aspekt schlecht stand. Heute dagegen steht es um das Empfinden von geistig-seelischer Verbundenheit und Geborgenheit schlecht. Immer mehr Menschen fühlen sich entwurzelt und verunsichert, und so entwickelt sich die Angst, kein Auskommen mehr und jedenfalls kein Glück zu finden. Wer nicht mehr zurechtkommt mit der Welt, wird ihr nicht gerecht und fühlt sich in ihr auch nicht mehr sicher. Er mag Zukunftsängste entwickeln, denn wie soll er existieren, ohne Sinn und geistig-seelische Versorgung?

Es gilt also, die auf materielle Ebene projizierten Ängste, verhungern zu müssen, auf die seelische Ebene zu übertragen. Wer sich geistig-seelisch gut nährt und Unbekömmliches meidet, lernt auch körperlich wieder zu vertrauen und sein Leben zu genießen. So wie wir Minderwertiges und Verfälschtes nicht essen, können wir uns auch im geistig-seelischen Bereich vor Manipulation und Verfälschungen schützen.

Übrigens ist es möglich, lange zu fasten, vor allem wenn es im Rahmen eines geistig-seelischen Weges geschieht, denn durch diese Einbettung sind wir auch im übertragenen Sinn gut versorgt. Ein ARD-Redakteur nannte seinen Film über eine meiner Fasten-Wanderwochen sogar provokant: *Ich esse nicht, um satt zu werden.*

### *Angst vor dem Verlust naher Menschen*

Nichts kann wohl mehr Verzweiflung und Angst mobilisieren als der Verlust eines Kindes. Wer sein Kind liebt wie sich selbst – und bei solchen Herzensverbindungen kommen wohl viele der christlichen Grundforderung am nächsten –, für den ist die Vorstellung, sein Kind zu verlieren, unerträglich. Es ist nur noch vergleichbar mit der Furcht, sich selbst zu verlieren – in Psychosen, wenn das Ego sich vorzeitig auflöst und der Schatten die Macht übernimmt.

Doch die Entwicklung bis hin zur Selbstverwirklichung erfordert es auch, mit solchen fast übermenschlichen Herausforderungen umzugehen und sogar fertigzuwerden. Davon erzählt das Alte Testament die Geschichte vom Opfer Isaaks. (Ur-)Vater Abraham soll seinen einzigen Sohn mit eigener Hand töten. Die Prüfung ist erst bestanden, als er dazu bereit ist. Das soll offenbar die Bereitschaft lehren, sogar das Liebste aufzugeben, loszulassen und alles Anhaften sein zu lassen. Ganz zum Ende unserer Entwicklung müssen wir, was uns ein Leben lang das Wichtigste war, unser Ego, loslassen, und das, bevor das Neue, das Selbst, sich offenbart. Das ist die größte Herausforderung des Lebens aus spiritueller Sicht, so wie der Verlust eines Kindes die größte konkrete Herausforderung im Leben ist.

Die Angst, sich selbst oder sein Kind zu verlieren, ist menschlich zutiefst verständlich. Doch sogar in diesem ultimativen Fall gilt es, sich dieser Herausforderung zu stellen und ihr gegenüber Offenheit und Weite zu entwickeln. Das wird wohl nur möglich, wenn wir uns die Spielregeln des Lebens und das *Schattenprinzip* zu eigen machen und erkennen, dass der Tod dieselbe Tür benutzt wie das Leben bei der Empfängnis, nur von der anderen Seite. Im Buch *Die große Verwandlung – wir sterben und werden weiter leben*[16] widme ich dem breiten Raum.

### *Angst vor Einsamkeit – keine(n) Partner(in) zu finden*

Einerseits erkennen wir hier wieder eine unrealistische Angst – angesichts eines theoretischen Angebots von annähernd acht Milliarden Mitmenschen. Andererseits ist die Furcht, allein und vor allem vereinsamt zu bleiben, durchaus nachvollziehbar in unserer »versingelnden« Gesellschaft, deren Ausweg im Hinblick auf Partnerschaft immer öfter auf One-Night-Stands hinausläuft, die bei genauerer Betrachtung sogar meist nur noch einen Abend dauern. Dabei ist Alleinsein, wie es Menschen in einer Einsiedelei bewusst wählen, nicht das Problem, sondern oft sogar Erlösung und Erfüllung. Einsamkeit als Mangelsituation ist dagegen schwer erträglich.

Die Angst, keinen Partner zu finden, ist mit der des sexuellen Versagens verwandt. Während Letztere vor allem Männer betrifft, ist Erstere wahrscheinlich bei Frauen häufiger. Rein statistisch ist es offenbar für Frauen schwierig, im reiferen Alter noch einen passenden Partner zu finden. Denn während Männer oft nichts gegen ihnen intellektuell unterlegene Frauen haben und diese oft sogar bevorzugen, ist das für Frauen kaum vorstellbar. Sie wollen sich – einem uralten (Rollen-)Muster folgend – an die Schulter ihres Partners lehnen können, und dazu sollte er ihnen gewachsen, d. h. mindestens ebenbürtig sein und vor allem ein Mann, der auf vielen Ebenen seinen Mann stehen kann. Solche Gesamtkunstwerke sind jedoch so selten, dass viele Frauen mit dem Erreichten unzufrieden sind und sich selbst in einer Beziehung noch allein gelassen fühlen. Die daraus entstehende Angst, das auch zu bleiben, ist also durchaus realistisch.

Hier bietet sich für Frau nur der Ausweg an, den eigenen männlichen Seelenanteil, den Animus, zu entwickeln – wie für einen Mann seinen weiblichen Seelenanteil, die Anima. Wer alles in sich selbst entdeckt, wird sich rund, zufrieden und angstfrei fühlen. Obendrein zeigt die Erfahrung, dass die wenigen, die dieses anspruchsvolle Entwicklungsprogramm absolvieren, dann doch noch oft eine(n) Partner(in) finden.

Vor allem wer seinen Animus entwickelt und zu dem wird, was Frauen einen richtigen Mann nennen, und zusätzlich Zugang zu seiner Anima, seinem weiblichen Pol, erlangt, landet in einer kleinen Gruppe seltener Exemplare, deren Chance, eine Partnerschaft fürs Leben zu finden, enorm steigt. Frauen, die ganz Frau sind, was sich etwa in Gefühlstiefe und erfüllter ekstatischer Sinnlichkeit ausdrückt, und die obendrein noch lernen, ihren Mann zu stehen, sind ebenso selten. Aber sie lösen bei den meisten Männern vor allem Angst aus. Diese ist auch wieder realistisch, denn an ihnen erleben Männer ihre eigenen Entwicklungsdefizite unerträglich deutlich. Diese Angst ist also für Männer gut lösbar durch Entwicklung. Für Frauen unserer Gesellschaft ist das nicht leicht. Für sie offenbart sich hier ein schwer lösbares Dilemma, dessen beste Lösung für viele im bewussten Alleinsein liegt, wie im kleinen Buch *Glücklich mit mir selbst* beschrieben.

### *Angst, nicht geliebt zu werden*

Das ist nach der Enge der Geburt unser nächster Engpass. Wer schon als Kind zu wenig Liebe und Geborgenheit erfuhr, wird dieses Thema mit sich ins Leben nehmen – liegt doch im Anfang alles. Der einzige wirksame Weg läuft über Selbstliebe. Es geht – auch im christlichen Sinn – darum, die Nächsten zu lieben wie sich selbst. Wer es mit sich nicht schafft, hat mit dem Nächsten wenig und mit den Feinden gar keine Chance.

### *Versagensängste*

#### Die Angst vor erotisch-sexuellem Versagen

Eine Angst geht auch in den Betten um, es ist die Furcht, nicht zu genügen, Erwartungen nicht zu erfüllen. Diese Versagensangst ist nicht nur, aber besonders ein Männerproblem, die Angst, dem Gegenüber nicht zu genügen, trifft beide Geschlechter gleichermaßen. Auch hier liegt die Lösung nicht, wie allgemein vermutet, im Formaspekt, der Performance, sondern beim Inhalt, der Liebe, und diese beginnt bei sich selbst oder nicht.

In einer Leistungsgesellschaft wie unserer kann sogar die sinnlich-erotisch-sexuelle Darbietung zum Gradmesser des Lebenserfolges werden. Wo Single-Dasein mit One-Evening-Stands und wachsender Materialismus das partnerschaftliche Feld zunehmend beherrschen, rückt fast automatisch die sexuelle »Performance« in den Mittelpunkt des Interesses und kann Anlass zu Versagensängsten – bis hin zu Impotenz und Frigidität – geben. Seinen Mann nicht stehen oder die Erwartungen (s)eines Partners nicht zu erfüllen wurde so zu einem Angstthema, das auch besonders junge Menschen betrifft. Auch hier werden seelische Themen auf körperliche Situationen projiziert. Scheitern und zum Versager werden gilt heute als Höchststrafe.

Dabei liegen gerade darin auch große Chancen. Wer durch Scheitern gescheiter wird, denselben Fehler höchstens einmal begeht und nie wiederholt, daraus lernt, Fehlendes zu integrieren und sich umorientiert und von Neuem beginnt unter Bewahrung seiner Träume und Visionen nur die Wege einer Revision unterzieht, (Ent-)Täuschungen als Ende von Täuschungen versteht, um der eigenen Kreativität zu erlauben, seine Ziele anders und besser zu verwirklichen, ist auf einem gut erprobten Erfolgsweg. Er nutzt Fehlschläge als Trittbrett und nimmt Steine, die ihm in den Weg gelegt werden, als Ecksteine für wichtige Bauten, wie Franz von Assisi anregt. Wer sich wie Phönix aus der Asche nach jedem Rückschlag erhebt und neu aufersteht, um sein großes Ziel zu verwirklichen, ist gut, wenn nicht wundervoll unterwegs.

### Angst vor Orgasmusproblemen

Per Definition ist der Orgasmus eine Einheitserfahrung, was bedeutet, sich nicht nur eins mit dem Partner, sondern mit allem zu fühlen. Das ist das Schönste überhaupt, was wir Menschen auf Erden erleben können, gleichsam ein bisschen Himmel auf Erden. So war es ein raffinierter Trick der Evolution, dieses Erleben so eng mit dem Geschlechtsverkehr zu verbinden, dass wir uns auf der Suche nach dieser Erfahrung vermehren und unsere Art erhalten. Der moderne Lebensstil bringt allerdings Schwierigkeiten mit sich, ein echtes Einheitserlebnis beim Geschlechtsverkehr zu erleben. Obwohl vor allem von Frauen beklagt, tritt das Problem bei Männern noch ungleich häufiger auf. Sie ignorieren es allerdings meist und verstecken sich hinter dem Vorurteil, ein Samenerguss sei ein Orgasmus. Das ist Unsinn, da Ersterer zwar mit einer gewissen Lust, aber nichts mit Einheitsgefühlen zu tun hat.

Auch wo entsprechende Probleme auf die Genitalregion projiziert werden, ist der ganze Organismus betroffen, und es handelt sich letztlich um ein Bewusstseinsproblem, entsteht der Orgasmus doch im Gehirn. Orgasmusprobleme sind Anzeichen heruntergekommener

Liebeskunst, die nur noch auf mechanisch-physiologische Abläufe setzt. Dahinter steckt die Hemmung, sich ganz fallen und gehen zu lassen. Die Ursache kann einerseits zu Beginn des Lebens in mangelnder Entwicklung von Urvertrauen liegen. Andererseits steckt die Angst vor dem Tod dahinter, ist doch der Orgasmus der kleine Bruder des Todes, denn jede Einheitserfahrung setzt den Ego-Tod als Aufhebung der Ich-Du-Grenze voraus. Deshalb nennt man ihn auf Französisch *le petit mort*, den kleinen Tod. Wer sich nicht ganz hingeben und auch noch die letzte Kontrolle aufgeben kann, erntet Orgasmusprobleme. Auswege eröffnen sich durch Erlernen der Kunst der Liebe, wie sie der buddhistische Tantrismus, die hinduistische Kamasutra-Lehre oder italienisches Karezza lehren. Hilfreich sind auch Loslass-Übungen und solche des Fallenlassens, ausgelassene Tanzübungen bis zur Ekstase und ekstatische Musik-, Sport- oder Tanz-Erfahrungen. Bewährt haben sich auch Schwebeübungen im körperwarmen Wasser und natürlich spirituelle Exerzitien, die auf Einheitserfahrungen zielen, wie am raschesten und trotzdem nachhaltig der »verbundene Atem«. Letztlich sind dafür alle Übungen hilfreich, die zur Aufgabe der intellektuellen Kontrolle führen und den archetypisch männlichen Macherpol umgehen wie »Reisen nach innen« und hier besonders die archetypisch weiblichen 12 der 24 Meditationen aus dem Set *Lebensprinzipien*[12].

Das große Ziel aller spirituellen Wege ist, durch Egoaufgabe zum Selbst zu finden, die Einheit allen Lebens zu erfahren und zu erleben, in Erlebnisse reinen Seins einzutauchen, sich dem Fluss des Lebens anzuvertrauen und dem »Dein Wille geschehe« zu ergeben.

### Angst vor Impotenz

Bei Männern ist das Thema, bei jeder Gelegenheit ihren Mann stehen zu müssen, oft sehr angstbesetzt. Hier wäre zu durchschauen, wie wenig notwendig das heute ist, wo wir nicht mehr im Rudel leben und wie Löwen oder Hirsche die Rudelmuster erfüllen müssen. Männer müssen heute gar nicht mehr jeder Frau ihre Potenz beweisen.

Das sind längst überholte Rollenmuster und Relikte aus uralten Zeiten. Tatsächlich leben wir in einer Gesellschaft und Kultur, die auf Monogamie setzt, auch wenn den Mitgliedern dieses Ziel mehrheitlich nicht genügt und wohl auch in der ersten Lebenshälfte kaum entspricht. Unsere Seele ist alt, und viele unserer Verhaltensmuster orientieren sich noch immer an Überlebensstrategien des Rudels aus Urzeiten.

Die Auslöser von Impotenzerfahrungen sind vielfältig, wobei darunter vor allem die erektile Dysfunktion, der Mangel an Erektion, verstanden wird, nicht das Ausbleiben eines Orgasmus. Ein echter Orgasmus als Einheitserfahrung ist inzwischen selten bei westlichen Männern, stattdessen wurde längst der Samenerguss als Höhepunkt definiert.

Ein Grund für Impotenz kann tatsächlich in der Angst vor dem Tod liegen, wird doch das Loslassen des Ego im wirklichen Orgasmus wie ein kleiner Tod empfunden. Auch die Angst vor dem notwendigen Kontrollverlust kann hereinspielen und das Spiel verderben, wie auch die Angst vor eigener Männlichkeit und Aggression. Am häufigsten ist heute aber wohl die Angst vor der zu erbringenden Leistung, also unter Leistungsdruck zu versagen, ihn gerade dann im entscheidenden Moment *nicht hochzukriegen* und sich damit als *Schlappschwanz* und *Versager* zu erweisen. Sich vor ihr zu blamieren, ihr nicht gerecht zu werden, sie nicht angemessen mit Lust beschenken zu können, sie nicht zum Höhepunkt zu bringen usw. sind die Angstmomente.

Die Angst vor dem Weiblich-Verschlingenden und letztlich vor der Entmannung, von Freud als Kastrationsangst beschrieben, hat sich in Me-too-Zeiten wohl eher in die Angst gewandelt, gefangen, mit einer Schwangerschaft gebunden oder auch verklagt zu werden. Früher spielte das Gerücht von der verschlingenden Scheide eine Rolle, was sich als Vaginismus noch in die Medizin gerettet hat. Das ist viel Theater um fast nichts, die Angst bezieht sich heute auch weniger auf die körperliche als darauf, auf sozialer Ebene festgenagelt zu werden.

Die Angst vor dem Weiblichen drücken Ausdrücke aus wie *kneifen, verklemmt sein, den Schwanz einziehen* und *sich verdrücken*. Es kann aber auch eine Art Rache an der Partnerin sein: *ihr kein richtiger Mann sein, sie nicht befriedigen*. Auf dem Gegenpol kann auch die irrationale Überhöhung der Frau zu Misserfolg führen, etwa sie als Heilige und Madonna zu sehen und nicht beflecken zu wollen. Wertet er Sexualität ab und verachtet sie als schmutzig, mag er sich zu schade sein, sein stolzes Zepter in ihre dunkle, schleimige Höhle zu stecken. Ödipale Probleme können ebenfalls im Wege stehen, wenn er der eigenen Mutter nicht untreu werden will. Mangel an Vertrauen in sich und die Zukunft kann auch (ver-)hinderlich wirken.

In modernen Zeiten der Emanzipation reagieren besonders sensible Jungs auf sie schockierende Erfahrungen im geschlechtlichen Bereich heute schon oft mit Impotenz auf Kommentare selbstbewusster Mädchen wie: »Wenn's das war, dann war's das, ciao!« oder »Ich bin nicht eifersüchtig, geh ruhig noch üben«. Generell haben heute junge Männer Schwierigkeiten mit der Doublebind-Situation: Einerseits müssen sie sich cool geben, weil Romantik mega-out ist, andererseits ist die erste Liebesgeschichte das heißest denkbare Thema.

Impotenz infolge von Prostataoperationen oder der Einnahme von Betablockern hat natürlich primär körperliche Gründe, wobei die Operation auch Folge einer unterforderten Prostata ist, was wiederum mit zu wenig und viel zu kurzem Sex zusammenhängt.

Die österreichische Therapeutin Rotraut Perner betitelte vor langer Zeit ein Buch *Management macht impotent*. Bei genauerer Betrachtung stellt sich aber heraus, dass es meist gerade umgekehrt ist. Impotente kompensieren ihr körperliches Versagen häufig, indem sie besondere finanzielle und wirtschaftliche Potenz entwickeln und demonstrieren. Solche Kompensations-Versuche führen dann zu gesellschaftlich hoch angesehenen Männern – letztlich, weil sie ihren kleinen Mann nicht hochkriegen. Jedenfalls leiden auffällig viele männliche Sportskanonen und wirtschaftlich potente Männer an Potenzproblemen. Sie zeigen es der ganzen Welt, weil sie es ihrer

Frau nicht zeigen können. Wer sich aber in der Vertikalen beweisen muss, weil er sich und *ihn* in der Horizontalen nicht zu stellen vermag, (miss-)braucht solcherart gesellschaftliche Macht, um körperliche Ohnmacht zu kaschieren. Das wird gefährlich für den Mann selbst und die Partnerin, aber sogar für die Gesellschaft, weil er sich dauernd *aufmandeln* – bayerisch für sich demonstrativ beweisen – muss, mit entsprechenden Kollateralschäden.

Aber hier liegt tatsächlich auch ein Lösungsansatz: Wer im übertragenen Sinn so viel Potenz und Fähigkeit erwirbt und zeigt, mag erleben, wie die sexuelle Stehkraft nachrangig wird und dann wiederum – wenn das Thema nicht so mit Druck besetzt ist – geradezu spielend und plötzlich selbstverständlich zur Verfügung steht. Idealerweise gehen Fähigkeit und Potenz auf allen möglichen Ebenen Hand in Hand. Wer dieses Ideal gleichsam rituell verwirklicht, braucht sich um einzelne Bereiche nicht zu sorgen.

Eine entscheidende Hilfe zu dramatisch verbesserter Potenz kann auch pflanzlich-vollwertige Kost sein, selbst wenn immer noch gegensätzliche Legenden verbreitet werden. Wer daran Zweifel hat, sei auf den Film *The Game Changer* von Louie Psihoyos verwiesen, der u.a. von David Cameron, dem Regisseur von *Titanic* und *Avatar*, produziert wurde, wo ein Experiment belegt, wie extrem die Potenz zunimmt, wenn man die fleischliche Lust nicht mehr mit Tierprotein befriedigt.

Männer, die Freude sowohl an ihrer eigenen archetypisch weiblich weichen Seite, ihrer Anima, als auch an männlich harter phallischer Kraft entwickeln und beide verbinden und genießen, sind auf gutem (Lösungs-)Weg.

Frauen leiden nicht selten entsprechend unter der Vorstellung, keine »richtige« Frau zu sein, nicht gut genug im Bett und nicht immer die tollsten Orgasmen zu bieten. Dabei spielt das Internet mit Extrembeispielen eine abturnende Rolle. Leistungsdruck kann im Bereich von Sinnlichkeit und Erotik zu einem ähnlichen Hindernis wie Routine werden. Die Lösung liegt wieder in Selbstliebe.

**Angst vor der verschlingenden Vagina**

Auch wenn der bereits erwähnte Vaginismus – die Angst, von der Vagina und damit der Frau verschlungen zu werden – medizinischer Unsinn ist, besteht die Angst doch und ist insofern für Betroffene auch real. In der alten, dem Patriarchat noch völlig ergebenen Medizin gab es sogar die Vorstellung der Vagina dentata, der mit Zähnen bewehrten Scheide, die in der Vorstellung verängstigter Männer ihr *bestes Stück*, das Glied, einfach abbeißen oder jedenfalls festklemmen konnte.

Bei der entschärfteren Variante besteht die Angst, das Glied könnte durch einen Scheidenkrampf gefangen werden, sodass der »arme Mann« von der Frau nicht mehr loskäme. All das ist irrealer Ausdruck realer männlicher Kastrationsängste. Tatsächlich besteht bei einigen Männern weiterhin die Angst, stecken und damit hängen zu bleiben. So wird die Vulva zum Symbol eines Grabes und beschwört die Angst vor dem Tod herauf.

Die männliche Angst vor Geschlechtsverkehr deckt das ganze Spektrum von gefangen, gebissen oder verschlungen werden bis zum Umgebrachtwerden ab.

Die Bearbeitung dieser Ängste, die nicht nur die Sexualität, sondern – über die Polarität – die Hälfte des Lebens blockieren können, ist folglich wesentlich und kann nur über die Aussöhnung mit dem Weiblichen, dem Yin, und der Akzeptanz der Polarität gelingen.

In der heutigen Wirklichkeit geht es wohl eher um das gegenteilige Phänomen: Weibliche Scheidenkrämpfe, um männliches Eindringen zu verhindern, kommen durchaus vor und symbolisieren mangelnde Aufnahmebereitschaft und Angst vor dem Mann, vor Schwangerschaft und anschließendem Verlassenwerden. Erschwerend können Narben auf körperlicher und seelischer Ebene hinzukommen, die Enge und Angst erzeugen, etwa nach Verletzung durch Vergewaltigung oder Misshandlung.

Die Bearbeitung für entsprechend betroffene Frauen liegt darin, die enge Pforte bewusst besser sichern zu lernen, um sie schon verbal zu verschließen, wenn keine Bereitschaft zu Intimität besteht. Im

Schatten gilt es auch, sich das Bedürfnis nach Festhalten einzugestehen und der Verkrampfung bezüglich des Themas Sexualität ins Auge zu schauen. Das Ideal ist verwirklicht, wenn sie sich in der passenden Situation seelisch völlig öffnen und dann wieder ganz verschließen kann, um die bewusste komplette Verfügungsgewalt über die enge Pforte zu übernehmen.

### Angst und Prostatavergrößerung

Die sogenannte Prostatahypertrophie gilt bei uns schon als normal. Das ist sie auch, aber keineswegs ideal und natürlich. Bei Männern, die ihre Vorsteherdrüse frühzeitig zum Leben erwecken und ein ganzes Männerleben lang für ausgiebige erotische Sinnenfeste nutzen, bleibt sie walnussgroß und erfüllt zufrieden im Hintergrund ihre Aufgaben der Flüssigkeitsproduktion.

Wird sie allerdings in ihren Lebensbedürfnissen ignoriert, meldet sie sich wie alle Organe, denen es so ergeht.

Sie steht nicht nur genussvollem Geschlechtsverkehr vor, sondern auch einer entspannten Blasenentleerung. Aber sie heißt nicht nur so, sie tritt auch vor, wenn unbeachtet und ungenutzt. Dann drängt sie sich durch Wachstum ungebeten in den Vordergrund. Der Harnstrahl, die ursprünglich stolze männliche *Ausstrahlung*, mit der kleine Jungen um Vorherrschaft konkurrieren, wird reduziert – schlussendlich zu einem kläglichen Rinnsal mit Restharnbildung.

Die – dann vom Urologen empfohlene – Operation löst massive Angst aus, weil ohnehin sexuell nicht mehr viel geht, nach der OP aber möglicherweise nichts mehr. Beim Urinfluss ist es umgekehrt, da geht vorher auch nicht mehr viel, aber hinterher oft alles ständig. Das Risiko von Impotenz ist groß, das von Inkontinenz immerhin erheblich, und diese letzte Aussicht auf Windeln wie zu Beginn des Lebens löst oft heftige Ängste aus, wobei im Hintergrund die vor Krebs noch gewaltiger ist.

Ein Prostatakarzinom ist der häufigste Krebs überhaupt, ca. 60 Prozent der 60-Jährigen, 70 Prozent der 70-Jährigen, 80 Prozent der

80-Jährigen und fast 100 Prozent der 90-Jährigen sollen beginnenden Prostatakrebs haben. Allerdings sind – nach dem deutschen Urologen Julius Hackethal – die meisten davon als »Haustier-Krebse« eher harmlos einzustufen. Prof. Hackethal warnte allerdings sehr davor, solch harmlose Tumore durch Punktionen in gefährlichen »Raubtier-Krebs« umzuwandeln. Stellen wir uns vor, eine Drüse von der Größe einer Walnuss wird durch 12 oder gar 20 Stanzen in eine blutige Masse verwandelt, erscheint das nachvollziehbar. Das können Männer sich ersparen und lieber auf den PSA-Wert, den Tumormarker der Prostata, achten. Das ist nicht sicher, aber die Punktionen sind es auch nicht und obendrein noch gefährlich.

Die Prostata wird durch ihre Position und Funktion nicht nur zur Vorsteherin, einer Art Vorstand, sondern auch zu einer Hüterin an der Schwelle zur zweiten Lebenshälfte. Ab dieser Zeit mahnt sie Männer zu Umkehr und Loslassen. Spätestens wenn die männliche Aus*strahl*ung kraftloser und schwächer wird, spürt *man* – in Analogie zum Tierreich -, sein Revier nicht mehr markieren, sichern, verteidigen und beherrschen zu können. Stattdessen zwingt *ihn* andauernder Harn- oder Loslass-Drang zu entsprechendem Üben (auf dem Abort). Dahinter steckt eine zunehmende Restharnmenge, da die Blase nicht mehr ganz entleert werden kann. Der Abwasserstau und die Restharnbildung wachsen sich zu einem immer belastenderen Elend aus. Gepaart mit der Angst vor dem Älterwerden, dem Loslassen und Übergeben der Macht, fühlen sich Betroffene oft seelisch und sexuell gleichermaßen unter Druck. Der Fluss des seelischen Abwassers staut sich, *man* bleibt im wahrsten Sinne des Wortes auf Altem, Überlebtem sitzen. Zwingt dieses Elend zu häufigem nächtlichen Aufstehen, kann dadurch auch die Traumzeit beeinträchtigt werden. Wird sie gar unterbunden, weil der Schlaf alle anderthalb Stunden und damit vor Einsetzen der REM- oder Traumphase unterbrochen wird, kommt die Gefahr von Halluzinationen bis zu Psychosen hinzu.

Der wachsende Protest der Prostata gegen ihre lebenslange Missachtung würde besser rechtzeitig beachtet und durch länger dauernde erotische Happenings und geschlechtliche Aktivitäten gestoppt. Auch die Gleitmittelproduktion lässt sich in der zweiten Lebenshälfte noch hochfahren.

Betroffen sind besonders häufig Männer, die mit ihrer Stellung unzufrieden, zu wenig Achtung genossen und in der Konsequenz zu wenig Selbstachtung entwickelten, die weder zu ihrer halb bewusst gespürten wahren Größe fanden noch den eigenen Ansprüchen an sich selbst gerecht wurden und vor allem nicht über sich selbst hinauswuchsen. Hinzu kommt: Wer sich selbst nicht liebenswert findet, bleibt natürlich auch ein schlechter Liebhaber. Stattdessen muss dann die Prostata einspringen und über sich hinauswachsen.

Wer dagegen die eigene Ausstrahlung langsam von der Welt zurück und auf sich selbst zieht, seinen geistig-seelischen Entwicklungsaufgaben und dem weiblichen Pol der Anima gerecht wird und insofern bewusst im Lebensmandala umkehrt, ist auf gutem Weg und hat die Prostata problemlos an seiner Seite. Wenn wir uns freiwillig mit Loslassen und entsprechenden Übungen beschäftigen, steht sie uns Männern am Ende nicht nur vor, sondern bei. Dann können wir auch genießen, was an sexuellen Wünschen noch offengeblieben ist, bewusst und mit Hingabe eine Erotik l(i)eben, die die eigene weibliche Seite in Gestalt der Anima einschließt. Die körperliche Seite der Liebe mag dann *wie geschmiert* laufen.

Nach der Bilanz am Umkehrpunkt des Lebens können auch Männer Wechseljahre statt Midlife-Crisis erleben und sich fragen: Sind die Forderungen des Hinweges, die Vorbereitungen für den Rückweg, erfüllt? Steht es an, eine neue, bewusste Männlichkeit zu integrieren? Das Vertrauen in die jugendlich-vitale ungestüme Männlichkeit des Hinweges wird zu Recht geringer, das reicht jetzt nicht mehr, *man* braucht mehr. Anerkennung und Bearbeitung des Themas Rückweg entlastet die Prostata und nimmt die große Angst vor der neuen Zeit. Was für den Heimweg der Seele überflüssig ist, kann zurückbleiben, abfließen, um *das Alter als Geschenk*[17] zu erleben und die neuen Erfahrung zu genießen und geistig-seelisch über sich hinauszuwachsen.

## *Spezifisch weibliche Ängste?*

### Angst und Frigidität

Frigidität bedeutet wörtlich »Kältlichkeit« und betrifft die Geschlechtsorgane und damit die Sexualität und Fruchtbarkeit der Frau. Frigidität drückt sehr direkt und ehrlich aus, Sex lässt sie (oder ihn) kalt und eng. Hinter der Enge steckt auch hier Angst, in diesem Fall, sich dem Geschlechtlichen zu öffnen und hinzugeben. Die Gründe reichen von abwegigen Vorstellungen von Sexualität bis zu schlimmen Erfahrungen wie Vergewaltigung und Missbrauch. Insofern ist der Mangel an Wärme und feucht-schleimigem Klima des Genusses immer nachvollziehbar. Die Region der Lust austrocknen zu lassen und sich (und dem Partner) diese vorzuenthalten und keinen Genuss zu gönnen, ist nachvollziehbar, aber trotzdem für eine erfüllte Partnerschaft äußerst kontraproduktiv. Manchmal drücken sich dadurch auch Angst vor Triebhaftigkeit und (weiblicher) Unbe*herr*schtheit aus. Der Sumpf der Begierde mit seiner schlüpfrigen Glitschigkeit wird durch nüchterne Trockenheit ersetzt, und nichts rutscht und flutscht mehr. Stattdessen klemmt und schmerzt die Region und trägt zum Ruf von Verklemmtheit bei.

Bei Männern wird die entsprechende Situation kaum je Frigidität genannt, obwohl die meisten Männer frigide sind und keine oder kaum Flüssigkeit zum gut geschmierten Gelingen des Geschlechtsverkehrs beitragen. Prostata und Cowper'sche Drüsen wären dazu da. Aber aufgrund der in der westlichen Kultur üblich gewordenen Kürze und fehlenden Würze des Geschlechtsverkehrs kommen sie kaum in die Gänge, worauf die Prostata später mit überschießendem Wachstum hinweist. Prinzipiell reicht, wenn einer der Partner Gleitflüssigkeit produziert oder sehr direkt ausgedrückt: Für einen gesunden, sinnlich erregten Mann gibt es keine frigide Frau. Und entsprechend erregte, hingabebereite Frauen haben kein Problem mit frigiden Männern. Die sind für sie inzwischen der Normalfall.

Die Zentralregion der Lust trockenzulegen oder gar nicht erst zu wecken und wie Dornröschen ewig darauf zu warten, von (s)einem

Prinzen wach geküsst zu werden, ist keine Erfolg versprechende Strategie.

Ein weiterer Grund für sexuelle Genussunfähigkeit kann die schon oft erwähnte Angst vor dem Tod sein, ist doch der Orgasmus eine Art Ego-Tod, bei dem sich die Grenze zwischen den Liebenden auflöst. Ebenso können die Angst vor der eigenen Weiblichkeit, vor Kontrollverlust, Lust und ausgelassener, entfesselter Wildheit, dem verschlingenden Weiblichen, die Angst vor völliger Hingabe und entsprechendem Loslassen, vor Ekstase und dionysischer Orgien-Lust eine Rolle spielen.

Beim angeblich starken Geschlecht kann die Angst vor schlüpfriger Männlichkeit zugrunde liegen oder auch die Angst vor dem bedrohlich aggressiv männlichen Vergewaltiger, den er in sich spüren mag. Möglicherweise steht auch das Festhalten am Ego, gepaart mit eigenen Dominanzwünschen, im Vordergrund.

Bei Mann und Frau spielen dazu noch die Angst, unter Leistungsdruck zu versagen, herein, die Angst, gar nicht die tolle Geliebte (oder auf männlicher Seite der tolle Hecht) zu sein, mit Vorgänger(inne)n verglichen zu werden und sich dann lieber vor der weiblichen/männlichen Rolle zu drücken.

Auch die Abwertung der Sexualität als schmutzig kann eine entscheidende Rolle spielen, und so erscheint es sicherer, der dunklen unteren Höhle das Wasser abzugraben. Auch (Selbst-)Bestrafung mag mitspielen, um sich und den Partner mit der schmerzlich trockenen Situation z.B. für taktlose oder als übertrieben angesehene, der Situation unangemessene Wünsche zu bestrafen. Bei Frauen, die dem Partner und manchmal sich selbst (zu) lange etwas vorgespielt haben oder zur Sexualität gezwungen wurden oder sich zwingen mussten, ist das nicht so selten.

Zu Freuds Zeiten standen offenbar auch ödipale Probleme feuchter Lust im Wege, d. h. das Mädchen, die Frau, wollte dem eigenen Vater nicht untreu werden. Heute dürfte das Gefangensein im Intellekt eine größere Rolle spielen; es fühlt sich sicherer an, eine erfolgreiche

(Karriere-)Frau zu sein, anstatt seine Weiblichkeit auf allen Ebenen zu leben.

Früher war Frigidität häufig auch ein Thema sogenannter *später Mädchen,* die den besten Zeitpunkt verpasst hatten und sich dann schämten. Heute sind es auch sehr junge Mädchen, die den Schritt zur Frau seelisch noch nicht vollzogen haben und noch gar nicht reif sind für Geschlechtsverkehr, aber glauben, ihn doch schon (an)bieten zu müssen.

Bei Männern spielt oft die Angst mit, als Weichei zu gelten, wenn *er* seine fließend weiblichen Eigenschaften ausspielt und etwas zum Rutschen und Flutschen beisteuert. Ebenso häufig geht es aber auch darum, zu viel im Kopf und zu wenig im Becken zu leben.

Die Lösung für Frauen liegt darin, die eigene Weiblichkeit ihrem Wesen nach zu verstehen und anzunehmen, also die weiche, wässrige, gefühlsschwangere Atmosphäre als zum eigenen weiblichen Pol gehörig (an-)erkennen und nüchternes Denken, trockenen Humor und sachliche Argumente als eher dem männlichen Pol zugehörig durchschauen. Hilfreich ist auch, für Sicherheit und Geborgenheit zu sorgen, um wirkliche Hingabe zu ermöglichen.

Praktisch können Übungen zum Loslassen helfen, bei denen sie sich ins Wasser fallen lässt, die (Liebes-)Lust als (über-)lebenswichtig akzeptiert, statt ihr das (seelische) Wasser abzugraben, sowie Übungen, in denen sie genießen lernt, Ekstase als Lebensrecht erkennt, das von den ekstatisch-ozeanischen Gefühlen im Mutterleib bis zum orgiastischen Erleben von Musik, Sport oder Sexualität reicht.

Auch der Trick, sich (ihm und sich selbst zuliebe) so gut in Sinnlichkeit und Lust hineinzuspielen, bis sie sich wie von selbst ergeben und sie sich ihnen ergeben kann, hat sich bewährt. Nach dem Motto »fake it untill you make it« können den beiden schließlich sogar Orgasmen geschehen.

Für Männer erweist es sich als hilfreich, die eigene weibliche Anima-Seite zu entdecken und in die geschlechtliche Begegnung ein*fließen* zu lassen, bewusst etwas beizutragen zur seelischen Erfahrung der Vereinigung und die eigene Seele an den Liebesfesten zu beteiligen.

Die Lösung für beide Geschlechter liegt im bewussten Verzicht auf das Ich – beim Orgasmus, als Vorstufe für den großen endgültigen Verzicht beziehungsweise den großen Orgasmus mit der Schöpfung, den Bhagwan-Osho kosmisches Bewusstsein nannte.

### Angst vor Erröten

Verglichen mit den meisten bereits erwähnten Ängsten, mag die sogenannte Erythrophobie, die Angst vor Erröten, harmlos erscheinen, aber für Betroffene ist sie eine eigene Hölle, zwingt sie doch zu ständiger Ehrlichkeit bezüglich eines sehr angstbesetzten Themas.

Angst ist für die von ihr Befallenen nie harmlos, sondern immer peinigend, und jede besitzt ihre eigene Qualität und kann schreckliche Ausmaße annehmen. Das ist so, selbst wenn das Thema dieser Angst anderen gar nicht bedrohlich erscheint und das Phänomen des Errötens tatsächlich harmlos ist.

Sich verselbstständigendes, nicht kontrollierbares Erröten betrifft obendrein mit dem Gesicht unsere Visitenkarte, die Fassade, die wir der Welt bieten und die uns so schutzlos ehrlich darstellt. Erröten gilt allgemein als Signal für Scham und damit als Hinweis auf ein unterdrücktes angst- und peinlichkeitsbeladenes sinnlich-erotisches Thema. Ausdrücke wie *rot vor Scham* offenbaren, ja veröffentlichen diese Botschaft. So wird die *rote Birne* zur persönlichen *roten Laterne*, um eine Wahrheit zu verkünden, die ihre Verkünder (noch) nicht wahrhaben wollen. Wer wird schon gern wider Willen zu Ehrlichkeit gezwungen? Im Schatten kann sich dahinter auch ein unterdrückter Wunsch nach Beachtung verstecken.

Im Erröten verbinden sich Angst und Scham vor Verborgenem, Tabuisiertem, wie dunkle Geheimnisse, die aus Schicksalssicht auftauchen und ans Licht der Bewusstheit dringen wollen.

Die Aufgabe liegt darin, sich seiner Schamthemen bewusst zu werden, dazu stehen zu lernen und sich offen und schließlich sogar lustvoll in seinen persönlichen Rotlichtbezirk zu wagen. Zu erkennen und sich einzugestehen, wie sehr das Erröten von Wangen, Hals und Dekolleté zu Situationen sinnlich-erotischer Lust gehört, kann erlösend wirken. Es ist natürlich und von daher weder beängstigend noch peinlich, sondern eine gesunde Körperreaktion. Wird das Thema integriert und zunehmend gelebt, mag es sogar Freude und Begeisterung auslösen und immer seltener bei »unpassenden« Gelegenheiten in den Vordergrund drängen. Bei genauer Betrachtung ist Erröten auch keineswegs unpassend, es passt nur den Betroffenen nicht (in den Kram) und stellt sich immer in Situationen ein, wo in der Tiefe etwas Ungelebtes, Herausforderndes angesprochen ist.

Insofern zeigt auch diese Angst vor dem Erröten wieder exemplarisch, wie entwicklungsfördernd Angst tatsächlich ist. Sie hilft, ein zentrales Lebensthema ins Leben zu integrieren, und fördert die dazu notwendige Ehrlichkeit und die Entwicklung von Selbstbewusstsein und -vertrauen. Erröten lehrt, ehrlich zu sich zu stehen, den eigenen, noch uneingestandenen, also geheim gehaltenen und hinter Angst und Scham verborgenen Wunsch nach Beachtung und Anerkennung und vor allem, befriedigender, erfüllender Sexualität wahr- und wichtig zu nehmen. Wer ihn als natürlich anerkennt und sich gönnt, hat so viel mehr von seiner Lebenslust. Die Lebensenergie, das Blut, wird so vorrangig ins Becken geleitet, wo es wirklich gebraucht wird, und lässt nur nebenbei und völlig natürlich und gänzlich harmlos Wangen und Brust leicht mit erröten. Ein Partner wird das als reizvoll und sogar himmlisch anmachend wahrnehmen.

Die durchaus sinnvolle Aufgabe hinter dieser Angst ist es also, die mit Angst und Scham belegte und deshalb unterdrückte Sexualität zu befreien. Vorstellungen von genussvoller Sinnlichkeit und Erotik bis hin zu Ekstase ins Bewusstsein zu holen, freudig anzunehmen und zukünftig ins Leben zu integrieren, ist insofern eine psychotherapeutische Glanzleistung dieser Angst, die das Leben ungemein bereichert und erweitert. Eine gewisse Scham kann dann ebenfalls schön und anmachend sein, sie loszulassen ebenso befreiend wie betörend.

### Magersucht – die Angst, Frau zu werden

Bei dem medizinisch Anorexia nervosa genannten Krankheitsbild ist der ganze weibliche Körper betroffen. Weit überwiegend junge Mädchen verweigern den Übergang zur Frau, weswegen auch von Pubertäts-Magersucht gesprochen wird. Jungs sind nur äußerst selten betroffen und nur bei zusätzlichen äußerlichen Ursachen wie extremes Sprungkrafttraining kombiniert mit Abnehm-Diäten wie bei Skispringern.

Magersucht geht oft in eine Bulimie oder *Fress-Kotz-Sucht* über oder auch aus ihr hervor. Dieser letzte, geradezu brutale Ausdruck unterstreicht, wie lautmalerisch ehrlich die alte Medizin in ihren Diagnosen war und wie gelehrt und gleichsam sinnentleert die heutige.

Die Verweigerung des Frau-Werdens ist typisch für unsere Kultur und Gesellschaft, die den weiblichen Pol seit ca. 12000 Jahren verunglimpft, nachdem er zuvor über Jahrhunderttausende in der längsten Zeit der Menschen als SammlerInnen bestimmend war. Frauen werden seit Beginn des Patriarchats vor ca. 12000 Jahren in fast allen Gesellschaften bis hinein in die heutige diskriminiert, was ihr Leben erschwert und so wenig attraktiv macht, dass Mädchen es zunehmend verweigern. Dahinter steckt oft auch ein ungelöster Konflikt zwischen dem archetypisch männlichen Geist und der entsprechend weiblichen Materie, zwischen Reinheit und Trieb, Hunger und Verzicht, Egozentrik und Hingabe. Unerfüllte Gier kämpft mit Sehnsucht nach Askese. Angst vor Lebendigkeit steht gleichzeitigem Heißhunger nach Leben gegenüber. Ziel ist letztlich völlige Reinheit und Vergeistigung, Keuschheit und Geschlechtslosigkeit, Entmaterialisierung und der unbewusste Wunsch, sich zu *verdünnisieren* und in die Sphären der Einheit davonzumachen. Das Askese-Ideal Betroffener verhindert alles Genussvolle von der Kost bis zur Liebeskunst und mündet in ein unbewusstes Nein zur Körperlichkeit. Insofern geht es um eine Flucht aus der als unrein empfundenen Polarität mit der hervordrängenden Weiblichkeit. Die ge*schlecht*liche Liebe wird tatsächlich als schlecht gemieden, was in Widerstand bis zu Ekel gegenüber

Sexualität, Weiblichkeit, Mutterschaft und sogar jedem Aufnehmen und Hereinlassen mündet. Es ist ein weitgehend unbewusster Aufstand gegen das herrschende Frauenbild und tiefe Angst vor dem Frau-Werden. Die persönliche Tragik liegt in der Unzufriedenheit mit dem eigenen Körper und dem Widerstand dagegen, sich mit ihm auszusöhnen, von ihn lieben ganz zu schweigen.

Die Aufgabe lautet, sich als Frau zu akzeptieren, was meist einer konsequenten Schatten-Psychotherapie bedarf. Aussöhnungsübungen mit der Polarität können helfen, den Elfenbeinturm körperloser Reinheit zu verlassen und das weibliche, mütterliche Prinzip zu respektieren und schlussendlich zu akzeptieren. Erfüllende Sinnlichkeit genießen zu lernen ist das Fernziel, wie auch die Flucht aus der Polarität in den Versuch zu wandeln, sie im Sinne des Entwicklungsweges in Richtung Einheit zu überwinden. Dabei können Einheits- und Gipfelerlebnisse (Peak Experiences) nachhaltig unterstützen.

### *Lampenfieber und die Angst vor Prüfungen*

So wie das ganze Leben eine einzige Kette von Geburten ist, könnte man es ebenso als eine von Prüfungen sehen und verstehen. Nicht umsonst sprechen wir von Lebensschule, und in Schulen gibt es Prüfungen. Hinter der Angst vor Examinierungen steckt Versagensangst, sich nicht zeigen wollen, bei oft gleichzeitig großem Drang, in aller Öffentlichkeit zu glänzen. Bei Prüfungsangst wollen wir uns diesen nicht stellen. Aber wie realistisch ist es, von einer Welt ohne Lernen und Prüfungen zu träumen? Das Schicksal prüft uns ständig, ob wir unsere Lernaufgaben bewältigen, und bedient sich dabei ganz ähnlicher Möglichkeiten wie gute Pädagogen an Schulen und Universitäten. Obwohl ich sie immer bestens bestand, fürchtete auch ich Prüfungen, bis mich ein weiser Medizinprofessor fragte, ob ich meine Prüfungen lieber am Krankenbett, am Unfallort oder am OP-Tisch hätte. Sie kämen so oder so ...

Hinter Prüfungsangst steckt die schon bekannte Horrorvorstellung zu versagen und den gestellten Anforderungen nicht gewachsen zu sein. Selbst wenn sich dies auf konkrete Prüfungssituationen bezieht, ist im Hintergrund doch der größere Zusammenhang zu ahnen: das wahrscheinlich nicht unberechtigte Gefühl, den vom Leben gestellten Anforderungen nicht zu genügen. Insofern ist nicht nur der sicherste, sondern auch der entspannteste Weg, sich seiner selbst und seiner Aufgaben sicher zu werden durch engagiertes Lernen und gezieltes Vorbereiten.

Die spirituelle oder hermetische Philosophie, die das Leben als Abfolge von Prüfungen erkennt, geht von einer letzten großen Prüfung vor dem »Hüter der Schwelle« aus, der jenen Übergang bewacht, den die Seele passieren muss, wenn sie ihr sterbendes Körperhaus verlässt und in ihr eigenes grenzenloses Reich zurückkehrt. In anderen Weltbildern wird der Tod seit alters ebenfalls als letzte große Prüfung gesehen, etwa wenn die ägyptische Göttin Mat die Herzen wiegt. Insofern mag Prüfungsangst sich auch darauf beziehen.

Wer sich vor Augen führt, wie sehr das Leben aus Prüfungen besteht, die eine nach der anderen auf die letzte große hinauslaufen und uns auf sie vorbereiten, ist auf gutem Weg. Insofern ist die Aussöhnung mit dem »Leben als Schule« vorrangige Aufgabe und kann Prüfungsangst am besten und nachhaltigsten beenden.

### Angst, vor (vielen) Menschen zu sprechen

Hinter dieser Form von Lampenfieber steht die Angst, sich zu zeigen, an die Öffentlichkeit zu treten und mit eigenen Anliegen herauszukommen, dem Leben seine Gaben ehrlich und offen zu präsentieren.

Als ich in der Schule selbst an Angst litt, mich zu präsentieren, begegnete mir das Glück in Gestalt einer einfühlsamen Lehrerin. Als ich – auf der Stufe von Rückzug und Verweigerung – absichtlich einen schwächeren Aufsatz schrieb, um ihn nicht vorlesen zu müssen, kündigte sie mir an, falls ich so etwas wiederholte, ihn in Zukunft erst recht vorlesen zu müssen. Anschließend öffnete mir das (beziehungsweise sie mir) den Blick dafür, wie viel ich zu sagen habe und wie nur die Größe meines Anspruchs mich unter Druck setzte. Unter ihren Fittichen stellte ich mich dieser Angst und suchte sogar Möglichkeiten, vor anderen zu sprechen. Ihr verdanke ich, heute zu meinem Anspruch zu stehen, über meine Medizin Menschen Anstöße zu geben – sogar manchmal *anstößige* –, um sie zu verändern und allgemein am umfassenden *Feld ansteckender Gesundheit* zu bauen. Selbst große Ansprüche lösen kaum mehr Angst aus, wo sie bewusst konfrontiert werden. Als ich in der ausverkauften Münchner Olympiahalle auf der Bühne stand vor 10000 Menschen, hatte ich kurz das Bild dieser Lehrerin vor Augen.

Es bietet sich an, im Rahmen des bereits beschriebenen Angstlösungsrituals herauszufinden, was alles aus uns heraus möchte, was gesagt werden will und muss, was wir dem Leben und den Menschen zu bieten haben und damit auch schulden. Das sind die eigentlichen Schulden, dem Leben und den Menschen vorzuenthalten, was man zu geben hätte. Wer sich dafür öffnet, kann mit der Zeit und einiger Übung erleben, wie auf beiden Ebenen Weite entsteht. Wo Offenheit bezüglich der eigenen Ausdruckswünsche und entsprechende Trainingsbereitschaft zusammenkommen, löst sich die Enge der Angst in Weite und Freiheit.

## *Ängste der Moderne*

### Angst, Unterschriften zu leisten

Die Angst vor einer Unterschrift bezieht sich offenkundig auf die Weigerung, Verantwortung zu übernehmen, zu bestimmten Entscheidungen, Handlungen und Verhandlungsergebnissen zu stehen und sie zu bejahen. Resignieren (von lat. re*signare*) wäre das Verb dazu, das wörtlich übersetzt meint, das Siegel oder heute die Unterschrift zurückzuziehen. Wer seine Unterschrift unter dem Vertrag mit dem Schicksal, dem geschickten Heil, zurückzieht, hat (sich) im tiefsten Sinn aufgegeben. Wer also nichts unterschreiben will, kann und will nicht zu seinen Abmachungen stehen und sollte sie einer Revision unterziehen. Vielleicht stimmt der ganze Vertrag mit dem Leben nicht (mehr)? Wie diese einfach zu durchschauende Angst vor der Verantwortung gibt es eine Fülle von weiteren Ängsten, die spontan ihren seelischen Hintergrund enthüllen. Nur Betroffene kommen wegen allfälliger Eigenblindheit nicht so leicht an die Lösung. Auch hier kann das Angstlösungsritual (auf der erwähnten CD)[14] gut weiterhelfen, um schließlich zu sich und seinem Leben stehen und es auch unterschreiben zu können.

### Angst, etwas zu verpassen

Früher, als das Leben in vorgezeichneten Bahnen streng geregelt verlief, eher selten, ist die FoMo (Fear of Missing out) heute eine große Angst vieler Jugendlicher. In einer Fülle von Möglichkeiten und Angeboten geradezu ertrinkend, die ihnen fast ausnahmslos als zwingend und alternativlos präsentiert werden, wissen sie nicht mehr aus noch ein und verpassen nicht selten Wesentliches und manchmal den Einstieg ins Leben wie beim Bore-out.

Der ständige Blick auf Tablet oder Smartphone, um Nachrichten, Facebook oder Twitter zu checken, ist ein Indiz für diese Form von Angst und für die Sucht nach Neuigkeiten und Erfahrungen. Die Angst, etwas zu verpassen, verbreitet sich zunehmend und korreliert mit der Angst, nicht dabei zu sein, nicht dazuzugehören. Allerdings kann diese Suche auf diesen Ebenen nie Befriedigung finden, da es dort kaum wirklich Neues gibt und schon gar keine tiefen Erfahrungen und tatsächlich Wesentliches. Es ist letztlich eine Scheinwelt, in der wir nicht einmal checken, ob der nette junge Typ, mit dem wir chatten, nicht in Wirklichkeit ein alter Knacker ist, der sich einen Spaß macht, andere in sicherer Distanz an der Nase durch den Internet-Ring zu führen.

Wer ständig online sein muss, hat offensichtlich Angst, Wichtiges zu verpassen. Nur kann das wirklich Wichtige online gar(antiert) nicht kommen. Das Netz bietet viele Chancen, aber auch die große Gefahr, sich darin zu verfangen und das Wichtigste, das wirkliche Leben, zu verpassen.

Eine Lösungschance für diese Angst ergibt sich eher, wenn wir uns ehrlich fragen: Was fehlt mir wirklich? Was verpasse ich tatsächlich? Inwiefern geht mein Leben an mir vorbei, ohne dass ich es so recht merke und auskoste?

Im Rahmen unseres Angstlösungsrituals können wir uns fragen: Was will ich auf keinen Fall verpassen? Was brauche ich unbedingt, weil es meine Seele nährt? Das Schlimmste ist wirklich, das Leben zu verpassen, und genau das passiert heute so vielen. In allen, selbst indigenen, Kulturen gilt die Hauptklage auf dem Totenbett dem nicht gelebten und nicht gewagten Leben, gefolgt vom Mangel an Disziplin – jedenfalls bei uns.

Eine gute Hilfe stellt hier die *Liste vor der Kiste*[15] dar, ein Büchlein, das anregt, seine Bucket List vollständig zu erstellen. Wer, wie fast alle modernen Menschen, Angst haben muss, das Leben zu verpassen, könnte sich damit wie mit einem Fahr- oder Lebensplan sehr einfach entscheiden, es zu leben, anzugehen und zu wagen. Herausforderungen wandeln sich dann in Förderungen, und vom Schicksal installierte Wegweiser weisen uns den Weg zu uns selbst. Wo diese Weite für das eigene Leben mit seinen Möglichkeiten entsteht, wird sich die Enge der Angst von selbst in Wohlgefallen auflösen.

### Angst vor Bedrohung durch Gewaltausbrüche

Ob Angst vor Terrorismus und Bombenanschlägen oder vor Amokläufen oder Krieg, hier wächst ein Thema heran und verbreitet sich weltweit, das unsere Eltern – bis auf das Thema Krieg, das die Älteren unter ihnen noch im Zweiten Weltkrieg selbst erlebt haben – noch gar nicht kannten. Offenbar geraten heute Menschen immer häufiger in Situationen, in denen sie mit gewaltsamen Hilfeschreien Beachtung durch eine Öffentlichkeit erzwingen, von der sie sich ansonsten verkannt, vernachlässigt oder ignoriert fühlen. Das geschieht auch unter uns, wenn sich etwa junge Umweltaktivisten auf Autobahnen festkleben, um damit Bürger aufzurütteln. In Verkennung des *Schattenprinzips* erreichen sie dadurch das genaue Gegenteil, bringen sie doch die

Bürger gegen sich und ihr Thema auf. Seien wir froh, dass sie nicht mordend um sich ballern wie in den USA.

Der Bezug zu unserem eigenen Innenleben ist deutlich. Wenn es in uns Teile gibt, die sich vernachlässigt fühlen und kurz vor der Explosion stehen, werden uns entsprechende äußere Ereignisse daran erinnern und beschäftigen, uns eng werden lassen und Angst in uns auslösen. Wer auf einem Pulverfass sitzt, wird natürlich vor Bombenanschlägen zittern, weil sie ihn ständig an die eigene innere Bombe erinnern. Dann nützen auch keine Hinweise, wie gering die Wahrscheinlichkeit statistisch gesehen ist, tatsächlich einem Terroranschlag zum Opfer zu fallen. Statistiken können weder beruhigen, noch warnen sie effektiv. Es beeindruckt die meisten kaum, ihnen angesichts Ernährungsfehlern, Rauchen oder Bewegungsmangel die statistisch ermittelten Gefahren vorzuhalten. Genauso wenig sind wir durch Zahlen zu beruhigen.

Die Seele lebt von Bildern und Assoziationen. In Seelen-Bilderwelten spielen Zahlen keine Rolle und sind von daher auch therapeutisch irrelevant. Bilder und Geschichten – von der Wissenschaft umgekehrt als nicht ernst zu nehmend abgetan – zählen hingegen für die Seele und sind ihr wichtig. Die uns beunruhigenden Schreckensbilder offen(siv) anzugehen ist deshalb entscheidend. Das aber bedeutet, in uns selbst nachzusehen, was sich da querstellt, was da ausbrechen will, und es freiwillig und achtsam ins Bewusstsein zu holen, um es schließlich sogar der Außenwelt zu präsentieren.

### Angst vor Seuchen, Epi- und Pandemien

Fast jeder unserer Körperteile kann von einer Infektion betroffen sein. Reagiert ein Mensch mit Fieber, entspricht das einer Generalmobilmachung. Dabei ist ein im Bewusstsein ungelöster Konflikt auf die Körperbühne gesunken. Geschieht das im ganzen Land, sprechen wir von Epidemie, passiert es in vielen Ländern mehrerer Kontinente, von Pandemie.

Solche Massenschicksale, die viele Menschen kollektiv mit demselben Aufgabenmuster konfrontieren, lösen natürlich massive Ängste aus, lassen sich aber auch vorzüglich zur Verbreitung von Ängsten nutzen, wie es schon die katholische Kirche vormachte, als sie die Pest benutzte, um ihre mörderische Inquisition über Jahrhunderte weltweit zu verbreiten.

Das Gemeinsame im ähnlichen Schicksalsmuster verrät zeittypische Aufgaben. Die Corona-Pandemie verlangte die Lösung anstehender Konflikte und die Aussöhnung mit allenthalben ausgebrochener Todesangst. Bleiben Lösungen aus, setzt sich dasselbe Muster – Konflikt und Krieg – weiter in den Körpern zwischen Immunsystem und Erregern oder in Ländern zwischen militärischer Abwehr und entsprechenden Angreifern fort. In beiden Fällen spielt die Todesangst ihre Rolle, nun die bezüglich eines möglichen Atomkrieges.

Es ist also überfällig, unsere anstehenden Konflikte und das Thema Endlichkeit des Lebens in großem Stil anzugehen und zu integrieren.

### Angst vor sozialem Ausgeliefertsein

Viele Bürger haben inzwischen Angst vor einem Staat, der nur noch nimmt und kaum mehr gibt, dessen Institutionen immer schlechter funktionieren, der Elend nur noch verwaltet, ohne es zu bessern, der die Großen wie Banken und Konzerne schont und fördert und die Kleinen, die sowieso schon Bedürftigen, noch weiter schröpft. In Deutschland trauen angeblich nur noch 13 Prozent der Bevölkerung den Politikern, in den USA sogar nur 10 Prozent. Die großen politischen Strukturen, ob eine ziemlich alte wie die Vereinigten Staaten von Amerika (USA) oder eine relativ neue wie die Europäische Union (EU), bieten kaum noch Perspektive und wenig Sicherheit. Stattdessen fördern sie wie Krebsgeschwüre wuchernde Bürokratien und einen lebensverachtenden Lobbyismus und insofern durchaus berechtigte Angst, etwa vor Geldverlust und Armut.

In dieser Situation liegt es nahe, Sicherheit in sich selbst zu suchen und zu finden und in die eigene Entwicklung zu investieren.

Wenn schon die äußere politische Entwicklung eher deprimierend ist, kann die eigene innere weiter wundervolle Erfahrungen vermitteln und Wachstum auf der einzig sicheren Ebene, der geistig-seelischen, gewährleisten. Das allein lässt uns auch unabhängiger von äußeren Gegebenheiten werden.

Andererseits ist die äußere Welt natürlich Spiegel der inneren. Präsentiert sie sich in einem derart desolaten Zustand, ist es unsere Aufgabe, sich um innere Ordnung und Struktur zu kümmern, Prioritäten zu setzen und die Richtung festzulegen. Alles, was Politiker nicht schaffen und was uns an ihnen stört, wird so zu unserer eigenen Aufgabe. Genau deshalb stört es uns ja im Außen so sehr.

Die schöne Kehrseite des Ausgeliefert-Seins an gegebene Umstände ist die Hingabe, etwa an einen Liebespartner. Glückliche und erfüllte Menschen erleben diese oder die Hingabe an Gott und seine Schöpfung häufig, idealerweise sogar ständig in jedem Moment. Letztlich verbirgt sich hinter allen noch so unangenehmen Situationen der Auslieferung die Aufforderung, daran jene letzte Hingabe zu lernen, um die es geht, die an die Einheit. Aber das kann durchaus zuerst einen Aufstand gegen äußere menschenunwürdige Zustände einschließen.

Im Angstlösungsritual lässt sich klären, was dem Ego konkret droht und was ihm solche Angst bereitet, und es bietet den Rahmen, diese Situationen bewusst zu durchleben. Je öfter uns dies gelingt, desto mehr kommen wir dem »Dein Wille geschehe« nahe aus dem einzigen uns von Christus selbst überantworteten Gebet.

### Angst vor Überwachung und Verlust der Privatsphäre

Menschen suchen instinktiv nach Schutz. Die ersten Behausungen waren Höhlen. Aus Höhlen sind Appartements geworden. Heute werden einzelne, abgetrennte Wohneinheiten einem Leben in größeren Gemeinschaftsbehausungen vorgezogen. Die Privatsphäre ist uns heilig. Kaum haben sich zwei Menschen gefunden, wollen sie für sich sein und sich in geschützte Räume zurückziehen. Am liebsten wäre ihnen, sie gehörten auch ihnen, damit niemand hineinschauen oder gar -regieren kann.

Auf der anderen Seite gibt es einen Gegentrend, der in der Social-Media-Welt deutlich wird. Hier suchen die Menschen die Öffentlichkeit und melden jede private Belanglosigkeit, die früher niemanden etwas anging, über Facebook oder Twitter. Damit zeigt sich die Ambivalenz zwischen dem Bedürfnis nach Privatsphäre und dem Drang nach Ansehen, Veröffentlichung und Ego-Demonstration.

Wenn wir nun Angst vor der Verbreitung unserer privaten Daten haben, wie es durch die NSA-Affäre ins Bewusstsein der deutschen Öffentlichkeit drang und Assoziationen an Orwells *1984* wachrief, sollten wir nach unserem Schatten forschen und uns zuerst bewusst machen, wie viel wir freiwillig im Internet von uns preisgeben.

Der gläserne Mensch könnte natürlich auch eine Chance bedeuten. Wer zu allem stehen kann, was er tut und je getan hat, weil er seine Vergangenheit aufgeräumt hat und in seiner Gegenwart bewusst lebt, hat natürlich keine Angst vor Aufdeckungen und Ausspähungen. Wer alles veröffentlicht, bei dem kann auch nichts auffliegen. Die Angst vor Ausspähung mag uns einiges darüber verraten, was es im eigenen Leben gibt, das wir selbst nicht wahrhaben wollen und das andere nur ja nicht wahrnehmen sollen. Sich alldem zu stellen wie im empfohlenen Angstlösungsritual, führt dazu, die Angst vor Überwachung Schritt für Schritt aufzugeben. Das heißt natürlich nicht, dass wir uns gar nicht dagegen wehren sollten, nur wird das allein in der äußeren Welt kaum Chancen haben, wenn die Innenwelt nicht folgt. Dieser fehlende innere Selbstbezug ist bei politischen Initiativen meist das Problem. Umgekehrt fehlt auch etwas, wenn aus inneren Erkenntnissen und Entwicklungsschritten gar nichts nach außen dringt.

### *Ängste bei Kindern*

Unseren Kindern brauchen wir Angst gar nicht beizubringen, sie bringen sie mit ins Leben. Die Geburt mit ihrer Enge ist gleichsam ihr natürliches Einführungsritual. Kinder haben meist auch Angst vor Dunkelheit, vor Gespenstern und dem schon zuvor erwähnten »schwarzen Mann«, noch ohne je einen gesehen zu haben. Diese Begegnungen mit dem Schattenreich lösen die Angst aus, in ihm zu versinken und für immer unterzugehen.

Eine große Angst ist die vor dem Verlassen- und Alleingelassen-Werden, was mit mangelndem Vertrauen in Mutter und Vater einhergeht. Gewitter mit Blitz und Donner erschrecken viele Kinder ebenfalls. Außerdem fürchten Kinder meist die Urgewalten der Natur und ihrer Elemente. Dabei schüren viele Eltern die Angst vor Feuer und Verbrennen, Wasser und Ertrinken, Luft als Sturm und Erde als Morast und Schmutz noch zusätzlich. Stattdessen wäre es besser, ihnen den gefahrlosen Umgang damit beizubringen, etwa sie früh schwimmen zu lehren, ihnen unter Aufsicht zu erlauben, Streichhölzer zu bedienen, sie nach Herzenslust im Schlamm spielen zu lassen und sie fürs Denken und Fliegen zu begeistern.

Je nach Erziehung fürchten sich Kinder vor allem Neuen und Unbekannten oder freuen sich darauf. Fast alle Kinder bekommen die Angst vor dem Sitzenbleiben (in der Schule) eingetrichtert, was leicht gelingt, denn sie wollen von Anfang an und auch später nicht zurückgelassen werden. Das Thema Schule wird leicht zu einer frühen Quelle von übertriebenem, ungesundem Ehrgeiz.

Werden ihnen Enttäuschungen nicht als das Ende von Täuschungen und somit als gut und hilfreich, jedenfalls entwicklungsträchtig vermittelt, fürchten sie sich davor. Fehler von den meisten (Un-)Pädagogen als Schande statt als Chance dargestellt, wollen sie um fast jeden Preis vermeiden und verbauen sich so schon früh eine wundervolle Möglichkeit, Fehlendes in ihr Leben zu integrieren und dieses reicher und vollkommener zu gestalten. Wer sich Enttäuschungen und Fehler versagt, bekommt eine Steilvorlage, sich zum Versager zu entwickeln.

Die Angst vor Einbrechern, Entführern, Sexualtätern und allgemein Fremden kann sich bis zu grundsätzlicher Angst vor Männern entwickeln. Wird sie Kindern systematisch, aber undifferenziert eingeimpft, belastet das ihr Leben entsetzlich, sowohl Jungs als auch Mädchen. Wer will dann schon zu einem Mann werden oder sich mit einem solchen beziehungsweise dem entsprechenden eigenen Seelenanteil einlassen?

Die Angst vor Ansteckung zu schüren, wie wir es in den letzten beiden Pandemiejahren erlebt haben, halte ich für ein Verbrechen an Kinderseelen. Wer Kindern Schuldgefühle einimpft, sie könnten ihre Großeltern durch Ansteckung umbringen, um sie zum Impfen zu nötigen beziehungsweise zu erpressen, vergeht sich ebenfalls an ihren Seelen. So jemand kann einem in Herz und Seele leidtun – Kinder, die Opfer solcher Täter, allerdings noch mehr. Die Angst vor Krieg und Gewalt, wie sie gleich nach der Pandemie verbreitet und nach Kräften geschürt wurde, tut ein Übriges, eine ganze Kindergeneration fürs Leben zu verängstigen. Wobei Kinder auch ohne explizite Indoktrination wie ein Schwamm alles aus ihrer Umgebung aufsaugen und insofern ein Spiegel der Ängste ihrer Eltern sind und manchmal direkt zu deren Abziehbild werden.

### Die Angst vor Fremden/Fremdem

Eltern, die – manchmal durchaus unbewusst – an Fremdenfeindlichkeit oder Xenophobie, die bis zu Rassismus gehen kann, leiden, übertragen das durch Resonanz unmittelbar auf ihre Kinder. Damit werden, wenn sie nicht gerade in China oder Indien aufwachsen, automatisch mehr als 90 Prozent aller Menschen dieser Welt zu ihren Feinden, und ihre noch kleine Welt wird eng und beängstigend.

Wer fremde Menschen und insbesondere solche anderer Hautfarbe und Kultur ablehnt und sogar bekämpft, lässt damit eigene Fremdheitsgefühle an anderen, also in der Projektion, aus. Wer sich im eigenen Körper mit seiner Seele nicht wohlfühlt, sich dazu in Partnerschaft und Beruf fremd fühlt, wird auch wenig schaffen und leisten, auf das sich stolz sein ließe. Er wird statt einem Beruf, den er und der ihn ausfüllt, Angst um seinen Job und sein Auskommen haben, und das meist auch noch zu Recht. Denn was wir ohne Engagement tun, gelingt meist nicht gut, und dann gibt es viel Konkurrenz um diesen Job, den jeder übernehmen könnte. Die Aversion gegen die eigenen Fremdheitsgefühle wird dann leicht auf andere offensichtlich Fremde projiziert und an ihnen ausgelassen und bekämpft.

Fremdenfeindlichkeit ist also ein *Fremdeln* mit sich selbst, wie es für Babys noch ganz natürlich ist. Das als Hängengeblieben-Sein auf einer sehr frühen Entwicklungsstufe zu erkennen und sich die Angst und Machtlosigkeit, das unbewusste Gefühl von Bedrohung einzugestehen ist der erste Schritt aus diesem Dilemma.

Wer dahinter den Wunsch nach Aufmerksamkeit und Liebe erkennt und sich diesen ein- und zugesteht, kann der Ablehnung oder gar dem Hass gegen alles Fremde in sich selbst nachspüren und nachgehen. Wo sich jemand mit all dem beschäftigt, was ihn im eigenen Leben befremdet, ihm in Job und Partnerschaft, an der eigenen Geschichte und Kultur, fremd geblieben ist, kann das Fremde und damit sich selbst besser kennen und annehmen lernen. Wer sich schließlich mit allem Fremden im eigenen Wesen, in der eigenen Seele aussöhnt, ist auf dem Weg, mit allem eins zu werden. Er kann schlussendlich Weltreisen wagen, um Weltanschauung zu erwerben, und die Fremde und das Fremde genießen lernen und daran wachsen.

### Eine Heidenangst

Kinder haben oft eine Heidenangst, wahrscheinlich ohne zu wissen, was mit Heiden gemeint ist. Dieser fast jedem in unserer Kultur geläufige Ausdruck verrät, dass das Bodenpersonal des Christentums wohl schon ziemlich von Anfang an auf den Holzweg geriet, indem es die Furcht vor Glaubensfremden – von den Mongolen bis zu den Türken – schürte.

Angst einjagen oder unterstellen, wie es heute unübersehbar passiert, ist die Instrumentalisierung einer seelischen Reaktion zu politischen Zwecken und jeder Religion wie auch jedes demokratischen Politikers unwürdig. Jedenfalls sollten wir schleunigst aufhören, kleinen und großen Kindern eine Heidenangst einzujagen.

### Bettnässen oder Enuresis

Beim Bettnässen lassen Kinder nachts Druck ab, den sie tagsüber nicht loswerden konnten. Urin ist eine Art Seelenabwasser, auf dem sie tagsüber sitzen bleiben und das sie nachts, wenn die bewusste Kontrolle des Kopfes nachlässt, gleichsam als kindliche Vergeltung und – unbewusste – Machtausübung zurückgeben. Geht es um aufgestauten Kummer und gleichsam unteres Weinen, produzieren sie noch eine feuchtwarme »Nestwärme«, die ihnen ansonsten fehlt. Möglicherweise markieren sie nachts auch ihr Revier aus Angst, tagsüber keinen eigenen Platz zu finden.

Eltern und Erzieher könnten sich in den alltäglichen (un-)bewussten (Leistungs-)Druck auf das Kind einfühlen und hinter dem Druck seine Angst erkennen. Statt zu ängstigen, ist es immer besser zu motivieren, also Bilder zu vermitteln, die mit der Seele in Resonanz gehen – egal ob es um Familie, Gesundheitswesen oder Politik geht.

Lernen Kinder Forderungen als Herausforderungen und Förderung zu erleben und anzunehmen und tagsüber angebotene Entspannungsräume und Spiele als entspannendes Loslassen zu genießen, kann sich ein Gleichgewicht zwischen archetypisch männlichem Tag und entsprechend weiblicher Nacht einspielen. Kinder brauchen Ventile wie Weinen und Toben zum natürlichen Ablassen von emotionalen Staus und Leistungsdruck und Zeiten und sichere Orte, ihr eigenes Revier, um sich völlig gehen zu lassen. Dann kann auch die Blase als Organ des Druckauf- und -abbaus wieder ihrer Aufgabe nachts wie tags gerecht werden.

### Angst vor dem Loslassen des Seelenabwassers

Die Angst vor dem Wasserlassen (Paruresis) ist eine Phobie, die zunehmend an Bedeutung gewinnt. Die Entleerungsstörung der Harnblase, deren Thema Druck aushalten und ab- und loslassen ist, kann von Verzögerungen des Miktionsbeginns und entsprechend langen beängstigenden Wartezeiten über unvollständige Blasenentleerung mit Restharnbildung bis zu vollständiger Unfähigkeit gehen, Wasser zu lassen. Die (Angst-)Anspannung des Blasenschließmuskels verhindert das Loslassen des Seelenabwassers. Diese Angststörung kommt besonders auf öffentlichen oder jedenfalls fremden Toiletten vor und ist also im weiteren Sinn eine soziale Phobie. Auch wenn Betroffene das Thema gern auf die körperliche Ebene projizieren, ist es selbst aus schulmedizinischer Sicht eine eindeutig seelische Angststörung. Ausdrücke wie »schüchterne Blase« verdeutlichen es. Besonders betroffen sind in ihrer Männlichkeit verunsicherte pubertierende Jungen, aber immer häufiger auch Männer und inzwischen sogar Mädchen und Frauen. Bei den vorrangig betroffenen Jungs liegt der Beginn meist in der Pubertät. Die erste Angst auslösende und prägende Situation hat häufig mit Minderwertigkeitsgefühlen bezüglich der Gliedgröße zu tun. Die Männlichkeit wird an der Fähigkeit gemessen, am Pissoir in Konkurrenz mit anderen beim Wasserlassen zu bestehen. Aber auch kleinere Jungs veranstalten oft schon Schaukämpfe nach dem Motto »wer kann weiter, wer kann höher«, die für deren Verlierer Angst auslösend wirken können. Manchmal liegt auch Schul- oder Familienstress zugrunde, wovon natürlich auch Mädchen betroffen sein können.

Das zugrunde liegende Loslass-Thema kann den Betroffenen so unangenehm und peinlich sein, dass es geradezu lebensblockierend wird und die immer stärkere Konditionierung es zunehmend unmöglich macht, Toiletten unbefangen aufzusuchen. Die sozialen Konsequenzen aus der Angst, auf der Toilette beobachtet, bewertet und – im zutiefst befürchteten Fall des Versagens – verspottet zu werden, kann ein normales Leben weitgehend verhindern und bis zu völliger sozialer Selbstisolation gehen. Weil dazu die Angst, nicht ernst genommen oder gar verspottet zu werden, zu groß ist, um sich zu offenbaren, kann es bis zur völligen Lebensblockade eskalieren.

Die Lösung liegt oft darin, zur Ursprungssituation zurückzukehren, sie zu klären und zu lernen, Altes, Überlebtes in Gestalt des Seelenabwassers bewusst und achtsam loszulassen. Hilfreich ist auch für betroffene Jungs, Rituale des Mannwerdens auf Fantasiereisen oder konkret zu erleben, um sich die eigene Männlichkeit bewusst zu erobern. Auch Mädchen und Frauen können Rituale des Loslassens und der Hingabe Erleichterung verschaffen.

### Angst vor Lebenskrisen am Beispiel Pubertät

Alle Lebensübergänge können zu Krisen entarten, wenn wir den Sprung ins Neuland nicht bewusst wagen, sondern unbewusst verweigern. Das gilt für Pubertät wie Lebensmitte und all die anderen Übergänge. In der Pubertät kann das zu an sich harmlosen Symptomen führen wie der Pubertätsakne, aber auch zu so gravierenden wie der Pubertätsmagersucht.

Bei der Akne, die vielen jungen Übergangsverweigerern erhebliche Angst einjagt und diesen wesentlichen Lebensabschnitt des Erwachsenwerdens vergällt, handelt es sich medizinisch um eine Follikulitis, d. h. eine Entzündung, also einen Konflikt. Was an jugendlicher Sinnlichkeit nicht gelebt wird, schlägt über Hautausschlag nach außen durch, überwindet die Hautgrenze und erzwingt wenigstens geringe Zuwendung – wenn auch nur beim Ausdrücken von Pickeln anstelle von erotischer »Behandlung«. Neben der Grenze ist hier das andere wichtige Thema der Haut als sinnliches Kontaktorgan angesprochen.

Die pubertäre, noch Angst auslösende Sexualität schlägt über die Stränge beziehungsweise die Grenze. Der Versuch, das Thema zu meiden und zu verdrängen, scheitert. Dazu ist es viel zu »heiß« und entzündet so stellvertretend die Haut. Pickel werden auch als Selbstschutz vor Begegnungen missbraucht, bieten sie doch eine gute Ausrede, um sich nicht auf Angst einflößende Sinnlichkeit einlassen zu müssen. So fällt es leichter, niemanden an sich heranzulassen.

Im Hintergrund wirksam sind mangelndes Selbstwertgefühl sowie die Angst, noch nicht reif für den Schritt in die Erwachsenenwelt zu sein und dem anstehenden heißen Konfliktthema ins Auge zu blicken. Folglich kommt es zur Verschlimmerung durch weiterhin verweigerte Erotik, manchmal auch Scham bezüglich der andrängenden Sexualität. So werden die eigenen Grenzen und vorgegebenen Normen auf der körperlichen statt auf der Bewusstseinsebene attackiert und der drängende Konflikt steht Betroffenen *ins Gesicht geschrieben*. Zu kontrollieren wäre die Lust, Pickel auszudrücken und sich dabei Narben zu holen im Sinne von Selbstsabotage. Ein vernarbtes Aknegesicht verdeutlicht die Angst, das Gesicht zu verlieren, und hat doch weitreichende Folgen, indem es das alte Schlachtfeld der Pubertätsauseinandersetzungen fürs Leben bewahrt.

Akne auf dem Rücken markiert wie ein Spiegel der Vergangenheit zurückliegende Konflikte. Auf den Schultern verrät sie Zeichen der Belastung in dieser Lebensphase, Bürden, die drücken und an die schwierige Zeit zwischen den Welten erinnern, weder noch Kind bleiben noch schon Erwachsene(r) sein zu können. Im Dekolleté und überall, wo ein mutig geschnittenes Abendkleid nackte Haut zeigt, weisen die Pickel auf (heraus-)fordernde Sinnlichkeit hin.

Die zugrunde liegende Aufgabe verweist darauf, Erotik, Sinnlichkeit und Sexualität zu entdecken und zu leben und sich und seinem Kontaktorgan Haut liebevolle Zuwendung zu gönnen. Auch Sonnenlicht bessert und zeigt den generellen Wert wärmender Zuwendung für die Haut.

## Medizin, die Angst macht

Schulmediziner beginnen überhäufig als Hypochonder mit großer Angst vor Krankheitsbildern und neigen insofern später dazu, ihrerseits Angst zu verbreiten. Aber auch einige ihrer Medikamente können erhebliche Angst einflößen, wie etwa Chemotherapeutika oder wenn der potenteste Sprengstoff Nitroglycerin die Engstellen am Herzen bei Angina Pectoris aufsprengen soll.

Vor allem aber gibt es zunehmend Mediziner, die sich nur noch mittels Angstschüren bei ihren PatientInnen durchsetzen können. Ihre sogenannte Vorsorge, Prophylaxe, Prävention oder Vorbeugung, die eben keine ist, sondern Früherkennung, wird dann über Drohungen durchgedrückt statt durch Erklärungen eingeführt. Unwillige PatientInnen müssen sich ganz offen mit Krebsangst geradezu infizieren lassen, wenn sie eine empfohlene Früherkennungsmaßnahme ablehnen. Auch Impfungen wurden vor allem gegen Ende der zweijährigen von Obrigkeiten und Medizinern verbreiteten Ansteckungsangst wesentlich mittels Drohungen und leider sogar Erpressungen durchgesetzt. Angst als Durchsetzungsstrategie im Gesundheitswesen ist eine Schande für die Medizin und ihre Vertreter. Diese Strategie offenbarte in den Pandemiejahren, wie wenig Überzeugungskraft und gute Argumente die Schulmedizin auf ihrer Seite hat, aber auch, wie stark der Widerstand und die Angst vor maßlosen Maßnahmen in der Bevölkerung inzwischen ist.

An diesem Punkt zeigt sich wieder die gute Seite der Angst. Mittlerweile sind (Kunst-)Fehler der Schulmediziner und von ihnen verordnete Pharmaka zur dritthäufigsten Todesursache aufgestiegen. Eine Schande für die Medizin, jedoch ein großes Geschäft für die Pharmaindustrie. Insofern kann es also geradezu lebensrettend sein, sich davor zu ängstigen und entsprechend in Acht zu nehmen. In ein deutsches Krankenhaus kann sich eigentlich nur wagen, wer völlig gesund und mit einem guten Abwehrsystem ausgestattet ist. Die Ansteckungsgefahr mit Hospitalismuskeimen ist einfach zu groß. Auch müssen die PatientInnen dort trotz, nicht wegen der angebotenen Kost gesunden. Das ist ebenfalls eine Schande für die Medizin, aber ein großes Geschäft für die zur großen Gefahr verkommene Nahrungsmittelindustrie. Aber wieder Vorsicht vor Projektionen: Konzerne können nur verkaufen, was wir ihnen abkaufen.

Allerdings gibt es auch dazu den Gegenpol, und manchmal ist es lebensrettend, rechtzeitig Ärzte zurate zu ziehen und sich in ein Krankenhaus zu begeben, wo Chirurgen ihr Handwerk verstehen.

Irrationale Ängste vor Medizinern sind also oft rationaler, als es auf den ersten Blick erscheint, aber auch ein Zeichen von Todesangst, das uns zur Aussöhnung mit Gevatter Tod oder Freund Hein animieren will.

## Angst vor Krankheit (Hypochondrie)

Die verbreitete unbegründete Angst vor Krankheiten nennt die Schulmedizin Hypochondrie. Das Wort kommt von *Hypochondrium*, lateinisch für Oberbauch. Auf diesen Körperbereich werden besonders gern und oft Schmerzen projiziert. Kindern tut zum Beispiel fast immer der Bauch weh, unabhängig davon, wo das Problem anatomisch sitzt.

Die Schulmedizin spricht etwas abfällig von sogenannten eingebildeten Kranken, denen leicht alles *unter die Haut* und *an die Nieren geht*. Der herablassende Ton rührt daher, dass diese Kranken nichts Körperliches, das immer noch als vorrangig erachtet wird, zu bieten haben. In ständiger Sorge um die eigene Gesundheit beobachten sie ihren Körper permanent und peinlich genau. Alles dreht sich um ihr eigenes Leben, aber nur um das physische, womit sie anderen rasch auf die Nerven gehen. Sie projizieren ihre unbewältigte und uneingestandene Angst vor dem Tod in den Leib und fürchten dauernd, an irgendeinem ihrer verschiedensten eingebildeten Symptome elend zugrunde zu gehen. In dieser Irrationalität erinnern sie an Kinder.

Schulmediziner sind selbst überproportional davon betroffen und nutzen die Chance, ihre eigene Angst an ihren PatientInnen, also in der Projektion, zu bearbeiten und zu bekämpfen. Das ist gar nicht verkehrt: Je größer die Angst, desto engagierter die Versuche, ihre Ursache, die Krankheitsbilder, wenn auch nur in der Projektion, zu heilen.

Natürlich ist Krankheit in der Tat eine realistische ständige Bedrohung. Sie erinnert uns an die Endlichkeit unseres Lebens. Irgendwann wird eines der zahlreichen Krankheitsbilder oder die Erschöpfung unserer Zellen zum Tod führen. Heute sterben die meisten an Krankheitsbildern und immer weniger an Altersschwäche oder weil sie alle (Lebens-)Aufgaben erfüllt haben.

Zur Lösung kann die Erkenntnis verhelfen, als Mensch tatsächlich grundsätzlich krank zu sein, wenn auch nur in einem übertragenen, tieferen Sinn: Unserer Seele fehlt die andere Hälfte, der Schatten.

Insofern ist die Integration des Schattens mit allen damit verbundenen Ängsten entscheidend zum Heil(werden). In letzter Konsequenz ist Hypochondrie ein deutlicher Hinweis, sich nicht nur mit der eigenen Anfälligkeit und Schwäche, Unvollkommenheit und Bedrohung auseinanderzusetzen, sondern auch unserer tiefsten Angst, der vor dem Sterben, ins Auge zu blicken und sich mit ihr auszusöhnen.

## Angst vor den tödlichsten Krankheitsbildern

### *Herzangst*

Tatsächlich ist der Herztod immer noch die Haupttodesursache in den Industrienationen, allerdings spielt die Angst davor kaum eine Rolle, obwohl hier die größte Gefahr lauert. Die auf den Herzinfarkt zurasende Persönlichkeitsstruktur, die auch von der Schulmedizin entdeckte und anerkannte A-Typ-Persönlichkeit, entwickelt durch maximale Verdrängung kaum Angst. Betroffene beruhigen noch ihre besorgten Ärzte.

Herzangst oder Herzphobie dagegen ist eine Sonderform der Hypochondrie, bei der das Thema überdeutlich wird, handelt es sich beim Herzen doch um den Sitz der Seele, das Zentrum der Liebe und des Gefühls und unsere energetische Mitte. Betroffene leben in ständiger Angst, ihr Herz könnte stehen bleiben. Und das wird es, nur nicht früher als bei anderen, sondern im Gegenteil eher später. Sie kümmern sich ja ständig darum, wenn auch auf destruktiv-unerlöste Weise über Angst. Betroffene leiden auffällig wenig an körperlichen Herzproblemen. Obwohl sie unablässig befürchten, ihr Herz würde jeden Moment aussetzen und nie mehr anspringen, für immer stehen bleiben oder brechen, erweisen sie sich bei schulmedizinischen Herzuntersuchungen als bemerkenswert herzgesund. Das ständige Beobachten beschert dem Herzen Zuwendung, und selbst diese destruktive Aufmerksamkeit scheint ihm immer noch besser zu tun als gar keine.

PatientInnen richten ihr Leben ständig an den – allerdings ausschließlich physischen – Bedürfnissen ihres Herzens aus. Es kommt zu Schonung und Überbetonung des Körpers bei völliger Vernachlässigung der (seelischen) Mitte. Panische Todesangst überlagert alles andere. Die Angst vor Herzlosigkeit ist real, es handelt sich im übertragenen Sinn oft um geradezu herzlose Menschen, die neben ihrer Angst für nichts anderes etwas übrighaben und zu Klammerbeziehungen neigen. Auch hier geht es im Hintergrund wieder einmal um die Beschäftigung und Aussöhnung mit dem Thema Tod.

Herzangst verdeutlicht, wie sehr unser Herz Zuwendung braucht. Wenn wir es in die Mitte des Lebens rücken, die Zuwendung vom körperlichen Aspekt auf den seelischen übertragen und wirklich liebesfähig werden, können wir uns selbst als herzlichen Menschen entdecken, um uns auch anderen aus ganzem Herzen zuwenden zu können. Das braucht Mut, und den gilt es auch zu zeigen, um den Regungen des Herzens gehorchend herzhafter und herzlicher zu leben.

### *Angina Pectoris – Enge und Angst in der Brust*

Beklemmung und Herzensenge verursachen enorme Angst um Herz und Leben. Die vorübergehende Unterversorgung des Herzmuskels mit Blut beziehungsweise Lebensenergie resultiert aus Stress im Sinne von Überforderung. Sorgen scheinen Betroffene und ihr Herz geradezu zu erdrücken und verursachen ebenfalls Angst. Beim Schmerz handelt es sich um Hilferufe des Herzens nach Nahrung im konkreten wie im übertragenen Sinn. Ursächlich liegt bei der Angina Pectoris eine Verengung der Herzkranzgefäße im Sinne der Koronarsklerose zugrunde, ausgelöst durch Fehlernährung, mangelnde Entspannung und zu wenig Bewegung. In einer materiellen Welt mit einer dementsprechenden Medizin besteht die Neigung, sich auf das Herz im konkreten körperlichen statt im übertragenen Sinn zu konzentrieren und so keine nachhaltige Lösung zu finden. Die Schulmedizin baut dann auch sogenannte Stents zur Überbrückung der Engpässe und Bypässe zu ihrer Umgehung ein. Das erfordert in der Konsequenz

Blutverdünnung, um Wirbelbildung, Verklumpung und Stockung im Fluss der Lebensenergie zu verhindern. Das aber fördert wiederum die Blutungsneigung, was bei der zumeist betroffenen Altersgruppe sehr problematisch ist. Davor versuchten Schulmediziner die Engstellen mit Ballonkathetern aufzusprengen, was akut gefährlich war. Solche Interventionen sollen die drohende Eskalation zum Herzinfarkt verhindern, was ungleich besser und nachhaltiger gelänge, würde das Herz im übertragenen Sinn genährt, die Herzensthemen, -angelegenheiten und -wünsche mehr in den Lebensmittelpunkt gerückt und die Ernährung auf pflanzlich-vollwertiges *Peace Food* umgestellt.

Die konkrete Situation ist überdeutlich: ein verhungerndes Herz, das zu wenig Nahrung, Zuwendung und Energie erhält, das stranguliert wird durch Verkrampfung oder »Einbetonierung« im Sinne von Verkalkung der Energieversorgungsleitungen.

Die Lösung liegt darin, sein Herz zu nähren, statt es vor Hass und Wut verhärten und (ver-)hungern zu lassen. *Sich (s)ein Herz nehmen* und ihm körperlich Ruhe und Regeneration zu gönnen, *sich ein Herz fassen,* statt ständig an die Brust und an das (schmerzende) Herz, der *Stimme seines Herzens* Aufmerksamkeit zu schenken, auf es hören, horchen und seinen (Herzens-)Wünschen zunehmend gehorchen. Auch immer wieder einmal herz*erweichend* weinen und sich mehr auf die eigene Mitte konzentrieren und den zarteren Regungen des Herzens nachkommen.

Auf körperlicher Ebene ist Ernährungsumstellung auf pflanzlich-vollwertiges *Peace Food* im wahrsten Sinne des Wortes notwendig und kann nachweislich bereits verschlossene Herzkranzgefäße wieder öffnen, wie Dr. Caldwell Esselstyn mit Angiografien – Röntgenaufnahmen der Herzkranzgefäße – belegen konnte. Wundervolle Filme zu diesem Thema sind wissenschaftlich *Gabel statt Skalpell,* aber auch *Klang des Herzens* und *Die Bücherdiebin,* die ich in meinen Büchern *Hollywood-Therapie*[8] und *Spielfilmtherapie*[11] deute.

### *Krebsangst*

Eine besonders häufige Form der Angst vor Krankheit ist die Krebsangst (Karzinophobie). Dies erstaunt zunächst wenig, wenn man bedenkt, dass in Deutschland fast die Hälfte der Menschen im Laufe ihres Lebens an Krebs erkrankt und wiederum davon die Hälfte auch daran stirbt. Die hier gemeinte Krebsangst ist jedoch jene irrationale Angst vor der Krankheit, die – ohne irgendwelche Anzeichen derselben – die Betroffenen zum Teil jahrzehntelang mit bedrängenden und beengenden Angstgedanken quält. Es beginnt oft nach Krebserkrankungen in der Familie. TherapeutInnen erleben manchmal eine unbewusste Lust, am Leben zu scheitern, statt zu wachsen und sich zu verwirklichen.

Nun ist es leider auch nicht so, dass die Angst den Krebs verhindern könnte wie etwa bei der Herzphobie. Tatsächlich scheint die Angst den Krebs im Gegenteil irgendwann wirklich heraufzubeschwören. Manche PatientInnen befriedigt das sogar in gewisser Weise, weil sie so endlich nicht mehr als eingebildete Kranke gelten.

Krebs symbolisiert mehr noch als andere Krankheitsbilder neben der zerstörerischen Aggression auch das Verschlingende, Zerfressende, die gegen sich selbst gerichtete Aggression, eine Form von destruktivem Wachstum und Egotrip der Zellen und natürlich die Angst vor Siechtum und Tod. Krebsangst verlangt also die Auseinandersetzung mit den entsprechenden unbewussten Seelenqualitäten, zuvorderst natürlich mit der Angst.

Aber auch die Aufdeckung der eigenen in meinen Büchern *Krebs – Wachstum auf Abwegen*[18] und *Krankheit als Symbol*[2] aufgezeigten Krebsmuster kann helfen, das Wachstumspotenzial zu erkennen und sich auf den eigenen Weg zu wagen. Ein wesentlicher Schritt ist – wie bei allen Angstmustern – die Aussöhnung mit der Endlichkeit des Lebens, der eigenen Sterblichkeit. Die Erkenntnis, dass Leben und Sterben zusammengehören wie Licht und Schatten, mag ermutigen, sein ganz individuelles Leben gemäß der eigenen Struktur und Bestimmung anzupacken. Die Ängste vor und bei Krebs bedürfen meist psychotherapeutischer Hilfe.

Was für ein mitten in der Gesellschaft angekommenes Thema Krebs und die Angst davor ist, zeigt die Fülle der Filme dazu. Hier nur jene Auswahl, die es ins Buch *Spielfilmtherapie*[11] geschafft hat. *Heute bin ich blond, Im Himmel trägt man hohe Schuhe, Das Beste kommt zum Schluss, Der Klang von Eiswürfeln, Der Professor, Jonathan, Die Zeit, die bleibt, Das Schicksal ist ein mieser Verräter, Ein Schotte macht noch keinen Sommer, Familienfest, 50:50 – Freunde fürs Überleben, Schicksalsgesetze* und *Der Doktor.*

### *Angst vor Alzheimer und dem Altwerden*

Eine Gesellschaft, in der alle alt und am liebsten ur- oder sogar steinalt würden, aber niemand alt sein will, steuert in ein Fiasko. Wo alle etwas werden wollen, das nachher niemand sein will, sind zum Schluss alle unzufrieden und unglücklich. So weit sind wir schon und verstärken diesen Trend noch laufend weiter. Ein von der Werbebranche geförderter, geradezu lächerlicher Jugendkult verhindert, das Alter als Zeit der Reife und Würde zu schätzen. Wo Mühsal, Gebrechlichkeit und rieselnder Kalk das Bild des Alters bestimmen, löst es natürlich Mitleid, aber auch Angst und Schrecken und oft sogar Panik aus. Versuche, ihm mit Schönheitsoperationen und kosmetischem Einsatz den Schrecken zu nehmen, es aufzuhalten oder zu vertuschen, sind nie wirksam, aber fast immer peinlich – für Alte wie Junge. Die Lösung liegt darin, sich des Alters würdig zu erweisen und Weisheit zu entwickeln, was auch den Respekt vor uns Alten fördern würde.

Die zunehmende Enge verkalkender Gefäße und des Bewusstseins, wachsende Abhängigkeit und die Statistiken der Epidemiologen, die praktisch jedem Alzheimer vorhersagen, der nur alt genug wird, fördern natürlich Angst. Abhängigkeit ist das Gegenteil von Freiheit und damit auch beängstigend. Im praktischen Alltagsleben aber sind die meisten abhängig – von Chefs, Vermietern, Politikern, Partnern usw. Letztlich frei ist nur der im spirituellen Sinn befreite und verwirklichte Mensch. Insofern liegt hier auch die einzige Chance, dem Elend der Abhängigkeit zu entgehen. Das Alter ist eine wundervolle Chance der Befreiung. Wir haben nichts mehr zu verlieren und könnten alles gewinnen.

Wer ins Alter die Weite der Weisheit einfließen lässt und seine Gefäße bei vollwertig pflanzlicher *Peace-Food*-Kost und ausreichend moderater Bewegung offen und weit hält, entzieht Enge und Angst die Grundlage. Anti-Aging als Kampf dagegen ist bestenfalls Augenwischerei. So natürlich Altern ist, so unnötig ist vorzeitiges und vor allem elendes Altern. Erfolgreiche und beglückende Lebensstil-Strategien, Methoden und Mittel können das verhindern. Sich geistig wach zu halten und sein Gehirn zu fordern und zu fördern, sich bei vollwertiger pflanzlicher Kost, unter Meidung von gehärteten Fetten und Nikotin, bei moderater Bewegung fit zu halten, ist die Chance, das Alter als Geschenk anzunehmen und zu genießen.

Zum Pflegefall wird, wer das Haus seiner Seele, den Körper, missachtet und verkommen lässt und die Lebensaufgaben der Seele vernachlässigt. Das lässt sich aber gut vermeiden – durch körperliche und seelische *Mitte*l und *Maß*nahmen. Das Alter ist eine wundervolle Zeit, das rechte Maß zu finden und in seiner Mitte anzukommen. Die Angst vor dem Alter ist unbegründet und lässt sich schon körperlich minimieren, wenn wir aufhören, ihre Hormone und Neurotransmitter mit dem Fleisch der Schlachttiere zu uns zu nehmen. Mit 71 selbst eine Art Fachmann, habe ich dem Thema die Bücher *Gesund und glücklich älter werden*[19] und *Das Alter als Geschenk*[17] gewidmet voller Hinweise und Tipps, die sich bei mir und vielen anderen bewährt haben.

## *Schwerste Angst – Colitis ulcerosa*

Bei Colitis ulcerosa *schwitzen* Betroffene *Blut und Wasser*. Diese schwerste Form der Dickdarmentzündung verkörpert in den Körper abgestürzte unbewältigte Konflikte. PatientInnen fressen diese in sich hinein, statt sie (r)auszudrücken, wie die geschwürig zerfressene Darmwand verdeutlicht. Große Verluste an Seelenelement Wasser,

Elektrolyten, Salz(en) des Lebens, und Lebensenergie in Form von Blut zeigen die Gefahr, die von diesem Bürgerkrieg in der Unterwelt ausgeht. Die Autoaggressions-Problematik entpuppt sich als verlustreicher Kampf gegen sich selbst. In der Hölle ist der Teufel los, Blutopfer-Rituale toben mit eigener Dynamik. Lieber verbluten als den Konflikt zu konfrontieren ist oft die ebenso erschreckende wie beängstigende Devise. Zugleich lassen sich verzweifelte Versuche erkennen, die Unter- und Schattenwelt bis aufs Blut – gleichsam mit dem Stahlbesen – zu reinigen. Bis zu 40 blutige Stuhlentleerungen verdeutlichen eine Art bis aufs Blut gehenden Putz- und Waschzwang auf unterer Ebene, aber zeigen auch, wie jemand *ständig Schiss* hat. Vulgäre, aber deutliche Ausdrücke wie *sich den Arsch aufreißen* oder *Schleimscheißer* verraten die Autoaggression. Die Angst, das eigene Leben einschließlich der Schattenthemen zu verwirklichen, ist offenbar größer als die zu verbluten. Oft steckt eine als kontrollierend und dominierend empfundene symbiotisch-ungelöste Mutterbeziehung dahinter. Man bleibt – unbewusst – ihr Baby mit wundem Po, wird nicht sauber, braucht weiter Windeln und traut sich nicht aus der erzwungenen Symbiose in die Selbstverantwortung, muss immer zu Hause bleiben (in WC-Nähe) oder sein Zuhause als Wohnmobil wie eine Schnecke mitnehmen.

Die Lösung liegt in der mutigen Auseinandersetzung mit Schatten(themen), in dieser Not auch hart gegen sich selbst zu sein, darin weitgehende Opferbereitschaft zu entwickeln und eigene Lebenskraft einzubringen, um sein Leben und die Beziehungen *wie geschmiert* zum Laufen zu bringen. Es geht darum, sich der Thematik der (Un-) Abhängigkeit und übertriebener Enge und Angst vor dem eigenen Leben bewusst zu werden – ohne Ausreden und faule Kompromisse.

### *Angst vor Schmerzen*

Schmerz ist immer ein Warnzeichen, ein Weck- und Hilferuf des Gewebes nach Durchblutung oder Entlastung. Da er als solcher aber auch immer auf Probleme hinweist, ist er oft mit Angst belegt.

Tatsächlich sind Schmerzen ein (über-)lebenswichtiges Warnsystem des Organismus, ohne das wir nicht alt würden. Beim zum Glück sehr seltenen Krankheitsbild, keinen Schmerz empfinden zu können, sterben die meisten schon vor Erreichen der Adoleszenz. Entzündungsschmerz rührt offensichtlich von aggressiven Konflikten, Wundschmerz von physischen Verletzungen, Nervenschmerz von bedrückten, eingeengten Leitungs- und Lebensbahnen, seelische Schmerzen von gequälten Seelen.

Der beste Umgang mit solchen Warnsignalen ist ihre rechtzeitige Beachtung. Wer Warnungen möglichst frühzeitig wahr- und wichtig nimmt und darauf reagiert, erspart sich nicht nur Schmerz, sondern auch viel Elend.

Wer Hilferufe aus mit aggressiven Konflikten belasteten Geweben zum Anlass nimmt für mutigere Auseinandersetzungen auf geistig-seelischer Ebene, nimmt dem Schmerz den Stachel. Zudem bestehen auf seelischen Ebenen ungleich bessere Chancen, mit dem Thema fertigzuwerden. Wundschmerzen werden so zum Anlass, parallel auf in der Seele entstandene Verwundungen einzugehen.

Nervenschmerzen berichten oft von unterdrückten Impulsen, die es wahr- und wichtig zu nehmen gilt. Seelischen Schmerzen ist auf ihrer Ebene zu entsprechen, etwa durch die Hinwendung zu unterversorgten Seelenbereichen und Entlastung von bedrückten und überlasteten Seelenteilen. Gefragt sind dann Zuwendung für verletzte Seelenteile und Unterstützung von kämpfenden Seelenbereichen, kurz: Leidenschaft statt schmerzhaftes Leiden.

### *Allergien und die Angst dahinter*

Hinter der Allergie steckt ein amoklaufendes Immunsystem aufgrund unbewusster Angst vor bedrohlichen Symbolen, deren Bedeutung sich in *Krankheit als Symbol* im Einzelfall nachschlagen lässt.

Beim Asthma bronchiale sind das Kontakt- und Kommunikationsorgan Lunge sowie das körpereigene Abwehr- oder Verteidigungssystem gleichermaßen betroffen. AsthmatikerInnen können den Ausatem nicht loslassen und ringen deshalb weitgehend vergeblich um den Einatem. Sie übernehmen sich beim Nehmen, können so nicht geben. Ihr Versuch, mehr zu nehmen, als sie zu geben bereit sind, muss kläglich scheitern, und sie drohen daran zu ersticken. *Den Hals nicht voll genug bekommen* ist die umgangssprachliche Umschreibung dieses Bildes. Im sogenannten Status asthmaticus, dem nicht mehr endenden Asthmaanfall, können Betroffenen tatsächlich ersticken.

Daneben geht es auch um Macht. Der Krankheitsgewinn besteht in der Manipulation der Mitwelt, zugleich schwingt aber auch eine Art Selbstopfer durch die erpresserisch-lebensbedrohlichen Anfälle mit. Bei der Konfrontation mit der Macht anderer *verschlägt es* AsthmatikerInnen oft *die Sprache*, und ihnen *bleibt die Luft weg*. Dann würden sie gern über den Dingen und anderen Menschen stehen und sehnen sich nach der reinen Luft von Berglandschaften und gesellschaftlichen Höhen. Dazu gesellt sich und passt ein gewisser Widerwille gegen Kontakt, eine Angst vor dem Schritt in die Freiheit und Selbstständigkeit, denn Autonomie wird als Verlust der Versorgung erlebt.

Engbrüstigkeit, Angst und Enge kommen im Lungenemphysem zusammen: Der gewaltige Fassthorax auf dem Boden einer Lungenüberblähung verrät den ebenso aufgeblasenen Dominanz- und Machtanspruch. Betroffene *brüsten sich* und möchten sich Luft verschaffen, aber ihre Aggressionen bleiben in den Lungenflügeln stecken. Statt jemandem *etwas zu husten*, werden sie höchstens *vor Wut nach Luft schnappen* oder am Zorn fast ersticken. Aber nichts davon darf raus, und so bleibt er darauf sitzen bis auf etwas schleimigen Auswurf, den er anderen vor die Füße spuckt wie sein Leben, seine ganze Weichheit.

Hinzu kommt eine starke Abwehr als dunkel empfundener Lebensbereiche wie Sexualität. Durch deren Verlagerung in die Brust mit entsprechender Schleimproduktion, gepaart mit der Riesenangst zu ersticken, lässt sich weder frei atmen noch auf seine eigene Weise leben. In der Enge der durch Schleim und Verkrampfung verstopften Bronchien spiegelt sich die ganze Angst als zentrales Thema.

Lösungen sind auf verschiedenen Ebenen notwendig: erkennen, was einem *den Atem verschlägt, sich Luft machen* und gesunde Aggression offensiv leben, unbedingt auf Nasenatmung wechseln, im »verbundenen Atem« den Ausgleich zwischen Geben und Nehmen erleben und sich zu schonungsloser Offenheit und Ehrlichkeit durchringen. Wesentliche Schritte sind der Verzicht darauf, die Symptomatik beherrschen zu wollen und stattdessen Liebe geben und annehmen zu lernen, Sexualität ins Bewusstsein statt in die Brust zu heben, sich Raum und Freiheit zur Selbstverwirklichung zu nehmen und ebenso anderen einzuräumen, das Bewusstsein statt den Brustkorb auszudehnen, um Raum in übertragenem Sinn zu gewinnen.

## *Angst vor Verdauungsstörungen in der Fremde*

### Reisedurchfall

Bei Durchfall fällt die für den Dünndarm vorgesehene Aufgabe der Analyse und Assimilation der Nahrung im wahrsten Sinne des Wortes ins Wasser. Er zeigt vielmehr das Unvermögen, Fremdes aufzunehmen und zu verarbeiten, und verrät so die Angst, sich der Welt zu öffnen: Ausdrücke wie *Schiss* oder *die Hosen voll haben, Blut und Wasser schwitzen* machen alles klar. Betroffene verlieren das Wasser und Salz des Lebens und fühlen sich nur noch zum *stillen Örtchen* hingezogen, wo sie ganz für sich in aller Ruhe *die Hosen runterlassen,* also ehrlich (mit sich) werden können. Sie brauchen tatsächlich Ruhe und Regeneration, also den weiblichen Pol statt den männlichen mit der Eroberung der Welt. Nach außen mögen sie mit Weltreisen noch so große Offenheit demonstrieren wie *Einer, der auszog, das Fürchten zu lernen.* Die Wirklichkeit der Körpersprache spricht von Schiss und ehrlicher Angst um Kopf und Kragen, verbunden mit der Angst, etwas in der Fremde und von der Fremde, also Fremdes, aufzunehmen. Ehrlich wäre es, hochfliegende Träume und Pläne und ehrgeizige Vorsätze mit der seelischen Wirklichkeit abzugleichen und vielleicht ehrlicher loszulassen. Wer überhaupt nichts von außen aufnehmen und verarbeiten kann, zieht sich besser in die Einsamkeit zurück und gestattet sich, in aller Ruhe zu sich zu kommen und den gespielten Weltenbummler als Aufschneider und Schaumschläger in sich auffliegen zu lassen. Wer in aller Ehrlichkeit – kleinere Brötchen backend – zu Hause bleibt und langsam und der eigenen Verdauungsgeschwindigkeit entsprechend *Bhoga* – buddhistisches »Welt essen und verdauen« – übt, wird seinen *Schiss* vor der Welt und dem Leben am besten bewältigen.

### Reiseverstopfung

Jede Verstopfung ist eine Verweigerung des Loslassens und Hergebens. Hier wird behalten, was man hat, aus Angst, es könnte – besonders in gefährlicher Fremde – nichts Gutes nachkommen. Mit dem Dickdarm ist die Unterwelt des Unbewussten, das Schattenreich angesprochen, welches das Seelenelement Wasser an sich reißt und so für eine trockene Wüstenatmosphäre sorgt, wo nichts mehr rutscht und flutscht und nicht einmal weitergeht.

Nicht hergeben wollen heißt festhalten, und Kot hat symbolisch die Bedeutung von Geld, wie uns Goldesel und Dukatenscheißer aus der Märchenwelt lehren. So bildet sich Sparsamkeit bis zum Geiz ab und dahinter die Angst, mittellos und arm dazustehen. Dadurch wird etwas behalten, was der Welt geschuldet und für einen selbst überflüssig ist, aber hier zur Härte verkommt. Übersetzt heißt das, Verstopfte belasten sich mit Unbrauchbarem und vorenthalten es seiner Bestimmung. Hinzu kommt Langsamkeit. Sie werden mit Verarbeiten und Verdauen nicht fertig, *kommen nicht zu Potte*. Häufig kommt Überkorrektheit bis zu Perfektionismus hinzu: *Mach keinen Scheiß* wird zu wörtlich genommen und verkommt zur Symptomatik. Wer auf nichts und niemanden *scheißt*, sondern sich alles zu Herzen nimmt und niemals fünfe gerade sein lässt oder *Scheiß drauf!* sagen kann, wird übertrieben bis übervorsichtig und ängstlich. Wer aus Angst nicht mal die *zusammenscheißt*, die es mehr als verdient haben, wird sich kaum durchsetzen können und an der Umwandlung des

Alten, Überlebten, des Kotes, in Neues (Leben wie Humus) scheitern. Er boykottiert mit seiner Starrheit und Langsamkeit den Kreislauf des Lebens und vermittelt der Welt, sie sei es nicht wert, seine Schätze zu bekommen. Vielleicht bringt ihm Besitz auch Spaß, und er hat Lust an der Macht durch Besitz oder leidet unter Gier. Tatsächlich kann das Zurückhalten des Kotes im Mastdarm mit seinen vielen sensiblen Nervenendungen sogar Lustempfindungen auslösen.

Es gilt, sich die Unlust beim Loslassen und Verschenken einzugestehen und den Strom des Lebens mit seinem »Alles fließt« besser kennen- und annehmen zu lernen. Vor allem aber ist die Bereitschaft zur Schattenkonfrontation und zur Aussöhnung mit dem dunklen Urweiblichen angesagt. Dabei lässt sich vom Darm auch Verständnis für die Zusammengehörigkeit von Geben und Nehmen lernen, wie auch allgemein für das »Stirb-und-werde«-Prinzip, das besagt, dass alles im Leben vergänglich ist.

In der Fremde zeigen Betroffene häufig Angst vor Abweichung vom Normalen, von Normen und Lebensregeln, Angst vor dem Chaos, vor der »gefährlichen« Fremde mit ihrer Unhygiene, aber auch Angst vor dem Urweiblichen, Urlebendigen, dem sicherheitshalber trockengelegten Sumpf in der eigenen Unterwelt. Hinzu kann Unsicherheit bezüglich der Versorgungssituation kommen oder Angst vor ungewohnter Nahrung. So wird die alte, bereits verzehrte, lieber gleich behalten: *Was man hat, das hat man,* weiß diesbezüglich das Sprichwort aus dem meist so ehrlichen Volksmund. Hier handelt es sich lediglich um eine andere Art der Verweigerung von Austausch mit dem neuen Land und das Problem mit »Geben und Nehmen«.

Hilfreich, um dieser beschwerlichen Falle zu entkommen, ist es, sich die strenge Bindung an Normen und vorgegebene Strukturen wie auch die eigene Ablehnung der tiefsten weiblichen Unterweltsebene als leibhaftige Angst einzugestehen. Es gilt, sich auf der Reise das Gefühl *Lieber wäre ich bei mir zu Hause geblieben* in aller Ehrlichkeit einzugestehen und beim nächsten Mal lieber gleich in die Praxis umzusetzen. Der Besuch eines fremden Landes, um es dann zu bestreiken, bringt wenig außer Beschwerden. Lieber bewusst in seiner kleinen Welt ankommen und Wurzeln schlagen, bevor man sich in die große weite Welt der Fremde wagt.

Am Ende finden sich Verstopfte und DurchfallpatientInnen, Erstere eher in Bella Italia, Letztere in Indien, doch am selben stillen Örtchen wieder, wo Herunterlassen der Hosen Ehrlichkeit ins Spiel bringt und die Angst offenbart.

### *Angststörung Stottern*

Beim Stottern gelangt ein großer Anspruch nicht problemlos durch das enge Ventil des Mundes in die Welt, sondern bleibt stecken, kommt ins Stocken und mündet in der typischen Stakkato-Sprechweise. Die Symptomatik entwickelt sich meist zwischen dem dritten und fünften Lebensjahr. Nach schweren Schocks oder Traumata kann Stottern allerdings sogar noch im Erwachsenenalter auftreten. Betroffene haben Angst, sich mit ihren Gedanken hinauszuwagen, etwas nach draußen zu stellen und zu manifestieren. Oft ist es auch ein misslingender Versuch, über Sprache zu kontrollieren, was vom Unterbewussten ins Bewusstsein aufsteigen darf. Der Sprachfluss wird gehemmt, um ihn besser kontrollieren zu können und gerade nicht frei heraussprudeln zu lassen, was und wie es kommt. Ausdrücke wie *sich lieber auf die Zunge beißen* als aus freien Stücken ausdrücken, worum es einem geht, zeigen das Dilemma.

Die Blockierung betrifft »nur« das intellektuelle, archetypisch männliche Sprachzentrum, da die Sprache der weiblichen Hemisphäre (z. B. in Trance) und beim Singen fast immer frei fließt. Hinzu kommt ein unbewusster Versuch, Beachtung zu finden, in den Mittelpunkt zu gelangen und sogar Macht auszuüben. Alle müssen sich anstrengen beim Zuhören. Sie sind wie gebannt, fast immer sehr gespannt, geradezu wie auf die Folter gespannt und gequält. Auch unterdrückte Aggression kann hinzukommen, niemand kann es wagen, einen zu unterbrechen. Hier spielt auch die Ausnutzung der Schlaghemmung gegenüber Schwächeren herein. Mit Stotterern leiden wir mit und sind relativ wehrlos gegenüber der Zumutung, die sie oft darstellen.

Bei Kindern spielt oft Angst die Hauptrolle, etwas Aufsteigendes, Andrängendes herauszulassen. Sie fühlen sich so unter Druck stehend und einer übermächtigen Autorität ausgeliefert, die sie dermaßen verunsichert, dass sie zu schnell zu viel herauspressen wollen.

Die Lösung liegt darin, sich mit den unbewussten Inhalten zu beschäftigen und auszusöhnen, um die Angst aufzulösen, die von ihnen ausgeht. Mehr Mut zu den aufsteigenden Gedanken zu entwickeln wäre ebenso notwendig, wie zu den eigenen Gedanken stehen zu lernen. Stottern lässt sich auch als Hinweis verstehen, den Gedanken(bildern) aus der rechten archetypisch weiblichen Hemisphäre mehr zu vertrauen und sich auf sie einzulassen und zu verlassen, da sie gut und leicht herausfließen. Das wäre ein Leben und Sprechen wie in Trance, wo die Worte ebenso wie beim Singen problemlos und leicht über die Lippen kommen.

Andererseits gilt es, sich Macht- und Kontrollwünsche gegenüber anderen einzugestehen und erlöste Wege zu finden, sie zu verwirklichen. Eine gute Alternative ist es, andere Wege der Gedanken- und Sprachkontrolle zu lernen – etwa öfter innezuhalten. Gedanken vor der Äußerung innerlich zu überdenken nimmt ebenfalls Geschwindigkeit heraus. Wichtig ist auch, zu prüfen, ob man wirklich verstanden werden und sich mitteilen will. Wer sich bemüht, Verständnis zu finden, kann daraus Selbstsicherheit entwickeln, die ebenso hilfreich ist. Das konnte ich bei den Stotterern erleben, die ich erfolgreich therapieren durfte.

Der Wunsch, andere spannend und amüsant zu unterhalten, kann ebenfalls helfen, denn Stotterer sind oft versteckt sehr witzig. Seine Rede spannend zu gestalten kann ebenso viel Freude bereiten, wie die Spannung anschließend wieder loszulassen. Das ist das Prinzip des Witzes: Spannung aufbauen, um sie schlagartig und unerwartet zur Entladung zu bringen.

Wer sich im Sprachfluss bewusst und symbolisch dem Fluss des

Lebens anvertraut, hingibt und aus ihm Kraft schöpft, der wird sich auch dem Fluss der Sprache überlassen können, und es wird ihm gelingen, die ZuhörerInnen und sogar sich selbst zu begeistern.

Der wundervolle Film *The King's Speech* kann Betroffenen helfen, indem er die zugrunde liegenden seelischen Mechanismen nachvollziehbar offenbart.

## *Angst und Tetanie*

In Angstsituationen wie etwa beim Zahnarzt noch bevor er einem *auf den Zahn fühlt,* kann Angst zu forciertem Atmen und darüber in die sogenannte Hyperventilationstetanie führen mit Verkrampfungen bis zu spontanem Einnehmen der Embryohaltung kurz vor der Geburt, sofern das Geburtstrauma unverarbeitet blieb. Das stellt einen Selbstheilungsversuch des Organismus dar. Die Verkrampfung mit Pfötchenstellung der Hände, dem Mund, der sich zur Schnute verzieht, verrät die Ladung, die mit der Urangst vor der (Geburts-)Enge oder anderen vergleichbaren Angstsituationen noch immer verbunden und im Körper gleichsam gespeichert und gefangen ist.

Die mit Abstand beste Therapie ist hier, sich auf die Enge einzulassen, bis die Angst am größten ist, um dann beim neuerlichen Durchleben der Geburt bewusst mitzubekommen, wie sie in den Gegenpol der Weite übergeht. Die eleganteste Lösung ist eine Session mit dem »verbundenen Atem«, die ganz häufig diese Angst auflöst und in himmlische Sphären tiefster Entspannung und schönster Ekstase (ent-)führt.

## *Die Angst vor Enge und Weite*

Jeder von uns hat grundsätzlich das Bedürfnis, (s)einen Raum einzunehmen. Agora- und Klaustrophobie zeugen von den Schwierigkeiten damit. Der eingenommene Raum sollte allerdings auch zu uns passen.

Unsere frühen Ahnen suchten Schutz in Höhlen, die der Mutterhöhle hinsichtlich Geborgenheit und Enge nur wenig nachstanden. Viele richten sich – gleichsam in dieser Tradition – ihre Schlafstatt als eine Ersatzhöhle ein, in die sie allnächtlich regredieren. Dieses Erbe unserer Ahnen, die notwendigerweise beständig auf der Suche nach Schutz waren, tragen wir offenbar mehrheitlich noch in uns. In leeren Zugabteilen, Restaurants oder anderen Räumen verziehen und verkriechen sich die meisten in die Ecken und suchen so unbewusst Deckung – wenigstens von zwei Seiten. Die Angst vor dem offenen Raum und seiner Schutzlosigkeit kann – wohl aufgrund früher schlechter Erfahrungen – so übermächtig werden, dass weite, offene Räume und große, weite Plätze bei einigen regelrecht (Platz-)Angst oder Agoraphobie auslösen.

**Platzangst – Agoraphobie**

Im übertragenen Sinn haben Betroffene Angst vor der Weite des Lebens, vor der großen weiten Welt und letztlich meist auch Angst vor Weite und Offenheit in geistig-seelischer Hinsicht. Zur Lösung gehört, sich einerseits die eigene bisher nicht eingestandene Verletzlichkeit und das Gefühl des Ausgeliefertseins und der Schutzlosigkeit einzugestehen. Andererseits gilt es, für ausreichende Deckung zu sorgen.

Ursächlich hat diese Situation oft mit der letzten Phase der Geburt zu tun, wo das Kind aus der Enge des Geburtskanals in die weite und kalte Welt hinauskommt und sich bei dem folgenden Empfang klein, hilflos und verloren vorkommen muss. Therapeutisch ist es sinnvoll, diese Phase nochmals zu durchleben, dabei die eigene Kleinheit und Schutzlosigkeit zu erleben und zu akzeptieren. Aus dieser Akzeptanz kann die Einordnung des Kleinheitsgefühls in die richtige Zeit gelingen und das Problem dort zurückgelassen werden.

Unbedingt geht es darum, sich die eigene Schutz- und Wehrlosigkeit einzugestehen und zu akzeptieren, zeitlebens in einer gewissen Abhängigkeit und Verletzlichkeit zu leben. Daraus kann der Antrieb erwachsen, seinen eigen(tlich)en Platz in der Welt zu finden, der ermöglicht, frei von Angst seine Aufgabe zu erfüllen und angemessenen Raum einzunehmen.

Die Erlösung der Agoraphobie ist mit der Erkenntnis verbunden, dass Seele und Geist grenzenlos und weit und wir über sie mit allem verbunden sind. Sich dieser Bewusstseinsweite zu öffnen, ist eine der zentralsten Aufgaben auf dem Entwicklungsweg.

**Klaustrophobie**

Der Gegenpol zur Platzangst ist die Klaustrophobie, die Angst vor Enge und damit vor der Angst selbst. Bereits enge Räume und erst recht enge Durchlässe, Gänge, Tunnels oder Höhlen können Panik auslösen. Geschlossene enge Räume bringen eine gewisse Ausweglosigkeit zu Bewusstsein und damit die Wiederbelebung der nicht bewältigten Geburt.

Hier liegt im Gegensatz zur Agoraphobie die Störung in deren erster Phase, wenn das Kind im Becken der Mutter und anschließend im Geburtskanal wirklich beängstigend eingezwängt ist oder gar festsitzt.

Auch hier ist es empfehlenswert, therapeutisch nochmals die Geburt zu durchleben, um zu erleben, wie notwendig diese Enge war und wie sie sich schließlich in Weite und Offenheit öffnete. Es ist obendrein Ziel und Lernaufgabe dieses Symptoms, im Gehaltenwerden auch den positiven, schützenden Aspekt der Enge zu entdecken und zu lernen, Nähe als ein Geschenk zu erleben. Wird diese Art von Geburtstrauma nicht gelöst, kann diese Angst später in jeder Lebensphase auftreten, in der es um Neuanfang oder -geburt geht und die alte, gewohnte Lebenssituation zu eng wird. Da vermag schon jeder Autobahntunnel extreme Angst auszulösen.

Zur Einlösung kann beitragen, das Leben als Kette von Geburten zu erkennen, die eine nach der anderen zu durchleben sind. Nach jedem Engpass können wir uns schon während des Durchtritts wieder auf die Weite einstellen, die uns einen neuen Ausblick auf die nächste Lebensphase eröffnet.

Wie Weite eine Grundqualität der Seele und des Bewusstseins ist, lässt sich in Enge im Sinne von Nähe ein Aspekt der Liebe erkennen.

Liebende suchen sie in innigen und engen, ja festen Umarmungen und in der möglichst weitgehenden Durchdringung ihrer Leiber im Liebesrausch. So kann innige, bergende Liebe das erlöste Ziel dieser Angst sein.

### *Angst und Schuld(gefühle)*

Schuld ist ein religiöses Konzept, das mit dem Begriff des Sündigens, des sich Absonderns von der Einheit, zu tun hat. Dabei ist sie – aus katholischer Sicht – etwas Grundsätzliches und gar nichts Persönliches, wie der Begriff Erbsünde verrät. Zusammen mit dem Schüren von Angst ist das Beladen mit Schuld ein zweiter höchst effektiver Weg, um Menschen gefügig zu machen. Von den Religionen ist diese Methode über Jahrtausende ausgiebig erprobt und angewandt worden. Die Enge der Angst paart sich mit der, unter der Schuld zusammenzubrechen. In Pandemiezeiten war es eine der hinterhältigsten Methoden, Kindern Angst einzujagen, sie würden ihre Großeltern nicht nur gefährden, sondern sogar umbringen.

Der konstruktivere Umgang mit dem Thema wäre, sich zu fragen: »Was bin ich dem Leben bisher schuldig geblieben?« – »Was ist überfällig?« – »Was fehlt noch?« Es gilt, die Ansprüche an sich und die Welt zu prüfen und vor allem zu lernen, zwischen Schuld und Ver*antwort*ung zu unterscheiden. Erstere können wir getrost an die Berufschristen zurückgeben, Letztere aber müssen wir übernehmen und durch das Finden von Antworten erlösen. Wichtig ist, zu erkennen, dass Schuld nicht nach Strafe verlangt, sondern letztlich nach Einheitserfahrungen, die die Absonderung von der Einheit ein für alle Mal aufheben.

Ver*antwort*ung dagegen verlangt – wie das Wort schon sagt – nach Antworten. Letztlich geht es darum, in Eigenverantwortung die oder der zu werden, die oder der nur wir selbst sein können.

### *Spirituelle Krisen und Angst vor dem Numinosen*

Übertriebene (meist spirituelle) Exerzitien können die Membran zwischen Schattenreich und Tagesbewusstsein auflösen und die Seele dem Schatten schutzlos preisgeben. Zu schnell und oft zu ehrgeizig angestrebte Offenheit wird dann zum Fluch. Betroffene werden von inneren Bildern aus der Schattenwelt überschwemmt und verlieren oft sogar die Herrschaft über ihr Körperhaus. Schatteninhalte werden stärker als die Ich-Kräfte, und PatientInnen verlieren die Macht über ihr Leben, was ungeheure Angst auslösen kann wie die, sich aufzulösen, sich zu verlieren. Es ist letztlich die Panik des Egos vor seinem Untergang. Wird das zum lebensbestimmenden Gefühl und das Selbst ist noch nicht entwickelt genug, seinen Platz zu übernehmen, wird die Angst übermächtig. PatientInnen verschwinden – oft für lange Zeit – in der Psychiatrie, wo mittels Neuroleptika versucht wird, die Schatteninhalte zu unterdrücken. Was fast immer gelingt, ist die Unterdrückung der gesamten Persönlichkeit und das Abbrechen einer an sich guten Entwicklung.

Versuche der Erdung, um die laufenden Erfahrungen aus einem sicheren Körpergefühl heraus ertragen und energetisch aushalten zu können, sind eher angesagt, etwa mittels schweißtreibender Gartenarbeit, aber auch alles, was den Körperbezug fördert, wie zum Orgasmus führender Sex, der erschöpft und nicht mit tantrischer Absicht Energieaufbau betreibt. Auch deftiges schweres Essen, das den Körper spüren lässt, wie gebratene Erdäpfel beziehungsweise Bratkartoffeln, und barfuß Spaziergehen in Mutter Natur erden und fördern den Boden- und Realitätskontakt. Jeder Materiebezug ist jetzt hilfreich wie etwa hingebungsvolles Aufräumen und Putzen, um sich symbolisch mit der unteren materiellen Welt in ordnender Weise auseinanderzusetzen. Weitere Sensibilisierungsmaßnahmen wie Meditation und überhaupt Exerzitien, die auf Transzendenz zielen, sind unbedingt zu unterlassen, so wie auch Drogen, selbst so klassische Ventildrogen wie Nikotin und Alkohol. Nach Überstehen der spirituellen Krise lässt sich die Sucht wieder langsam und vorsichtig in Suche wandeln.

Die Lösung liegt darin, den Bezug zum Feuerelement und zu überschießender Kundalini-Energie zu reduzieren, wie auch den zum Wasserelement, um nicht im Meer der Gefühle und Bilder unterzugehen und auch die Leichtigkeit der Gedankenwelten des Luftelements zurückzustellen. Stattdessen gilt es, sich auf das Erdelement und seine Förderung in möglichst vielen Lebensbereichen zu konzentrieren, sich täglich praktisch darauf einzulassen. Mit den Worten der Native Americans: den Kopf erst zum Vater im Himmel recken, wenn die Wurzeln der Füße fest in Mutter Erde verankert sind.

Der in *Spielfilmtherapie*[11] gedeutete Film *Shine* gibt Einblicke in dieses Grenzland zwischen Genie und Wahnsinn, wie auch der in meinem Buch *Hollywood-Therapie*[8] gedeutete Film *Ein vollkommener Tag* – Letzterer allerdings in etwas milderer Form.

# VIII. WEGE AUS DER ANGST

## Ordnung als Stabilisator und Schutz vor Angst

Wohl schon früh suchten Menschen zur Angstabwehr nach Sicherheit und Ordnung in der Vielfalt der Welt der Erscheinungsformen, denn Chaos (Inkohärenz) versetzt uns in der Außenwelt ebenso wie im Innern unseres Hirns in Angst. Den Taoisten erschien bereits die »Welt der zehntausend Dinge« unübersehbar. Seitdem sind wir Opfer einer Inflation der Zahlenmengen. In meiner Kindheit galt eine Million noch als sehr viel. Für moderne Jugendliche ist eine Milliarde normal. Inzwischen hantieren und werfen Politiker schon mit Hunderten von Milliarden herum. Je mehr wir haben, desto mehr können wir verlieren, desto höher also das Angstniveau. Im Kontrast zur Inflation an materieller Fülle steht ein wachsender Mangel an Erfüllung auf inneren Ebenen, der die Angst noch verschärft.

Den ersten Schritt der Taoisten können wir bis heute nachvollziehen. Sie brachten Ordnung ins Chaos der Überfülle durch die erwähnte (Ein-)Teilung der Wirklichkeit in Yin und Yang, Weibliches und Männliches. Schon erschien die Welt nur noch halb so komplex und gefährlich. Aber es bedurfte weiterer Kriterien, um mit ihr ohne Angst umgehen zu lernen. So teilte man in unserer Kultur Yin in die beiden archetypisch weiblichen Elemente Wasser und Erde auf und Yang in die archetypisch männlichen Elemente Feuer und Luft. Aus den vier Elementen entwickelte die westliche Weisheitslehre – wie gesehen – zur weiteren Differenzierung und Einteilung die *zwölf Lebensprinzipien.*

Die ganze unglaubliche Fülle der Welt lässt sich – angstmindernd – in diese zwölf Archetypen unterteilen. Jedes der Lebensprinzipien ist wiederum dem *Polaritätsgesetz* entsprechend unterscheidbar in einen konstruktiv-erlösten und einen destruktiv-unerlösten Pol. In Krankheitsbildern wie Angstsyndromen tritt uns das Prinzip jeweils destruktiv gegenüber, und unsere Aufgabe ist es, seine Energie in die konstruktiv-erlöste andere Seite zu verwandeln und diese ins Leben zu integrieren.

Gekonnter Umgang mit diesen Grundbausteinen der Schöpfung kann uns nicht nur helfen, die Angst vor Chaos durch Orientierung und Ordnung zu minimieren, sondern auch, unsere Kompetenz im Umgang mit Angst auslösenden Problemen und Symptomen zu erhöhen.

In jeder Entzündung, die eine Art in den Körper gesunkenen Krieg darstellt, bei dem das Immunsystem sich Schlachten mit Erregern liefert, ist, die destruktiv-unerlöste Seite des Aggressions- oder Marsprinzips zu erkennen. Dessen erlöste Seite oder *heilsame Tugend* liegt in Tapferkeit, Mut, Entscheidungs- und Konfrontationsfähigkeit, Courage und der Bereitschaft, die heißen Eisen im Leben mutig und offen(siv) in Angriff zu nehmen. Ziel ist, die unerlösten in erlöste Aspekte des Aggressionsprinzips zu wandeln und so die Problematik aufzulösen. Statt in den Körper verdrängt, ist das Aggressionsprinzip nun ins Leben integriert. Ein Thema, das auf erlöster Ebene konstruktiv gelebt wird, hat keine Tendenz mehr, sich destruktiv zu verkörpern.

Bei Corona können wir von einem weltweiten Konflikt ausgehen, der nicht im Bewusstsein, sondern in der Körperlichkeit ausgelebt wird. Die kollektive Aufgabe ist also, diese Thematik zurück auf die Bewusstseinsebene zu heben und sich ihr mutig zu stellen. Ansonsten wird sich dasselbe Thema wieder und wieder melden, wie wir es im anschließenden Krieg um die Ukraine bereits erleben. Das Aggressionsprinzip, die Nr. 1 unter den Lebensprinzipien, tobt sich nun weiter destruktiv-unerlöst zwischen Angreifern und Verteidigern aus. Als (wider-)willige Waffenlieferanten sind wir ebenfalls wieder dabei, aber auch die Todesangst-Problematik der 10. Lebensbühne ist, aufgrund der Atomkriegs-Drohung, aktiviert.

## Wer die Spielregeln kennt, braucht weniger Angst

Eine weitere Möglichkeit, seine Angst vor dem Leben zu minimieren, ist neben der Einordung die Kenntnis der Spielregeln des Lebens. Die Inder nennen das Leben *Lila,* das kosmische Spiel. Seine Regeln spiegeln sich in den *Schicksalsgesetzen* der Polarität, der Resonanz und dem Gesetz des Anfangs. Das wichtigste und an erster Stelle ist das der Polarität, aus dem wiederum das *Schattenprinzip* folgt, das für all unsere äußeren und inneren Probleme und Symptome verantwortlich ist.

## Sich mit der Sterblichkeit aussöhnen

Die Angst von der Geburtsenge einerseits und die Angst vor dem Tod andererseits sind die Eckpfeiler der Angst. Einige erlebten beides, bevor sie das Licht der Welt erblicken, etwa bei Abtreibungsversuchen. Positiv gesehen, können wir angstfrei und damit wirklich frei leben, wenn wir die Enge der Geburt verarbeitet und die Unausweichlichkeit des Todes akzeptiert haben.

Die Angst vor dem Tod stellt für viele eine lebenslange Herausforderung dar. Wer allerdings besondere Nahtoderfahrungen erlebt hat, kehrt angstfrei und damit letztlich wirklich frei ins Leben zurück. Auf besondere Weise haben diese Menschen das Sterben kennen- und tatsächlich schätzen gelernt als große Befreiung und Rückkehr in die Ungebundenheit der Seele jenseits von den beiden Täuschern Raum und Zeit.

Nach der Aussöhnung mit der Geburt ist die mit dem Tod die zweite große Aufgabe. Sind diese beiden Herausforderungen bewältigt, können die vergleichsweise kleinen Ängste in der Zeit dazwischen, im Leben, leichter bestanden werden. Eine gewisse Grundangst bleibt dennoch sinnvoll. Immerhin ist das Leben lebensgefährlich und endet immer mit dem Tod. Erst wenn wir die Angst vor dem Tod verlieren, können wir wirklich frei und unbeschwert leben. Nichts kann uns mehr erschüttern, wenn wir von Wiederbelebten die Erfahrung übernehmen, dass diese letzte Angst völlig unbegründet ist, weil es sich im Gegensatz zur Geburt tatsächlich um eine Befreiung aus der Enge und den Übergang in die Grenzenlosigkeit des Seelen-Bewusstseins handelt.

Ähnliches wie bei einer Nahtoderfahrung wird sich häufig aus einer Reinkarnationstherapie ergeben, während der man das eigene Sterben in verschiedenen Situationen und Zeiten erlebt und dabei ebenfalls die Angst davor verliert. Das ist wohl auch der Grund, warum so viele christliche Mystiker wie Angelus Silesius empfehlen, sich mit dem Tod auszusöhnen. »Stirb, ehe du noch stirbst ...« Und vom Dichterfürsten Goethe lernen wir: »Und so lang du das nicht hast, dieses: Stirb und werde! Bist du nur ein trüber Gast auf der dunklen Erde.«

Die Art von sinnvoller, weil lebenserhaltender Angst könnte man mit dem Wort Respekt umschreiben. Wer an einer Schnellstraße lebt, wird seine Lebenserwartung durch Vorsicht drastisch erhöhen, aus Respekt vor dem Verkehr.

Generell gehört Angst zum Leben auf Erden in der Polarität und hat ihre Funktion der Warnung und Lenkung. Sie veranlasst uns, gefährlichen Situationen und Dingen mit Respekt und Vorsicht zu begegnen.

Wer sein Sterben in therapeutischem oder meditativem Rahmen

anlässlich einer Nahtoderfahrung oder durch Überleben einer schweren Krankheit oder eines Unfalls durchlebt hat, ist nicht mehr so stark an die Polarität, die Welt der Gegensätze, gebunden und kann aus diesem Grund auch die mit ihr verknüpfte Grundangst oft leichter loslassen. Völlige Angstfreiheit wird dagegen meist nur auf einem Mangel an Fantasie beruhen. Im besten Fall mag die angstfreie Gefühlslage jemanden auszeichnen, der alle Herausforderungen bereitwillig annimmt und deshalb nichts zu befürchten hat. Für ihn gibt es nur Lernaufgaben, die ihn – jede auf ihre Weise – weiterbringen. Und sobald Mut vor allem Mangel an Vorstellungskraft ist, kann Angst zum lebensbewahrenden Korrektiv werden. Mut und Angst werden hier zu Gegenpolen, die einander bedürfen und sich sinnvoll ergänzen.

Eine gute Übung ist, in einer Meditation zu klären, ob bei uns selbst Mut oder Angst und Respekt dominieren und welcher der Pole zu stärken und welcher zu besänftigen ist. Fragen wie »Riskiere ich oft zu viel?« oder »Wann und wo verweigere ich Lebensaufgaben aus Angst?« unterstützen dabei.

Falls die Angst vor dem Tod dominiert, verhindert sie das Leben. Wird sie verdrängt, wie so oft, gewinnt sie aus dem Unbewussten gefährlichen Einfluss.

Die massive kollektive Verdrängung führt einerseits dazu, dass sich der Tod aus dem Schattenreich zur besten Sendezeit in die Wohnzimmer schleicht, wenn entweder im Fernsehen ständig davon die Rede ist wie bei Nachrichtensendungen oder er sogar bebildert vorgeführt wird in Actionfilmen und Thrillern und neuerdings in den Tagesnachrichten. Andererseits schürt verdrängte Angst vor Tod und Sterblichkeit andere Ängste und entwickelt sich, wie ein verdrängtes Geburtstrauma, zur stetigen Angstquelle.

Insofern ist ihre Auflösung, wie sie bei einer Reinkarnationstherapie beim Durchleben von Todeserfahrungen ganz nebenbei erfolgt, ähnlich hilfreich bei der Befreiung wie die Konfrontation des Geburtstraumas. Die Reinkarnationstherapie, die beide Schritte umfasst und sowohl Geburt als auch Tod durchleben lässt, wird damit zum

Königsweg im Hinblick auf die beiden Grundthemen der Angst. Daneben gibt es weitere Möglichkeiten der Aussöhnung mit dem Sterben, wie sie etwa in Sogyal Rinpoches umfassender Abhandlung *Das tibetische Buch vom Leben und vom Sterben* oder in meinem kleinen Buch *Die große Verwandlung – wir sterben und werden weiterleben*[16] zum Ausdruck kommen.

Hilfreich sind auch spezielle Meditationen und Übungen:

- Meine CD oder das Download-Programm *Lebenskrisen als Entwicklungschancen*[20] bietet auf seinen zwei geführten Meditationen Anregungen, jeden Lebensübergang bewusst zu durchleben und zu bearbeiten, auch die letzte Krise des Loslassens im Sterben.
- Der Film *Das Beste kommt zum Schluss* kann, als Meditation erlebt, nicht nur mit dem Sterben aussöhnen, sondern auch in verblüffender Weise die Stimmung beflügeln. Am Ende wird man den Impuls spüren, mit dem Leben nicht so lange zu warten, bis man eine Krebsdiagnose und eine gescheiterte Chemotherapie hinter sich hat. Er macht Mut und Lust, gleich jetzt zu beginnen, seine *Liste vor der Kiste* zu schreiben und das eigene Leben in Angriff zu nehmen.
- Berührend ist auch folgende Meditation: Nach einer Tiefenentspannung versenkt man sich in die Vorstellung, nur noch ein Jahr Lebenszeit zu haben. Dieses oft von Medizinern – die im Patientengespräch solch ernst gemeinte Prognosen stellen – missbrauchte Exerzitium, kann hier auf der Ebene innerer Bilder klären helfen, was überhaupt wichtig ist, wenn einem nur noch – oder doch noch – ein ganzer Jahreskreis bleibt. In der nächsten Phase stellt man sich vor, nur noch einen Monat (Lebens-)Zeit zu haben, und beantwortet sich die Frage: »Was bleibt mir?« Dann ist die Frist eine Woche, dann ein Tag. Schließlich stellt man sich vor, wie einem das letzte Stündlein schlägt: »Was ist in meiner letzten Lebensstunde für mich noch wahr und wichtig?«
- Ähnlich tief gehend ist folgende Übung, bei der man sich in die Vorstellung versenkt, alles ginge so weiter, wie man es sich wünscht. Irgendwann muss man trotzdem sterben und erlebt nun

in inneren Bildern die eigene Trauerfeier mit, etwa wer sich am Grab versammelt und was gesprochen wird. Und dann bleibt die Frage: Ist es das, was man wirklich will?

- Eine sehr konkrete Übung besteht darin, sich um Mitternacht auf dem Friedhof für eine Stunde auf das Grab eines vorausgegangenen Angehörigen zu legen und sich mit dem Gedanken anzufreunden, ihm (irgendwann) zu folgen.
- Ähnlich wirksam ist die Übung, sich auf das Grab eines Fremden zu legen, der in dem Alter, das man selbst gerade erreicht hat, verstorben ist. Dazu die Frage: Wie kann ich die mir bleibende Zeit leben und nutzen?
- Die tiefste Übung ist das schamanische Ritual, sich draußen in der Natur zuerst das eigene Grab zu schaufeln – ganz konkret, wie es die meisten ständig im übertragenen Sinn tun – und sich dann mit einem Schilf- oder auch Plastikrohr im Mund von einem Helfer oder Hüter des Rituals ein- und begraben zu lassen. Die Befreiung aus dem eigenen Grab ist anschließend ein besonderer Akt von bleibender Bedeutung und hilft die Chance zu erkennen, die in der tatsächlich noch verbleibenden Zeit auf Erden liegt.

## Der Angst bewusst begegnen

Beschäftigen wir uns auf der Grundlage unserer eigenen Lebensgeschichte mit unseren Anlagen und deren Angstdispositionen, lässt sich der Rahmen abschätzen, in dem unsere Ängste auftreten. Außerdem gewinnen wir zugleich den großen Vorteil, die sich bietenden Umwandlungs- und Einlösungsmöglichkeiten zu erkennen.

- Inwieweit wir ein Wunschkind waren, das mit Liebe erwartet und schon im Mutterleib umsorgt wurde, lässt sich in ehrlichen Gesprächen mit den Eltern klären – so zeigt sich auch der Grad vorhandenen Urvertrauens, auf dem allein gesundes Selbstvertrauen gründen kann.

- Übungen und Meditationen im körperwarmen Wasser können hier auch im Erwachsenenalter noch Ab- und eigentlich Nachhilfe leisten und natürlich alle Erfahrungen von Einheit wie sie vor allem mittels »verbundenem Atem« rasch zu verwirklichen sind.
- Das Wissen von der eigenen Geburt wird unterschiedlich tief sein. Gespräche mit den Eltern können hier auf die Sprünge und weiterhelfen. Am besten wäre natürlich das neuerliche Durchleben der Geburtssituation, vor allem, weil es gleichzeitig eine therapeutische Antwort auf das Erfahrene bietet mit der Möglichkeit von Akzeptanz und Aussöhnung.
- Inwieweit Ängste vorliegen, die typisch für das eigene Geschlecht sind, lässt sich in der Begegnung der Geschlechter spüren. Noch tiefer führt das Befragen nahestehender Menschen, um herauszufinden, wo diesbezüglich Einschränkungen liegen. Die eigene Einschätzung wird in der Regel von Eigenblindheit und Befangenheit getrübt, getreu der biblischen Erfahrung, leichter den Splitter im Auge des anderen als den Balken im eigenen Auge zu sehen.
- Wie sehr das vorherrschende Element (Wasser, Luft, Erde oder Feuer) und dessen Angstcharakteristik einen prägt – beziehungsweise die seelische Struktur nach Fritz Riemann und seinen vier Typen –, ist im direkten Umgang mit den physischen Elementen erfahrbar. Angst etwa vor Wasser ist in aller Regel ein deutlicher Hinweis. Wer sich im körperwarmen Wasser einem entspannten Schweben mit über den Kopf erhobenen Armen hingeben und sich dem Seelenelement vorbehaltlos anvertrauen kann, ist hier im sicheren Bereich. Für Feuer Faszination zu empfinden und seinen Flammen gern im offenen Kamin oder Ofen zuzusehen lässt sich ebenfalls als gutes Zeichen werten. Wer die Frische des Windes liebt, ihn sich gern um die Ohren wehen lässt und sich hingebungsvoll mit eigenen Gedanken und Fantasien beschäftigt, darf sich im Luftelement geborgen fühlen. Den Kontakt zu Mutter Erde etwa durch Barfußlaufen oder Gartenarbeiten wie Umgraben

zu suchen, darf als Zeichen guten Bezuges zu diesem Element gelten. Falls hingegen Erde als schmutzig betrachtet und jeder Luftzug vermieden wird, falls eine Aversion gegen Wasser besteht und Feuer nur gefährlich erscheint, dürfte entsprechender Verdacht gegen das entsprechende Element auftauchen. Die ausführliche Auseinandersetzung mit den vier Elementen kann hier fundierte Eigendiagnostik und zugleich Aussöhnung bieten. Wer sich mit dem für ihn kritischen Element beschäftigt, wird ihm in seinen vielen Dimensionen mithilfe entsprechender Bilder, Übungen oder auch Meditationen näherkommen. Den Mitgliedern meiner Internetplattform *Dahlke4you* stehen vier ausführliche je dreitägige Workshops zur Aussöhnung mit den vier Elementen über Vorträge, geführte Meditationen und Fragen-Beantwortungen zur freien Verfügung.

- Das eigene Tierkreis- oder Sonnenzeichen kann einige wichtige Anhaltspunkte bieten, um sich mit vorrangigen eigenen Ängsten zu beschäftigen. Wer mit den Lebensprinzipien vertraut ist, kann anhand seines Horoskops – vor allem von Sonne, Aszendent und Mond – feststellen, welches für ihn persönlich besonders wesentlich ist und spezielle Bearbeitung und Zuwendung braucht. Zuerst sind die in der eigenen Anlage betonten Elemente zu erlösen, anschließend die unterrepräsentierten.

Letztlich kann jeder aus seinen Lebenszusammenhängen lesen, welches Prinzip sein Fühlen, Denken und Handeln am deutlichsten prägt und wo Defizite zu spüren sind. Zusammengenommen ergibt sich aus alldem nicht nur das mitgebrachte Lebensmuster, sondern auf dessen Kehrseite zeichnet sich auch ein Muster der eigenen Ängste ab. Natürlich müssen nicht alle nach der Systematik infrage kommenden Ängste tatsächlich vorhanden sein, sie können auch längst überwunden und erlöst sein. Manche eigenen Ängste könnten aber noch gar nicht bewusst sein. Auf alle Fälle sind die nach der Systematik zutreffenden Ängste besonderer Beachtung wert.

Für einen einfachen Test, ob eine Angst schon überwunden oder eher verdrängt ist, begibt man sich am besten auf der Seelenbilderebene noch einmal in die Angst(-situation) und durchlebt sie. Falls dies problemlos gelingt, liegt das Thema wirklich hinter einem. Wird die Angst aber wiederbelebt, war sie nur verdrängt, zur Seite geschoben oder in anderer Form unterdrückt. Wo Letzteres der Fall ist, liegen Probleme und Chancen ganz nahe beieinander, denn die Angst wartet auf ihre Erlösung und kann dabei viel wertvolle Energie freisetzen, die künftig in entwicklungsfördernder Weise zum Leben beiträgt.

## Das Angstlösungsritual

Sein Ziel ist, sich so weit auf die Angst einzulassen, bis sie ihren Schrecken verliert, benennbar wird und sich damit in Weite wandelt, um sich schließlich aufzulösen. Wer der Angst freiwillig Raum gibt und ihre Enge konfrontiert, hat sie nicht mehr im Nacken, sondern vor Augen, und das nimmt ihr fast alle Macht. Er bietet der Angst die Stirn und durchlebt die Enge nochmals und wenn nötig bis zu deren bedrängendster Form in der Geburt.

Ein Ritual ist eine ideale Möglichkeit dazu. Das Leben archaischer Menschen ist weitgehend von Ritualen bestimmt und beherrscht. Auch bei uns spielen Alltagsrituale eine viel größere Rolle, als die meisten glauben. Viele unterschätzen ihre verblüffend starke Wirkung.

Das ärztliche Ritual im Rahmen einer Praxissprechstunde oder gar eines Krankenhausaufenthaltes ist leicht durchschaubar. In spezielle Ritualgewänder gekleidet und als Ausübende von Untersuchungsritualen, können Ärzte mit einer Art Geheimsprache untereinander Nachrichten austauschen, die andere ausschließen, und so ihren Nimbus erhöhen. Sie tragen Weiß, die Farbe der Vollkommenheit, die auch Päpste und Gurus bevorzugen, und geben sich sehr wichtig.

Patientenkontakte werden so organisiert, dass die Kranken der Begegnung mit dem Arzt entgegenfiebern – sie müssen in extra eingerichteten Wartezimmern sitzen oder haben demütig im Bett zu liegen und dem Ratschluss der Visite zu lauschen, der sie von oben herab erreicht. Diese Rituale geschehen heute weitgehend unbewusst, werden aber weiter gepflegt und durchgesetzt und erfüllen so immer noch ihre Funktion.

Wie heute die moderne Forschung zur Wirkung von Placebos zeigt, werden PatientInnen auch durch Rituale gesund; sie sind oft genauso wirksam wie echte Eingriffe und manchmal sogar wirk- und heilsamer. Dazu das bekannteste Beispiel: Als US-Orthopäde Bruce Moseley eine neue Knieoperationsmethode erforschen wollte, teilte er die Patienten in drei Gruppen auf. Die erste wurde nach der alten Methode, die zweite nach der neuen und die dritte nur zum Schein operiert. Bei dieser letzten Gruppe inszenierte er eine für die PatientInnen nicht durchschaubare Operation, die zwar mit Hautschnitt, aber ohne jede Intervention am Knie ablief. Moseley war erschüttert, als er bemerkte, dass alle drei Eingriffe gleich gute Ergebnisse zeigten. Das Ritual allein hatte genauso gut gewirkt wie der konkrete Eingriff am Knie. Vielleicht war es sogar noch besser und möglicherweise überhaupt entscheidend, denn auch die wirklich am Knie Operierten kamen ja in seinen Genuss. So viel zur seit uralten Zeiten bekannten Wirksamkeit von Ritualen.

Da sogar bei körperlichen Problemen so hilfreich, sind sie bei seelischen Herausforderungen mindestens so wirksam. Das bestätigen auch Erfahrungen in der Psychosomatik. Wir haben also allen Grund, Rituale zu nutzen, um mit Angst fertigzuwerden.

Letztlich bedient sich auch die Angst einfacher Rituale, etwa wenn sie sich von hinten nähert, uns gleichsam im Nacken sitzt und sich immer weiter verstärkt, falls wir vor ihr fliehen. Auch hängt sich die Angst an bestimmte Auslöser-Situationen. Sobald ihr Thema berührt wird oder eine diesbezügliche Herausforderung auf uns zukommt, läuft ihr Programm ab. Unser Ziel ist, diesem Programm – nun gleichsam homöopathisch – mit einem in der Praxis schon vielfach bewährten Ritual zu begegnen.

Dieses Lösungsritual gibt der Angst zunächst einen Rahmen. Statt ihr den ganzen Tag mit seinen 24 Stunden zu überlassen, wie viele AngstpatientInnen, begrenzen wir diesen Zeitraum, wie bei Ritualen üblich, auf eine besondere Zeit, die wir nur für die Angst reservieren. Dieser Zeitpunkt lässt sich nach Gutdünken wählen. Das hat den enormen Vorteil, damit das Zepter der Macht wieder in die Hand zu bekommen. Nicht selten hat die Angst das schon fest übernommen, was uns ihr ausliefert. Wir müssen nun gar nicht mehr vor ihr fliehen, sondern können uns ihr stellen – in dem festgesetzten überschaubaren Rahmen. Wir tun es aber nicht, wenn die Angst das will, sondern wir selbst entscheiden, wann es Zeit für dieses Ritual ist. Es ist ebenso wichtig wie bewährt, sich täglich immer für die gleiche Zeit zu entscheiden.

Nehmen wir an, die gewählte Ritualzeit ist nach der Arbeit um 18 Uhr. Hier bekommt unsere Angst also in Zukunft freiwillig eine halbe Stunde unserer Zeit, in der wir ganz für sie da sind. Wir akzeptieren sie als Partner, schließlich begleitet sie uns ja auch schon einige Zeit. Dafür aber – und das ist zentraler Teil unseres Deals – bleiben die übrigen 23½ Stunden von ihr verschont. Falls die Angst sich anfangs noch nicht immer daran hält und es auf ihre alte Tour versucht, bekommt sie die glasklare Ansage: »Du täuschst dich gerade, deine Zeit ist um Punkt 18 Uhr.« Sollte sich eine verwöhnte Angst, die bisher immer Zugang hatte beziehungsweise sich diesen nahm, entgegen der Abmachung schon am Vormittag melden, wird ihr mitgeteilt, dass sie zwar prinzipiell willkommen sei, aber nur zur ausgemachten Verabredung. Auch wenn sie es schon um 17 Uhr 30 versucht, ist die Antwort klar: Knapp daneben ist auch daneben. Bleiben wir konsequent und bestehen auf unserem Termin, stellen wir erstaunt fest, wie die Angst sich einerseits diesem Ritualregime fügt und dabei andererseits viel von ihrer Macht über uns verliert.

Das grundsätzliche rituelle Willkommenheißen der Angst ist allerdings ernst zu nehmen und unsererseits auch pünktlich einzuhalten. Rituale haben ihre Zeit, und die ist nicht irgendwann, sondern hat Bedeutung.

Die Angst kann und soll uns etwas lehren über unsere Enge und einen Schwachpunkt oder Engpass, an dem wir wachsen wollen. Sie ist unsere Lehrerin, und wir sind ihre Schüler. Wie schon in Schulzeiten geht es selbstverständlich denen, die freiwillig kommen und lernen wollen, deutlich besser als den Zwangsbelehrten. Wir müssen uns also dieses Ritual gemeinsam gleichsam erarbeiten. Dazu gehört, es wertzuschätzen und aufzuladen. So mag es anfangs öfter notwendig sein, die Angst auf Pünktlichkeit hinzuweisen. Mit der Zeit, und insofern auch wir uns an die Bedingungen halten, wird sie ihre(n) Zeit(raum) akzeptieren. Tatsächlich hat sie – als wesentlicher Teil unseres gemeinsamen Lebens – ein Recht darauf, gehört zu werden. Das gestehen wir ihr deutlich und entschieden zu, nur eben strikt im abgesteckten Rahmen. Das müssen wir unserer Angst anfangs nur öfter stecken.

Hilfreich ist auch noch, soweit möglich, immer denselben Ritualort zu wählen, am besten einen bequemen Platz zum wohligen Ausstrecken, wo wir geschützt vor Störungen ganz für uns und unsere Angst da sein können. Wer dazu noch ein Räucherstäbchen oder eine Kerze anzünden mag, kann so den Ritualcharakter unterstreichen und für noch etwas mehr »Ladung« sorgen. Je wichtiger wir das Ritual nehmen und je mehr wir dafür tun, desto besser seine Wirkung. Diese sogenannte Ladung wächst auch mit derselben Zeit zu einem geschätzten und geschützten Rendezvous am selben Ort, der sich so allmählich zu unserem Kraftplatz entwickeln kann. Zu noch mehr Ladung und damit Wirksamkeit trägt auch dasselbe Räucherstäbchen und vor allem dieselbe Musik bei. Auch meine CD *Angstfrei leben*[9] (oder Download) kann sich zu einer festen Ritual-Begleiterin entwickeln.

Um seine volle heilende Wirksamkeit zu entfalten, muss das Ritual zum festen Bestandteil des Tages werden. Wer es nur einmal mutwillig auslässt, nimmt ihm damit viel Kraft, vor allem weil sich – nach dem Resonanzgesetz – auch die Angst dann nicht mehr an die getroffene Abmachung hält. Konsequenz und Disziplin sind nicht nur gefragt, sondern tatsächlich zwingend. Als bewusste Schüler unserer Angst haben wir eine feste Schulstunde vereinbart. Sie ist von beiden Seiten einzuhalten.

Den Ritualablauf gewährleistet am einfachsten die erwähnte CD. Sie führt in eine mit der Zeit immer tiefer werdende Entspannung, die schon bald Trancetiefe erreicht. Die Gehirnwellenmuster der Tiefenentspannung sind vom Alpharhythmus geprägt. Trance reicht noch tiefer in den Thetawellen-Bereich, den auch viele Geistheiler in ihren Heilungsritualen anstreben. Insofern schenken wir uns damit eine Art Heiltrance-Sitzung in eigener Regie und von unserer eigenen energetischen Aufladung getragen.

Unsere etwaige Angst vor der Angst kann sogar noch entscheidend zur Steigerung der Ladung beitragen. Diese innere Anspannung ist auch nur eine Form von Energie, die hilft, unser Befreiungsritual zu einem Feld der Heilung auf- und auszubauen.

Und das Schönste: Dabei können wir nur gewinnen: Zum einen werden wir dadurch 23½ Stunden des Tages angstfrei, zum anderen ist die halbe Angststunde nicht annähernd so qualvoll und schrecklich, wie wir es uns anfangs vorstellen mögen. Da Angst von Enge lebt und davon, dass wir vor ihr fliehen, sind die neuen Bedingungen, die sie nun im Ritual vorfindet, für sie sehr schwierig. Die Bereitschaft, sie in dieser halben Stunde mutig zu konfrontieren und ihr offen zu begegnen, ja ihr vorsätzlich entgegenzugehen, statt sie durch Fluchtversuche zu stärken, nimmt der Angst bereits die meiste Kraft. Sie wird sich in ihrer halben Stunde gar nicht sofort und manchmal überhaupt nicht hervorwagen, sondern versuchen, sich wieder in den Tag zu schmuggeln und auf ihre Auslöser zu lauern. Aber diesbezüglich scheitert sie an unserer Konsequenz, die ihr nur noch im festgelegten Ritual Raum gibt, dafür aber vorbehaltlos. In dieser Zeit kann, darf und soll sie sich sogar melden: Denn da sind wir bereit, ihre Botschaft zu hören und ihr in dem von uns gewählten Rahmen sogar zu entsprechen.

Tiefe Entspannung, wie sie die CD mit jedem Mal mehr heraufbeschwört, entspricht überhaupt nicht der Atmosphäre, in der sich Angst ausbreiten und zu ihrer Hochform auflaufen kann. Sie lebt von Enge und Verschlossenheit, und Entspannung ist das genaue Gegenteil, nämlich Weite und Offenheit. Insofern kann die Angst in diesem Ritual niemals zu ihrer alten Stärke finden. Vielmehr wird sie nun fliehen und sich in den letzten Ecken unserer Seelen-Bilderwelten verbergen.

Wer das tägliche Angst-(befreiungs-)Ritual konsequent durchführt, wird mit der Zeit erleben, wie sich der Spieß umdreht. Wir werden geradezu zu Jägern der Angst und können sie in ihren Verstecken und Schlupflöchern aufspüren, um ihre Botschaft zu erfahren. Die Angst gerät auf ganzer Linie in die Defensive und versucht sich nun ihrerseits durch Flucht zu retten. Das aber verhindern wiederum die täglichen Rituale. Es findet also eine komplette Umpolung statt, die sich gut anfühlt und die eigene Position radikal, d.h. bis an die Wurzeln, stärkt. Offensive statt Flucht ist angesagt, und wir werden wieder Herr(in) im eigenen Haus der Seele – unserem Körperhaus.

Mit der Zeit wird die Angst sich dem Ritual nicht entziehen können und sich portionsweise und verblüffend zurückhaltend zu erkennen geben. Durch diese defensive Note bleibt das Ritual sanft und in keiner Phase überfordernd. Die Angst bekommt ihrerseits Respekt, und wir wandeln uns von ihrem armen Opfer zu kraft- und machtvollen MeisterInnen. Mit der Zeit lernen wir sogar, die alte Angst herbeizuzitieren, und sie wird folgen und sich als viel harmloser als gedacht erweisen und uns in unserem ersten aufsteigenden Gedanken Rede stehen und vor allem Antwort geben.

All jene, denen geführte Meditationen vertraut sind, kennen das Geheimnis und die Magie des ersten aufsteigenden Gedankens. Erstaunliches wird erleben, wer ihn gleich zur Kenntnis nimmt, ohne zu warten, bis das Ego eine Auswahl von Gedankenbildern anbietet, und vor allem ohne ihm zu erlauben, daraus die für es harmloseste und für uns unbedeutendste auszuwählen. Dem Trick des ersten aufsteigenden Gedankens gegenüber ist das Ego erstaunlich machtlos. Mit ihm lässt sich die Botschaft der Ängste und vor allem die der Grundangst gut und sogar rasch herausfinden. All das geschieht obendrein in einer Atmosphäre von Entspannung und mit der Zeit sogar Genuss, denn nebenbei stellen sich ganz von selbst auch Regenerations- und Heilungsaspekte bezüglich ganz anderer Bereiche ein.

Viele Nutzer dieses Rituals berichteten, ihre halbe Stunde des Aufspürens eigener Ängste gar nicht mehr missen zu wollen, obwohl sie nach einiger Zeit immer weniger »Jagderfolg« verzeichneten. Die Zahl und Macht der Ängste ist nämlich erstaunlich überschaubar, wenn wir uns ihnen ehrlich stellen. So lernen wir tatsächlich, alte Feinde zu lieben.

Einige nutzten sogar die Mittagspause für diese Übung und pflegten eine Art Nickerchen mit der Qualität von Tiefenentspannung. Das ist eine Möglichkeit, mehrere Fliegen mit einer Klappe zu erwischen. Während nämlich unsere Ängste an Kraft verlieren, schrumpfen und schwinden, ergibt sich ein Zugewinn an Energie am Nachmittag. Weil dieser Prozess sowohl unterstützend als auch regenerierend wirkt, fügen einige sogar noch eine zweite halbe »Angststunde« nach der Arbeit hinzu. So wird das Ritual natürlich noch rascher vertrauter und wirkungsvoller. Das Ziel hat erreicht, wessen Angst zum einen ihre Macht verloren und sich nicht mehr meldet und zum anderen ihre Botschaft abgeliefert hat. Dann sind wir vom Opfer zu MeisterInnen der Angstsituationen geworden. Wie lange es insgesamt dauert, bis sich dieser Erfolg einstellt, hängt einerseits von der energetischen Ladung ab, die wir ins Ritual einspeisen, und andererseits von der Macht, die wir der Angst vorher eingeräumt hatten.

Der Prozess der Bewusstwerdung im Rahmen des Angstlösungsrituals lässt sich natürlich noch weiter mittels Durchschauen und Deuten der Themen der Ängste und ihres Ausdrucks unterstützen, wie die folgenden (Be-)Deutungen zeigen werden. Zusätzlich kann das vorangegangene Kapitel über die Be-Deutungen der Ängste helfen, diesen Zugang zu eigenen daraus folgenden Lernaufgaben zu vertiefen. Insgesamt handelt es sich hier um Psychotherapie in Eigenregie. Wer es aus eigener Kraft schafft, seiner Angst Herr(in) zu werden, gewinnt an Selbstvertrauen und Selbstsicherheit. Mit dieser selbst erworbenen mutigeren Haltung kann er in Zukunft auch andere Probleme anpacken und meistern.

Wer das tägliche Ritual der Entspannung und Entwicklung, der Regeneration und Heilung nach Überwindung seiner Ängste und der entsprechenden Grundangst nicht mehr missen mag, kann mit einer CD wie *Selbstheilung*[14] oder dem entsprechenden Download anschließend auch andere Symptome und Krankheitsbilder auf diese entspannte Art angehen, um mit ihnen in solch tieferem Sinn fertigzuwerden. Letztlich lassen sich so (fast) alle Themen bearbeiten und deutlich bessern, wenn nicht gar durch (Auf-)Lösen und Erkennen der darin liegenden Aufgabe aus dem Weg räumen. So kann das bisherige Hindernis zur Chance werden. Das Körperhaus zu einem Tempel der Seele zu entwickeln ist eine schon häufig erlebte Erfolgsgeschichte, die oft mit Problemen wie einer großen Angst begann.

## Körperliche Angst und ihre Vermeidung

Obwohl Angst vor allem ein seelisches Phänomen ist, das, wie eingangs gezeigt, seine Zeichen im Körper setzt, hat sie doch auch eine physische Basis in Gestalt von Neurotransmittern und Angst- und Panikhormonen. Wer eine lebensgefährliche Situation im Autoverkehr schadlos überstanden hat, kennt das Gefühl schlotternder Knie und damit die Wirkung solcher Hormone im und am eigenen Leib.

Alles deutet darauf hin, dass die Mehrheit der Menschen und Allesesser heute viel zu viel von solchen Hormonen der Angst mit den Mahlzeiten zu sich nimmt. Ein Indiz dafür ist, dass wir Panikattacken in diesem Ausmaß erst kennen, seit wir – von der EU gefordert und gefördert – von der Einzeltierschlachtung auf dem Bauernhof oder in kleinen Metzgereien auf die zur Massentierhaltung passende industrielle »Tierverarbeitung« in Großschlachthöfen übergingen. Große politische Gebilde wie die EU oder die USA fördern ihrer Natur entsprechend immer große Firmen und Konzerne und deren Interessen, weil diese sich im Gegensatz zu kleinen und mittleren Unternehmen Lobbyisten leisten können. Diese schreiben inzwischen schon oft die Gesetze gleich selbst oder bestimmen deren Inhalte im Interesse der Konzerne, die (sie) dafür bezahlen. Und großzügige Konzerne bezahlen auch die Politiker, die das zulassen, wie eine Organisation wie *Abgeordnetenwatch* immer wieder dokumentiert. Aber die Wähler wählen diese Politiker trotzdem immer wieder. Also braucht sich niemand zu beschweren, und alles bleibt in der beängstigenden (Un-) Ordnung. Nach dem zweitwichtigsten der *Schicksalsgesetze,* dem der Resonanz, kommt Geld zu Geld oder in der vulgären Umgangssprache *scheißt der Teufel immer auf den größten Haufen.* Große fördern Große und bedienen sich dabei entsprechender leicht durchschaubarer Rechtfertigungen und Rationalisierungen. Im Fall der Fleischverarbeitung musste etwa die Hygiene herhalten. Auf dem Bauernhof wurde Schlachten wegen mangelnder Hygiene verboten. Man braucht inzwischen ein Labor dafür, und das können sich nur Großschlachthöfe leisten. Dabei wird geflissentlich übersehen, dass gerade dort eine beispiellose »Schweinerei« herrscht – Angestellte sprechen von Fäkaliensuppe –, weil in der Atmosphäre geballter Todesangst die Tiere massenhaft Schiss bekommen.

In Großschlachthöfen müssen sie zu ihrer Schlachtung im Schlachtgang vor der Tötungsbox anstehen. Dabei werden sie mit Elektroschockgeräten im wahrsten Sinne des Wortes in den Tod getrieben. Dass Tiere über ein besonderes Sensorium verfügen, zeigt sich vor allem sehr deutlich bei Naturkatastrophen wie Erdbeben, wenn sie sich rechtzeitig aus der gefährdeten Region zurückziehen. Sie spüren Unheil bekanntlich lange vor Menschen. Tiere wissen oder ahnen zumindest, wann ihnen große Gefahr droht, und wollen deshalb – ihrem Instinkt folgend – davor fliehen. Auch Schlachttiere versuchen das, aber eingepfercht gibt es nur eine Richtung für sie – die in ihr Verderben. Während sie gezwungenermaßen miterleben, wie Dutzende Artgenossen vor ihnen erschossen, zerstückelt und gehäutet werden, erleiden sie ein Maximum an Todesangst und Panik. Kühen weinen oft dicke Tränen auf dem letzten Weg zu ihrem entsetzlichen Ende. Folglich schütten sie alles an Neurotransmittern und Angsthormonen aus, was ihre Drüsen hergeben. Übers Blut gelangen diese Botenstoffe ins Fleisch. Da alle Säugetiere über identische Neurotransmitter verfügen, werden diese später auch im Organismus fleischessender Menschen wirksam und entfalten die gleiche Wirkung von Schrecken, Angst und Panik.

Diese Zusammenhänge blieben lange unbemerkt. Zu meinem Studienbeginn vor 50 Jahren waren Panikattacken noch gar kein Thema. Dann ging es in Deutschland los, und mit einer Österreicherin liiert und in beiden Ländern lebend, wunderte ich mich, warum Österreicher vor diesem neuen Elend verschont blieben. Schließlich schwappte das Phänomen auch nach Österreich, nachdem das Land in die EU eingetreten und denselben tier- und menschenfeindlichen und Konzern-freundlichen Gesetzen unterworfen wurde.

Fleischesser nehmen mit den Botenstoffen der Angst auch die Angst mit auf, sie essen gleichsam Angst. Ein wesentlicher Grund – und es gibt noch viele andere in meinen Augen schwerwiegendere –, auf solchen »Genuss« zu verzichten.

Dabei ist aufgrund einer Fülle von Nahrungsalternativen in Zeiten des sich ausbreitenden veganen Bewusstseinsfeldes gar kein Verzicht mehr nötig. Inzwischen gibt es eine Menge auch für eingefleischte Tierprotein-Fans durchaus überzeugende angstfreie Ersatzprodukte. Ich persönlich esse ohne Fleisch- und Ei-Ersatz in unserem tierproteinfreien *Peace-Food*-Zentrum TamanGa besser denn je. Nach meinen ärztlichen Erfahrungen leiden pflanzlich-vollwertig Ernährte deutlich seltener an Angstproblemen wie Panikattacken oder Phobien.

Ängstlichen Menschen ist also dringend zu raten, nicht auch noch Angst zu essen, denn die frisst anschließend ihre Seele.

Obendrein weisen fast alle spirituellen Lehrer aller Zeiten darauf hin, dass wir mit der Nahrung auch deren Schwingung in uns aufnehmen. Wenn Tiere unter schrecklichen Bedingungen in der Massentierhaltung der Massentier-Zucht-Häuser dahinvegetieren – ganz abgesehen von den Qualen der Schlachtung –, ist ihr Fleisch natürlich auch Träger dieser vergleichsweise niedrigen Schwingungen und beeinflusst den Organismus der Esser entsprechend.

Ein Beispiel mag auch das veranschaulichen: Schweine sind intelligente und vor allem sehr reinliche Wesen, die obendrein über ein außergewöhnlich feines Sensorium verfügen. Sie können vieles rascher lernen als Hunde, halten in der Natur einen Mindestabstand von fünf Metern zwischen Schlafnest und Kotplatz und können Trüffel noch unter der Erde riechen, was Menschen unmöglich ist. Werden solche Tiere für die kurzen (fünf) Monate ihres erbärmlichen Lebens, die sie in industriellen Mastbetrieben fristen, in enge Boxen gesperrt, wo sie im eigenen Kot und Urin vegetieren müssen, verfällt ein Fünftel von ihnen dem Wahnsinn. Die übrigen 80 Prozent siechen bis zu ihrem gewaltsamen Tod apathisch und lethargisch dahin. Von den 60 Millionen Schweinen, die Deutsche pro Jahr verspeisen, stammen 99 Prozent aus diesem Elend des Massentier-Zuchthauses. Wer ihr Fleisch isst, bekommt folglich nicht nur Angsthormone, sondern auch die Schwingungen von Wahnsinn sowie Apathie und Lethargie mit.

Neben der dramatisch zunehmenden Angstthematik ist an dieser Stelle zu bedenken, dass inzwischen auch ein Drittel unserer Bevölkerung einmal im Leben dem Wahnsinn in Form einer Psychose verfällt und in Deutschland schon neun Millionen unter Burn-out, etwa vier Millionen unter Depressionen und Ungezählte unter CFS (Chronic-Fatigue-)Syndromen leiden. Diesen Diagnosen ist in der Tiefe das von Apathie und Lethargie geprägte Bild des *Seeleninfarktes*[21] gemeinsam. Diese Zustände sind zusätzlich praktisch immer von (Lebens-)Angst begleitet. Im Burn-out sind es die Angst, es nicht mehr zu schaffen, nicht mehr mithalten zu können, den Aufgaben nicht gerecht zu werden, und vor allem der Mangel an (Lebens-)Sinn, der lebensmüde werden lässt. In der Depression ist es die Angst, nichts mehr zu fühlen und wie tot zu sein. Bore-out ist bestimmt von der Angst, sich einzulassen, Verantwortung zu übernehmen und Teil der Gemeinschaft zu werden, da einem der Sinn (im Leben) fehlt.

### *Peace Food – die leichte Lösung – auf Ernährungsebene*

Wer mit Ängsten ringt, ist gut beraten, sich mittels *Peace Food* ein gutes Stück aus diesem Dilemma zu lösen. *Peace Food* bedeutet, sich pflanzlich und vollwertig auf die Ergebnisse wissenschaftlicher Studien gestützt zu ernähren und auf Tierprotein und -fett zu verzichten. Beispielsweise wird auf Milchprodukte, aber nicht zwingend auf Honig verzichtet, da mir keine Studie bekannt ist, die grundsätzliche gesundheitliche Bedenken gegen Honig wissenschaftlich belegt. Honig aber ist von Bienen transportiertes Kohlenhydrat. Würden Sie analog auf Gemüse, das auf einem Pferdewagen transportiert wurde, verzichten?

Wir brauchen in TamanGa für unseren großen Biogarten Bienen und sind ihnen dankbar, dass sie die Bestäubung übernehmen. Sie werden anständig behandelt und scheinen auch gern bei uns zu leben, jedenfalls sind uns schon mehrere Völker zugeflogen.

Vegan allein aber reicht nicht, denn Weißmehl und Zucker, Whiskey und Wodka sind zwar vegan, aber keineswegs gesund. Statt vegan empfehle ich also vollwertige pflanzliche Kost. Sie reduziert die Wahrscheinlichkeit des Auftretens der schlimmsten Krankheitsbilder – wie Herzerkrankungen und Krebs, Rheuma und Allergien, beiderlei Diabetestypen und Demenzerkrankungen bis zu Alzheimer dramatisch – und mindert schon deshalb die Angst. Vor allem aber vermittelt sie ein leichtes, weites, einem Seelenwesen entsprechendes Lebensgefühl, reduziert Körpergerüche und fördert so die Nähe zu Menschen und in sehr berührender Weise auch zu Tieren. Liebevoller Umgang mit Menschen und Tieren unserer Mitwelt gehört aber zu den stärksten Faktoren der Angstminderung. Wer den Wesen in seiner Umgebung vertrauen kann, wird keine Angst mehr vor ihnen haben und ungewohnte Weite und Offenheit spüren. Beide sind, wie wir schon wissen, klassische Gegenpole zur Enge der Angst.

Obendrein mindert *Peace Food* das schlechte Gewissen wegen der für unsere Ernährung geschundenen Kreaturen und verschafft so weitere Erleichterung. Ein schlechtes Gewissen führt automatisch zu Angst vor Konsequenzen und Strafe. *Peace Food* schenkt dagegen ein gutes Gewissen, wie wenig andere Schritte es vermögen. Mit keiner Lebensstilveränderung lässt sich obendrein so viel für die Hunderten von Millionen Hungernder auf dieser Erde tun, so sehr und so nachhaltig sinnvoll die Ökologie beeinflussen und so viel für Tiere, unsere jüngeren Brüder und Schwestern, erreichen, wie Manfred Kyber sie liebevoll nannte. Die meisten Tier- und Menschenfreunde, aber auch ökologisch Bewusste ahnen, was für Unrecht und Schaden mit dem Konsum von Tierprotein für die Schöpfung und all ihre Geschöpfe entsteht. Umso größer ist die Erleichterung für Gewissen, Seele und Körper, wenn man sich von Fleischnahrung löst. Für nicht wenige wird so auch die Angst erheblich leichter, wenn sie nicht gar verschwindet. Deren seelische Komponente ist noch wichtiger als die körperliche, wie das Wort *psycho*-somatisch schon verdeutlicht, das die Seele dem Körper voranstellt.

Die Umsetzung ist heute vergleichsweise einfach. In *Peace Food*[1] finden sich die Grundlagen und erste Rezepte. Essen muss aber vor allem schmecken und nicht nur gesund sein, insofern war *Peace Food – das vegane Kochbuch*[22] meine Antwort auf reines Weglassen des gefährlich Ungesunden. Die besten mir bekannten KöchInnen bieten darin ihre bestschmeckenden Rezepte an. Es gibt aber noch so viel Wichtigeres im Leben als Essen. Den halben Tag mit Essensbeschaffung und -zubereitung zu verbringen ist also schade. Aus dieser Erfahrung entstand *Peace Food – vegan einfach schnell*[23]. All jenen, die ihr Energiemangel beängstigt, ist *Das Lebensenergie-Kochbuch*[24] gewidmet. Natürlich ängstigen schwere Krankheitsbilder mit ihren Beschwerden und mindern die Leichtigkeit der Seele. Insofern kann auch Ernährungsmedizin Ängste erleichtern. Alle neurodegenerativen Erkrankungen wie Epilepsie, Parkinson, MS und (Alzheimer-)Demenz erleichtert die in *Peace-Food-Keto-Kur*[25] angegebene Kost. Bei der Krebsbehandlung und seiner Vorbeugung ist sie zwingend. Diabetes 1, 2 und 3 sind damit ebenfalls zu bessern. Bei Übergewicht wird Abnehmen so um vieles leichter. Die eigentlichen Lösungen liegen auf Seelenebene – natürlich auch bei Angst –, aber hilfreiche Unterstützung kann auch von Körperseite kommen.

# IX. ZU GUTER LETZT

## Angst und ihre Lösung in Filmen

In guten 40 Arztjahren habe ich mehr Spielfilme als Pharmaka verschrieben und damit verblüffend viel bewegen und positive Nebenwirkungen auslösen können. In der schon mehrfach erwähnten *Hollywood-Therapie*[8] ging es noch darum, zu allen zwölf Lebensbühnen die besten, die Seele erhebenden Filme auszuwählen und zu deuten. Hier wäre in unserem Angstzusammenhang vor allem an die Filme der 6. und bei Todesangst auch an die der 8. und 10. Lebensbühne zu denken. Klassisch offenbart der deutsche Film *Angsthasen* mit einem brillanten Edgar Selge in der Hauptrolle die vielfältigen neurotischen Ängste von Hypochondern. Die Filme *Die Bücherdiebin, Ein vollkommener Tag, Rendezvous mit Joe Black, Nokan* und der bayerische *Wer früher stirbt ist länger tot* nehmen dem Tod den Stachel und wandeln ihn wieder in Freund Hein. Filme wie *Black Swan* und *Gott des Gemetzels* bringen uns die Angst vor dem Schatten näher.

Der Folgeband *Spielfilmtherapie*[11] widmet sich erhellenden und nicht selten erlösenden Filmen zu Krankheitsbildern. Auch all die vielen Filme zum Thema Krebs, die die Ängste vor destruktiv-unerlöstem, auf die Körperbühne gesunkenem Wachstum aufgreifen, kreisen um das Thema Angst. Hinzu kommen viele Filme, die von Themen geistig-seelischer Gesundheit handeln und immer auch die zugehörige Angst thematisieren. Ein langes Film-Kapitel beschäftigt sich mit der Angst vor dem Alter, vor Alzheimer, dem Sterben und der Angst davor. Zu neurologischen Krankheitsbildern wie Parkinson gibt es den ebenso bezeichnenden wie verzaubernden Film *Shakespeare für Anfänger* und selbst zum Tourette-Syndrom so geniale Lichtspiele wie *Ein Tic anders* und *Vincent will Meer*.

Eine alphabetische Auflistung aller im Verlauf des Buchs genannten Filme ist im Anhang zu finden.

## Medikamentöse Angstbehandlung

Viele psychiatrisch relevante Krankheitsbilder wie Depressionen oder bipolare und überhaupt Angst-Störungen gehen mit Mangel an Serotonin im Gehirn einher. Entsprechende Symptome lassen sich durch einen gesteigerten Serotoninspiegel lindern. Um dem vorzubeugen, empfehle ich gern das ursprünglich gegen Liebeskummer kreierte Mittel *Amorex,* das mit 5-HTP aus der afrikanischen Schwarzbohne die direkte Vorstufe von Serotonin, dem Wohlfühlhormon, enthält, dazu S-Adenosyl-Methionin aus Hefe, auch die von Dopamin, dem Belohnungs- und Glückshormon, außerdem Methyl-Cobalmin, das richtige, bei allen wirksame B12, das ich als *Peace-Food*-Esser sowieso brauche, wie auch 2000 IE Vitamin D, das als Grundsicherung jedem zu empfehlen ist. Ebenfalls ausreichend enthaltenes Vitamin B6 erlaubt mir, meine Träume leichter zu erinnern. Insofern möchte ich dieses Mittel grundsätzlich nicht mehr missen, wobei es eine reine Nahrungsergänzung ist und keine Abhängigkeit bewirkt. Durch die sogenannte Galenik der Tablettenform ermöglicht es im Gegensatz zu Kapseln gleichbleibende Spiegel über den ganzen Tag und verbindet insofern die Vorteile der Pharmakologie mit denen der Naturheilkunde. Dass es statt von einem Pharmakonzern von einem Drei-Damen-Trio aus Österreich, der Slowakei und Zypern stammt, ist mir obendrein sympathisch.

# Ausblick

Viele Ängste sind mit dem vorgestellten Ritual und dem entsprechenden Audioprogramm (als CD oder Download) aufzulösen – es hilft, buchstäblich allein mit den meisten Ängsten fertigzuwerden. Zusätzlich empfehle ich, keine Angst mehr zu essen, sondern die Ernährung auf pflanzlich-vollwertiges *Peace Food* umzustellen und morgens und abends die kleine rote Amorex-Pille, die mit ihrer Galenik Tag und Nacht einen kontinuierlichen Spiegel an Serotonin und Dopamin sichert.

Die Bearbeitung schwerer und lange bestehender Ängste kann ein in eigener Regie durchführbares Psychotherapie-Programm wie das vorliegende überfordern und professionelle therapeutische Hilfe erfordern. Aber auch dann wird dieses Drei-Schritte-Programm noch helfen, den Weg in die richtige Richtung zu bahnen. Die große Chance aber liegt auch dabei in der Konfrontation und Integration jener Lebensaspekte, vor denen Angst besteht.

In Situationen, wo therapeutische Hilfe vonnöten ist, empfehlen sich bei den verschiedenen Angst- und Panikformen besonders solche Methoden, die den Anfangs- und Endpunkt des Lebens in dieser Welt berücksichtigen und über das Er- und Durchleben von Geburt und Tod diese beiden größten Quellen der Angst klären. Erfahrungen mit der vierwöchigen *Schattentherapie* haben gezeigt, wie sich hierbei Wege öffnen, selbst mit tiefen Urängsten im wahrsten Sinne des Wortes zurechtzukommen und fertigzuwerden. Im Heilkunde-Zentrum in Johanniskirchen wurde extra eine Therapiewoche entwickelt, die das Geburtserlebnis und eine Sitzung mit dem »verbundenen Atem« einschließt und oft schon ausreicht.

Die große Chance liegt darin, die Angst vor dem Leben und vor dem Tod in Respekt vor beiden zu wandeln und die bisher in der Angst gebundene Energie wieder ins Leben fließen zu lassen.

## Angstlösende Auswege

Nichts ist so sicher, wie dass jedem von uns irgendwann das letzte Stündlein schlägt. Aber davor sind noch viele Stunden, in denen es uns nicht schlägt. Die könnten wir wundervoll zum Leben nutzen und uns obendrein auf die letzte Stunde vorbereiten. Da kein Fall bekannt ist, wo jemand dem Tod erfolgreich Zeit abgeschwatzt hätte, können wir das gleich aufgeben und uns lieber gut mit ihm stellen, denn er ist viel gütiger, als die meisten von uns glauben. Früher hieß er auch ganz freundlich Gevatter Tod oder geradezu liebevoll Freund Hein.

So würde ich an erster Stelle die Aussöhnung mit unserer Endlichkeit empfehlen. Zusätzlich können wir so leben, dass unsere Seele länger und lieber im Körperhaus verbleiben kann. Das ist der Fall, wenn wir es gut instand halten, am besten mit pflanzlich-vollwertiger Kost und regelmäßigem Fasten, mit reichlich Bewegung und Phasen tiefer Entspannung. Niemand zwingt uns, unseren Körper und unsere Seele mit angsterfülltem Tierfleisch zu belasten.

Zur seelischen Vorbereitung möchte ich daran erinnern, die eigene Bucket List zu erstellen. Das Buch *Die Liste vor der Kiste*[15] kann dabei gute Dienste leisten. Wer Wissen aus der Weisheitslehre der Welt und 30 Jahren Reinkarnationstherapie möchte, um Todesangst in Gelassenheit und ein gutes Leben und den Tod in Freund Hein zu wandeln, sei auf mein Buch *Von der großen Verwandlung*[16] verwiesen. Es enthält, was ich dazu weiß.

Lassen wir uns von Menschen mit Nahtoderfahrungen inspirieren, die fast übereinstimmend zeigen, mit der Todesangst alle Angst verloren zu haben: Gelingt es uns, unsere Todesangst zu(er-)lösen, haben wir die Quelle aller Ängste besiegt.

# ANHANG

## Veröffentlichungen von Ruediger Dahlke (Kurzversion)

### *Neuerscheinungen*

**2022:** *Spielfilmtherapie – was Filme über Krankheit und Heilung verraten* (mit Margit Dahlke, Edition Einblick (www.heilkundeinstitut.at) • *Heilsame Tugenden – In zwölf Schritten zur Heilung des Körpers und zur Entwicklung der Seele* • *Mein Buch der Selbstheilung* (beide GU) • *Gesund und glücklich älter werden – meine Lebensstil-Medizin* (Goldmann Arkana)

**2021:** *Corona als Weckruf – wie wir doch noch zu retten sind* • *Glücklich mit mir selbst* (Terzium) • *Seeleninfarkt – zwischen Burn-out und Bore-out* (Scorpio, als Paperback)

### *Grundlagenwerke*

*Die Schicksalsgesetze – Spielregeln fürs Leben*, 2009 • *Das Schattenprinzip: Die Aussöhnung mit unserer verborgenen Seite*, 2010 • *Die Lebensprinzipien: Wege zu Selbsterkenntnis, Vorbeugung und Heilung* (mit Margit Dahlke), 2011 (alle Goldmann Arkana)

### *Krankheitsdeutung und Heilung*

*Krankheit als Symbol*, 2014 (Bertelsmann) • *Krankheit als Sprache der Seele*, 2008 • *Krankheit als Weg* (mit T. Dethlefsen), 2000 • *Das Alter als Geschenk,* 2018 • *Frauen-Heil-Kunde* (mit M. Dahlke und V. Zahn), 2003 • *Wenn wir gegen uns selbst kämpfen,* 2015 • *Schattenreise ins Licht: Depressionen überwinden,* 2014 • *Krankheit als Sprache der Kinderseele* (mit V. Kaesemann), 2010 • *Herz(ens)probleme,* 2011 • *Das Raucherbuch,* 2011 (alle Goldmann Arkana) • *Verdauungsprobleme,* Knaur 2001

## Gesundheit und Ernährung

*Peace Food,* 2011 • *Peace Food-Ketokur,* 2018 • *Peace Food – das vegane Kochbuch,* 2011 • *Vegan für Einsteiger,* 2014 • *Peace Food – vegan einfach schnell,* 2015 • *Das große Peace Food-Buch,* 2019 (alle GU) • *Mein Individualgewicht – Wege zur Wohlfühl-Figur,* 2020 (Arkana) • *Geheimnis der Lebensenergie,* 2015 • *Das Lebensenergie-Kochbuch: Vegan und glutenfrei,* 2016 (beide Arkana) • *Schutz vor Infektionen – Immunkraft steigern,* 2020 • *Meine besten Gesundheits-Tipps 2.0,* 2020 (beide Terzium) • *Wieder richtig schlafen,* 2014 • *Notfallapotheke für die Seele,* 2020 (beide Goldmann) • *Immunbooster vegan,* 2021 (Knaur) • *Krebs – Wachstum auf Abwegen,* 2020 • *Körper – Geist – Seelen – Detox,* 2019 (beide Goldmann) • *Jetzt einfach atmen,* 2019 (ZS) • *Vegan schlank,* 2015 (www.heilkundeinstitut.at)

## Filmtherapie

*Spielfilmtherapie – Was Filme über Krankheit und Heilung verraten,* 2022 • *Die Hollywood-Therapie – was Filme über uns verraten,* 2018 (beide mit M. Dahlke, bei Edition Einblick) (www.heilkundeinstitut.at)

## Fasten

*Das große Buch vom Fasten,* 2019 (Arkana) • *Bewusst Fasten,* 2016 (Urania) • *Kurzzeit-Fasten,* 2018 (Südwest) • *Ganzheitliche Wege zu ansteckender Gesundheit,* 2011 • *Das kleine Buch vom Fasten,* 2011 (beide www.heilkundeinstitut.at)

### *Krisenbewältigung*

*Die Liste vor der Kiste,* 2014 (Terzium) • *Von der großen Verwandlung,* 2011 (Crotona) • *Wenn Sex und Liebe sich wieder finden,* 2017 (Arkana)

### *Meditation und Mandala*

*Jetzt einfach meditieren,* 2018 (ZS) • *Mandalas der Welt,* 2012 (Goldmann) • *Mandala-Block,* 1984 • *Worte der Weisheit* (beide www.heilkundeinstitut.at) • *Weisheitsworte der Seele,* 2012 (Crotona)

### *Roman*

*Habakuck und Hibbelig – das Märchen von der Welt,* 2004 (Allegria)

### *Adressen*

**Informationen zu Seminaren, Ausbildungen, Trainings, Vorträgen:** www.dahlke.at

**Seminar- und Gesundheits-Zentrum TamanGa:** www.tamanga.at Labitschberg 4, A-8462 Gamlitz, www.taman-ga.at, (25 Minuten vom Airport Graz): Seminar-Wochen mit Ruediger Dahlke, TamanGa-Natur-Kur: Regenerations-Ferien für (Seminar-)Gruppen und Einzelgäste;

**Internet:** www.dahlke.at; E-Mail: info@dahlke.at

**Für Psychotherapien:** Heil-Kunde-Zentrum Johanniskirchen, Schornbach 22, D-84381 Johanniskirchen, Tel.: 0049 85 64-819

**Webshop:** www.heilkundeinstitut.at (von Ruediger Dahlke empfohlene Bücher, Filme, CDs und Gesundheits-Produkte)

**Internet-Community:** www.dahlke4you.com

## Auf einen Blick: Alle in diesem Buch erwähnten Bücher von Ruediger Dahlke


[1] *Peace Food: Wie der Verzicht auf Fleisch Körper und Seele heilt – mit 30 veganen Genussrezepten von Dorothea Neumayr;* Gräfe und Unzer, 2. Edition (5. August 2020)

[2] *Krankheit als Symbol: Ein Handbuch der Psychosomatik. Symptome, Be-Deutung, Einlösung;* C. Bertelsmann, 22. Vollständ. überarb. Edition (1. Oktober 1996)

[3] mit Thorwald Dethlefsen: *Krankheit als Weg: Deutung und Be-Deutung der Krankheitsbilder;* Goldmann Verlag 2015

[4] *Schutz vor Infektionen: Immunkraft steigern – natürlich und nachhaltig. Unter besonderer Berücksichtigung von Covid-19 und Impfproblematik;* Terzium Verlag, 4. Edition (6. April 2020)

[5] *Corona als Weckruf: Warum wir doch noch zu retten sind;* Gräfe und Unzer, 4. Edition (1. September 2021)

[6] *Mind Food: Wie wir unsere mentale Gesundheit gegen Manipulation und Brainwash des Systems stärken;* Scorpio Verlag 2022

[7] *Heilsame Tugenden: In zwölf Schritten zur Heilung des Körpers und zur Entwicklung der Seele,* Gräfe und Unzer 2022

[8] mit Margit Dahlke: *Hollywood-Therapie – was Spielfilme über unsere Seele verraten;* Heilkundeinstitut Dahlke 2018

[9] *Angstfrei leben: Ein Selbstheilungsprogramm – Praxiskurs mit CD;* Arkana, 2. Edition (8. März 2016)

[10] *Glücklich mit mir selbst: Alleinsein als Quelle von innerer Kraft und Kreativität;* Terzium Verlag 2021

[11] mit Margit Dahlke: *Spielfilmtherapie: Was Filme über Krankheit und Heilung verraten;* Heilkundeinstitut Dahlke 2022

[12] *Die Lebensprinzipien: Wege zu Selbsterkenntnis, Vorbeugung und Heilung;* Arkana 2011

[13] mit Bruno Blum: *Die Kraft der vier Elemente: Erde, Feuer, Wasser, Luft;* Crotona 2011

[14] *Selbstheilung: Destruktive Muster erkennen und transformieren; Audio CD*; Arkana, 8. Edition (23. März 2015)

[15] *Die Liste vor der Kiste: Mit Glück und Erfüllung im Herzen, wenn das Lebensschiff sein Ziel erreicht;* Terzium Verlag 2014

[16] *Von der großen Verwandlung: Wir sterben ... und werden weiterleben;* Goldmann Verlag 2013

[17] *Das Alter als Geschenk;* Goldmann Verlag 2021

[18] *Krebs – Wachstum auf Abwegen: Mit ganzheitlichem Programm zur Aktivierung der Selbstheilungskräfte;* Arkana 2019

[19] *Gesund und glücklich älter werden: Meine ganzheitliche Lebensstil-Medizin – Mit Audio-Meditationen zum Download*; Arkana 2022

[20] *Lebenskrisen als Entwicklungschance. Geführte Meditationen, Audio CD;* Random House 2015

[21] *Seeleninfarkt: Zwischen Burn-out und Bore-out – Wie unserer Psyche wieder Flügel wachsen können*; Scorpio Verlag 2019

[22] *Peace Food: Das vegane Kochbuch;* Gräfe und Unzer, 9. Edition (10. August 2013)

[23] *Peace Food – vegan einfach schnell;* Gräfe und Unzer, 8. Edition (5. September 2015)

[24] *Das Lebensenergie-Kochbuch: Vegan und glutenfrei;* Arkana 2016

[25] *Peace-Food-Keto-Kur: länger jung und gesund;* Gräfe und Unzer, 7. Edition (7. Februar 2018)

## Im Buch erwähnte Literatur zum Weiterlesen

Bach, Richard: *Die Möwe Jonathan;* Ullstein Taschenbuch, 13. Edition (11. September 2008)

Bregmann, Rutger: *Im Grunde gut (Humankind);* Rowohlt, 10. Edition (10. März 2020)

Csikszentmihalyi, Mihaly: *Flow: Das Geheimnis des Glücks;* Klett-Cotta, 18. Druckaufl. Edition (4. Dezember 2015)

Dürrenmatt, Friedrich: *Die Physiker. Eine Komödie in zwei Akten;* Diogenes Verlag, New edition (30. September 1998)

Frazer; James George: *Der goldene Zweig: Das Geheimnis von Glauben und Sitten der Völker;* Rowohlt Taschenbuch, 6. Edition (1. Januar 2004)

Gladwell, Malcom: *Blink: Die Macht des Moments;* Campus Verlag 2005

Hesse, Hermann: *Siddharta. Eine indische Dichtung;* Suhrkamp Verlag, 72. Edition (1. Juli 1974)

Hofmannsthal, Hugo von: *Jedermann: Das Spiel vom Sterben des reichen Mannes;* Edition Holzinger 2016

Hüther, Gerald: *Biologie der Angst. Wie aus Streß Gefühle werden;* Vandenhoeck & Ruprecht, 13. Edition (15. Februar 2018)

Hüther, Gerald: *Wege aus der Angst: Über die Kunst, die Unvorhersehbarkeit des Lebens anzunehmen;* Vandenhoeck & Ruprecht 2020

Kipling, Rudyard: *Das Dschungelbuch, Neu übersetzt von Andreas Nohl;* dtv Verlagsgesellschaft 2018

London, Jack: *Die Zwangsjacke;* LIWI Literatur- und Wissenschaftsverlag; LIWI Verlag 2020

Orwell, George: *1984. Neu übersetzt von Jan Strümpel;* Anaconda Verlag 2021

Perner, Rotraut: *Management macht impotent: Abschied vom Mythos Macher;* Orell Füssli 1997

Riemann, Fritz: *Grundformen der Angst;* Ernst Reinhardt Verlag, 47. Edition (17. Januar 2022)

Riemann, Fritz: *Lebenshilfe Astrologie: Gedanken und Erfahrungen;* Klett Cotta, 25. Druckaufl. 2020 Edition (24. Februar 2010)

Sogyal Rinpoche: *Das tibetische Buch vom Leben und vom Sterben: Ein Schlüssel zum tieferen Verständnis von Leben und Tod;* Knaur MensSana TB, 13. Edition (10. September 2010)

Sterneder; Hans: *Die große Verwandlung: Mysterienspiel über den Einweihungsweg;* Eich-Verlag 2009

## Im Buch erwähnte Filme von A bis Z

Alle diese Filme finden sich ausführlich besprochen in *Spielfilmtherapie* bzw. *Die Hollywood-Therapie*

*Angsthasen*, Regie Franziska Buch, Deutschland 2007

*Beautiful Mind,* Regie Ron Howard, USA 2001
*Besser geht's nicht,* Regie James L. Brooks, USA 1997
*Birdie,* Regie Alan Parker, USA 1984
*Black Swan,* Regie Darren Aronofsky, USA 2010
*Brandner Kaspar im Himmel,* Regie Joseph Vilsmaier, Deutschland 2008

*Das Beste kommt zum Schluss,* Regie Rob Reiner, USA 2007
*Das Schicksal ist ein mieser Verräter,* Regie Josh Boone, USA 2014
*Das siebente Siegel,* Regie Ingmar Bergmann, Schweden 1957
*Der Doktor,* Regie Randa Haines, USA 1991
*Der Gott des Gemetzels,* Regie Roman Polanski, Frankreich/Deutschland/Polen/Spanien 2011
*Der Klang von Eiswürfeln,* Regie Bertrand Blier, Frankreich 2010
*Der Professor,* Regie Wayne Roberts, USA 2018
*Die Bücherdiebin,* Regie Brian Percival, Deutschland/USA 2013
*Die Zeit, die bleibt,* Regie François Ozon, Frankreich 2005

*Ein Schotte macht noch keinen Sommer,* Regie Andy Hamilton/Guy Jenkin, GB 2014
*Ein Tic anders,* Regie Andi Rogenhagen, Deutschland 2011
*Ein vollkommener Tag,* Regie Peter Levin, USA 2006

*Familienfest,* Regie Lars Kraume, Deutschland 2015
*Freunde fürs (Über)Leben – 50:50,* Regie Jonathan A. Levine, USA 2011

*Gabel statt Skalpell,* Regie, Lee Fulkerson; USA 2011
*Gefährliche Schönheit – die Kurtisane von Venedig,* Regie Marshall Herskovitz, USA 1998

***H**eute bin ich blond,* Regie Marc Rothemund, Deutschland 2013

***I**ch esse nicht, um satt zu werden,* Regie Jo Frühwirth, Deutschland 2008
*Im Himmel trägt man hohe Schuhe,* Regie Catherine Hardwicke, Kanada 2015

***J**onathan,* Regie Bill Oliver, USA 2018

***K**lang des Herzens,* Regie Kirsten Sheridan, USA 2007

***M**a Ma – der Ursprung der Liebe,* Regie Julio Medem, Spanien/Frankreich 2015
Mr. Jones, Regie Mike Figgis, USA 1993
*My Name Is Bill W.*, Regie Daniel Petrie, USA 1989

***N**okan – die Kunst des Ausklangs,* Regie Yōjirō Takita, Japan 2008

***P**rofiteure der Angst: Das Geschäft mit der Schweinegrippe,* Regie Jutta Pinzler, Stefanie Schwalfenberg, Deutschland 2009

***R**endezvous mit Joe Black,* Regie Martin Brest, USA 1998

***S**chicksalsgesetze,* Regie Ruediger Dahlke, Deutschland 2014
*Shakespeare für Anfänger,* Regie János Edelényish, GB 2016
*Shine – der Weg ins Licht,* Regie Scott Hicks, Australien 1996
*Silver Linings,* Regie David O. Russell, USA 2012
*Smaragdwald,* Regie John Boorman, GB 1985

***T**he Game Changers,* Regie Louie Psihoyos, USA 2018
*The King's Speech,* Regie Tom Hooper, GB/USA/Australien 2010

***V**incent will Meer,* Regie Ralf Huettner, Deutschland 2010

***W**er früher stirbt, ist länger tot,* Regie Marcus H. Rosenmüller, Deutschland 2006

# Über den Autor

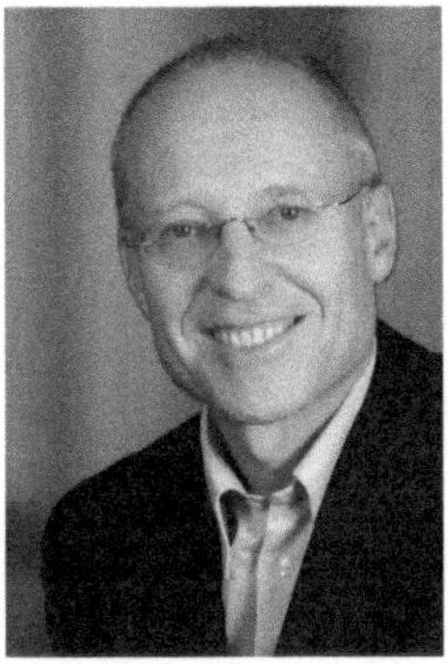

© Sissi Furgler

**DR. MED. RUEDIGER DAHLKE,** geboren 1951, studierte Medizin in München und bildete sich zum Arzt für Naturheilweisen und in Psychotherapie weiter. Seit 1978 war er als Psychotherapeut und ist bis heute als Fasten- und Seminarleiter international tätig. Anfang 2012 öffnete das von ihm gegründete Seminarzentrum *TamanGa* bei Gamlitz in der Südsteiermark als Ort der Regeneration, (Aus)Bildung und Selbstfindung.

Als Pionier der Ganzheitsmedizin ist Dahlke gefragter Experte für Ausbildungen. Seine Bücher wurden in 28 Sprachen übersetzt und viele davon erreichten Bestsellerstatus.